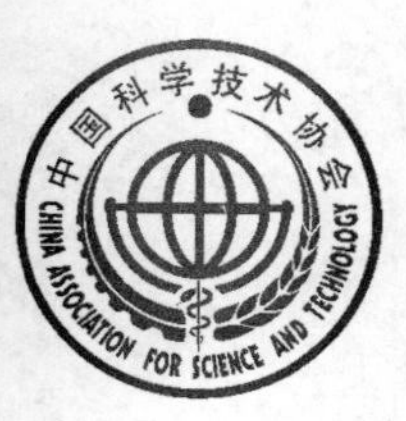

中国科协学科发展研究系列报告
中国科学技术协会 / 主编

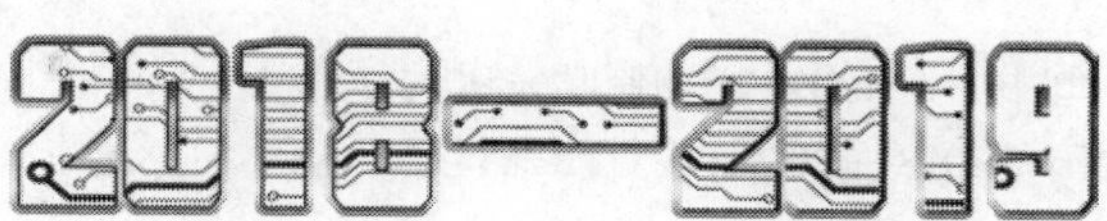

中医药
学科发展报告
中药炮制

—— REPORT ON ADVANCES IN ——
TRADITIONAL CHINESE MEDICINE

中华中医药学会 / 编著

中国科学技术出版社
·北　京·

图书在版编目（CIP）数据

2018—2019 中医药学科发展报告：中药炮制 / 中国科学技术协会主编；中华中医药学会编著．—北京：中国科学技术出版社，2020.7

（中国科协学科发展研究系列报告）

ISBN 978-7-5046-8524-7

Ⅰ. ①2… Ⅱ. ①中… ②中… Ⅲ. ①中药炮制学—学科发展—研究报告—中国—2018—2019 Ⅳ. ①R283-12

中国版本图书馆 CIP 数据核字（2020）第 036882 号

策划编辑	秦德继　许　慧
责任编辑	许　慧
装帧设计	中文天地
责任校对	焦　宁
责任印制	李晓霖

出　版	中国科学技术出版社
发　行	中国科学技术出版社有限公司发行部
地　址	北京市海淀区中关村南大街16号
邮　编	100081
发行电话	010-62173865
传　真	010-62179148
网　址	http：//www.cspbooks.com.cn

开　本	787mm × 1092mm　1/16
字　数	339千字
印　张	17
版　次	2020年7月第1版
印　次	2020年7月第1次印刷
印　刷	河北鑫兆源印刷有限公司
书　号	ISBN 978-7-5046-8524-7 / R · 2542
定　价	85.00元

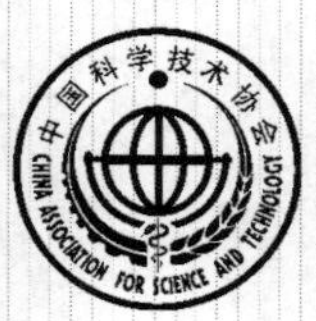

2018—2019

中医药学科发展报告：中药炮制

顾问组成员　王孝涛　王　琦　叶定江　张世臣

首席科学家　贾天柱

专家组组长　丁安伟

专家组成员　（按姓氏笔画排序）

马　莉　马志国　王国辰　王祝举　王满元
史　辑　石继连　兰泽伦　江　云　任玉珍
庄乾竹　刘　平　刘艳菊　刘蓬蓬　许　枏
许润春　阮建林　杜　红　李　飞　李伟东
李　玮　李　林　李　凯　李越峰　李慧芬
吴　皓　吴建华　余凌英　张　凡　张　村
张　丽　张义生　张金莲　张学兰　张春凤
张振凌　张朔生　张啸环　陆兔林　陈　红
陈　缤　郁红礼　金传山　周改莲　单国顺

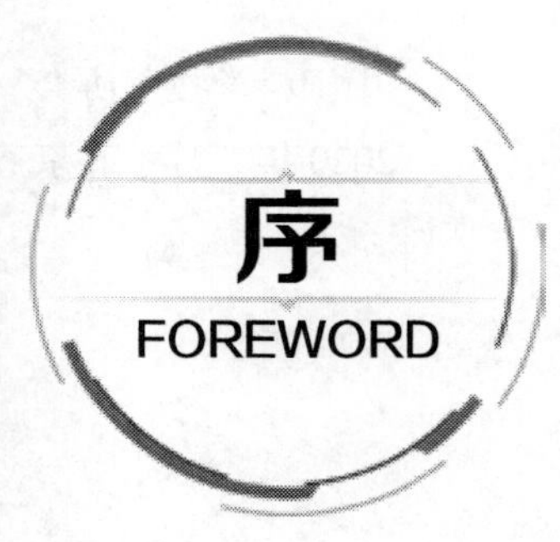

当今世界正经历百年未有之大变局。受新冠肺炎疫情严重影响，世界经济明显衰退，经济全球化遭遇逆流，地缘政治风险上升，国际环境日益复杂。全球科技创新正以前所未有的力量驱动经济社会的发展，促进产业的变革与新生。

2020 年 5 月，习近平总书记在给科技工作者代表的回信中指出，“创新是引领发展的第一动力，科技是战胜困难的有力武器，希望全国科技工作者弘扬优良传统，坚定创新自信，着力攻克关键核心技术，促进产学研深度融合，勇于攀登科技高峰，为把我国建设成为世界科技强国作出新的更大的贡献”。习近平总书记的指示寄托了对科技工作者的厚望，指明了科技创新的前进方向。

中国科协作为科学共同体的主要力量，密切联系广大科技工作者，以推动科技创新为己任，瞄准世界科技前沿和共同关切，着力打造重大科学问题难题研判、科学技术服务可持续发展研判和学科发展研判三大品牌，形成高质量建议与可持续有效机制，全面提升学术引领能力。2006 年，中国科协以推进学术建设和科技创新为目的，创立了学科发展研究项目，组织所属全国学会发挥各自优势，聚集全国高质量学术资源，凝聚专家学者的智慧，依托科研教学单位支持，持续开展学科发展研究，形成了具有重要学术价值和影响力的学科发展研究系列成果，不仅受到国内外科技界的广泛关注，而且得到国家有关决策部门的高度重视，为国家制定科技发展规划、谋划科技创新战略布局、制定学科发展路线图、设置科研机构、培养科技人才等提供了重要参考。

2018 年，中国科协组织中国力学学会、中国化学会、中国心理学会、中国指挥与控制学会、中国农学会等 31 个全国学会，分别就力学、化学、心理学、指挥与控制、农学等 31 个学科或领域的学科态势、基础理论探索、重要技术创新成果、学术影响、国际合作、人才队伍建设等进行了深入研究分析，参与项目研究和报告编写的专家学者不辞辛劳，深入调研，潜心研究，广集资料，提炼精华，编写了 31 卷学科发展报告以及 1 卷综合报告。综观这些学科发展报告，既有关于学科发展前沿与趋势的概观介绍，也有关于学科近期热点的分析论述，兼顾了科研工作者和决策制定者的需要；细观这些学科发展报告，从中可以窥见：基础理论研究得到空前重视，科技热点研究成果中更多地显示了中国力量，诸多科研课题密切结合国家经济发展需求和民生需求，创新技术应用领域日渐丰富，以青年科技骨干领衔的研究团队成果更为凸显，旧的科研体制机制的藩篱开始打破，科学道德建设受到普遍重视，研究机构布局趋于平衡合理，学科建设与科研人员队伍建设同步发展等。

在《中国科协学科发展研究系列报告（2018—2019）》付梓之际，衷心地感谢参与本期研究项目的中国科协所属全国学会以及有关科研、教学单位，感谢所有参与项目研究与编写出版的同志们。同时，也真诚地希望有更多的科技工作者关注学科发展研究，为本项目持续开展、不断提升质量和充分利用成果建言献策。

中国科学技术协会

2020 年 7 月于北京

《2018—2019 中医药学科发展报告：中药炮制》是由中国科学技术学会组织，受中华中医药学会委托，中药炮制分会首次独立承担学科发展报告的撰写。首先要感谢中华中医药学会和中国科协的信任与支持！对于中药炮制分会来说，既是荣誉，也是检验，深感责任重大。

接受任务后，我们认真学习了编写要求，研究了学科发展报告的形式和内容，于 2018 年 9 月 12 日召开了编写启动会。随之开展对全国的中药炮制学科工作的大调研、大总结、大梳理，并在广查文献的基础上开始着手学科发展报告的撰写。重点是如实反映中药炮制学科的成绩，同时按照“三明三找”的原则，即：明目标、明任务、明方向；找成绩、找差距、找办法，拟定了综合报告和专题报告的题目，确定均由本学科有相应研究专长的知名专家负责编写。同时采访了中药炮制泰斗王孝涛教授和炮制名家元老叶定江教授、王琦教授、张世臣教授等，他们都给予了详尽的指导。

中药炮制学科是古老而又年轻的学科，古老是因其历史悠久，年轻是因其现代科学研究起步较迟但接受新的思想。中药炮制学科属于传统学科，也是我国独有的学科，是中药学科所有二级学科中唯一没有国外对应的学科。所以，较少有国外可借鉴的先进经验。正因如此，中药炮制学科在国际上是属于领跑学科。但是我们必须清醒地认识到，与国内其他学科进行横向比较，我们仍然存在很大差距。中药炮制学科和之前的自己比，即纵向比较，确实发生了巨大变化，饮片生产已经由原来的手工作坊，变为现代化的生产模式；饮片质量控制也由手摸、鼻闻、口尝变为先进的设备检测；传统炮制理论的内涵，也逐渐用化学、药理学以及其他现代科学手段得到阐释。炮制界同仁有志气、有能力真正让炮制发扬光大，继续领跑世界。

随着国家对中药炮制学科的重视，我们承担了很多国家攻关和科技支撑项目、公共卫生项目、发改委项目及国家自然科学基金项目等，并提炼出很多新观点、新理论，创建了新技术、新设备等。科技部中医药现代化重大专项已连续 3 年支持中药饮片的智能调剂和智能生产，对中药饮片生产行业的智能化确有较好的推进作用，但仍任重而道远。我们深信，在国家的大力支持下，可加速发现炮制行业的引爆点和突破口，促进中药炮制智能化时代的尽快到来。

中药炮制的成品是饮片，饮片不仅是中医处方用药，汤剂的原料，也是中成药和成方制剂的原料。所以，饮片应该满足：饮者喝也、片者型也。饮片一定要创新，但不具饮片属性的创新则不是饮片！所以，对于“超微饮片”“破壁饮片”“配方颗粒”等，本报告均未将其纳入饮片范畴。我们不反对这些剂型，但它们不属于饮片，而是制剂。

通过学科发展报告的撰写，我们可以知己知彼、鉴往知来、把握方向、专于突破。如定性炮制、定向炮制、生物炮制、炮制转化等新炮制技术的应用，会使饮片创新更加生机勃勃。饮片也一定能达到：高品质、高流动、高煎出，低成本、低毒性、低污染。

中药炮制分会自 2016 年开设雷公论坛伊始，每年一次；建立了首个雷公网，创立了首个青年教师授课与技能大赛、首个教研室主任培训班等，积极推动中药炮制学科的发展和饮片的产用智能化。

本报告与所有学科发展报告一样，分为综合报告和专题报告，综合报告主要是综述近年的重要研究进展，包括炮制工艺与辅料、理论与原理、新饮片与新设备等，还有国内外研究进展和学科发展趋势与展望。专题报告包含传承与创新、炮制化学与质量控制等 10 个报告。

中药炮制学科的发展方兴未艾，相信在“传承是必要的、创新是必需的、智能化是必然的”思想和“四新八化”（新工艺、新辅料、新设备、新理论；来源基地化、工艺规范化、标准国际化、原理清晰化、辅料多样化、规格一致化、产用智能化、流通网络化）的目标引导下，一定会奉献给国家和行业一个更加兴旺的中药炮制学科。炮制人一定遵循习总书记的最新指示：传承精华，守正创新，为建设健康中国贡献力量。历史是支撑行业立足的基础，创新是促进行业发展的动力。

本报告虽经各位中药炮制学科专家的精心写作，仍难免挂一漏万，还可能有错误或偏颇，恳请各位同仁批评指正。

中华中医药学会中药炮制分会
2019 年 12 月

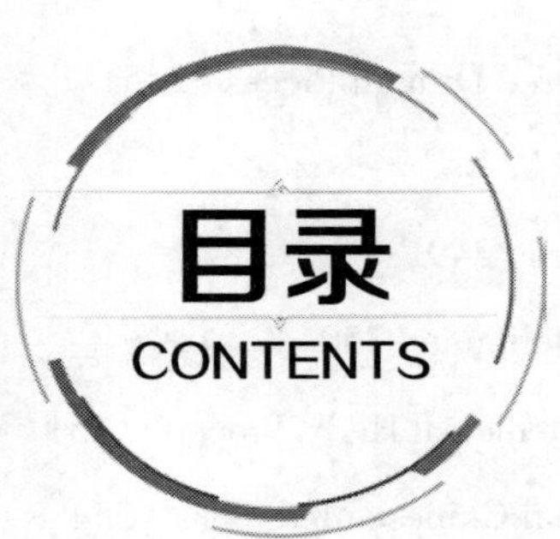

综合报告

专题报告

ABSTRACTS

Comprehensive Report

Reports on Special Topics

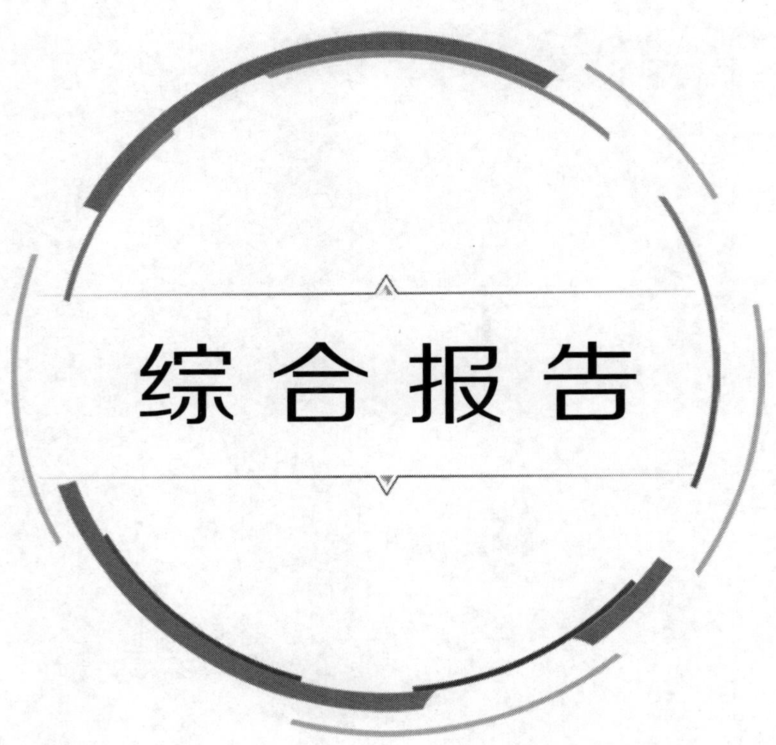

综合报告

中药炮制学学科发展报告

一、引言

（一）中药炮制是我国特有学科

中药炮制是按照中医药理论，根据中药材的自身性质以及调剂、制剂和临床应用的需要，所采取的一项独特的制药技术，是中药有别于天然药物的重要标志。

中药炮制学科是中医药学中最具有特色的学科，在现代医药学中尚未发现与之相对应的学科内容，为我国独有的学科。中药炮制技术是受国家保护的技术，于2006年被列为首批国家非物质文化遗产。中药炮制技术是一项历史悠久的制药技术，可以说有中药就有了炮制。它可以将一味药炮制成多味功能主治各异的药，以适应临床应用，如大黄可被炮制成生大黄、酒大黄、醋大黄、熟大黄、大黄炭、清宁片等；半夏可被炮制成生半夏、清半夏、姜半夏、法半夏、半夏曲等，这就是炮制的奥妙之处。相对于国外的只用生药，我国的中药炮制无疑是充分扩大了中药的应用品种范围。

（二）中药饮片是中医临床的处方药

中药主要是由中药材－中药饮片－中成药构成。中药材属农产品，不能直接使用，必须经过炮制后才能用于临床。药材是用于生产中药饮片的原料，而中药饮片又是生产中成药的原料。简言之，由药材出饮片、由饮片出成药。中医临床最常用的是汤剂，而中药饮片是汤剂的唯一原料。

2010版《中华人民共和国药典》（简称《中国药典》）明确规定："饮片系指药材经过炮制后可直接用于中医临床和制剂生产使用的处方药品"。饮片是中医临床灵活处方并构成汤剂的必需原料，如果没有中药炮制就没有中药饮片，如果没有中药饮片中医临床就无可用之品。即所谓：遣药成汤唯饮片，辨证施治慎处方。

（三）中药炮制的机遇与挑战

随着 2017 年《中华人民共和国中医药法》的颁布和实施，中药炮制学科乃至整个中医药学科都迎来了重大机遇，国家对中医药非常重视。习近平总书记指出：中医药是中华民族的瑰宝，一定要保护好、发掘好、发展好、传承好。中医药是中国古代科学的瑰宝，也是打开中华文明宝库的钥匙。2019 年在全国中医药大会上指示：传承精华，守正创新，为建设健康中国贡献力量。中药炮制应该是中医药瑰宝上的明珠，但就目前而言，亮度还不够。这就是一个严峻的挑战，需要我们去努力奋斗、改变。传承与创新是中药炮制的主题，我们一定要抓住机遇、迎接挑战、开创未来，实现中药炮制的“四新八化”，创立新工艺、寻找新辅料、研制新设备、提炼新理论，真正把特色学科变为优势学科。

《中华人民共和国中医药法》明确规定，国家要保护中药饮片传统炮制技术和工艺，支持应用传统工艺炮制中药饮片，鼓励运用现代科学技术开展中药饮片炮制技术研究。规定体现了中药炮制学科既传统又现代的特点。因此，中药炮制学科也面临着继承和创新的双重任务。其原则是：传承不泥古，创新不离宗。

近年来中药炮制学科在学术建制、人才培养、重点学科与平台建设、中药炮制传承基地建设、科学研究及科研获奖、论文发表与专著、专利申请、中药炮制相关法规、临方炮制、中药饮片企业等方面的发展取得了很大进步，奠定了中药炮制学科和中药饮片的地位，规范了中药饮片炮制工艺，提高了中药饮片生产质量，为中医临床疗效和安全、为中药饮片产业做了大量基础性工作。

（四）学科概况

1. 学术建制

1988 年 5 月中药炮制泰斗王孝涛于杭州成立了全国中药炮制研究会，以活跃学术气氛、发展中药炮制事业为宗旨，积极开展学术活动。同年 11 月中华中医药学会中药炮制分会第一届委员会于江西樟树成立，张世臣为主任委员。其时是属于“中华全国中医学会”，成立于 1979 年 5 月 25 日；于 1992 年 1 月 1 日更名为“中国中医药学会”，至 2002 年 1 月 1 日始更名为“中华中医药学会”至今。于 1993 年张世臣会长带领大家在湖北宜昌开了第二次学术会议，而后两个炮制学会合并为中华中医药学会的炮制分会。至 2003 年在北京成立了中华中医药学会的第二届炮制分会，原思通任主任委员。2007 年在河南焦作成立第三届炮制分会，边宝林任主任委员。此后每年一次的学术活动皆有序开展，推动了炮制学科的进步。

2015 年，中华中医药学会中药炮制分会在大连换届选举产生了第四届分会，辽宁中医药大学贾天柱教授担任主任委员。新一届中药炮制分会除了每年举办学术年会之外，还创立了“雷公论坛”，建立了“雷公网”，创办了首届“雷公杯”中药炮制青年教师授课与技能大赛，举办了全国中药炮制教研室主任论坛暨培训，中药炮制分会工作开展得有声有色，凝聚了队伍，振奋了人心，中药炮制学科进入了全新的发展时期。同时号召各省成立中药炮制专业委员会，目前已有6个省成立了省级中药炮制专业委员会，还有部分省（市）正在筹备之中。

2. 人才培养

中华人民共和国成立后，各地陆续开始有了专门的中医药教育，我国的中医院校多成立于1956—1958年，各校的中药系多是在20世纪60或70年代成立的。随着中药系的成立，《中药炮制学》也成为中药学专业学生的主干课程。目前我国24个省、市、自治区有各自的中医药大学，均开设《中药炮制学》课程，另外中国药科大学、沈阳药科大学、广东药科大学3所药科大学的中药学专业也开设《中药炮制学》课程。

最早的《中药炮制学》国家统编教材，是1981年由上海科学技术出版社出版的徐楚江教授主编的《中药炮制学》，1985年出版了第二版、1996年出版了第三版，2008年出版了贾天柱教授主编的《中药炮制学》精编教材，2012年出版了第二版，该版教材同时也被我国台湾地区选中，2018年由台湾文光图书有限公司出版了繁体版。“十五”开始，中国中医药出版社组织编写了系列规划教材，每5年再版一次，之后又有高等教育出版社、人民卫生出版社、中国医药科技出版社等也陆续出版了《中药炮制学》教材。课程建设方面，江西中医药大学、南京中医药大学的《中药炮制学》课程获得国家精品课程，辽宁中医药大学、成都中医药大学、浙江中医药大学、河南中医药大学、山东中医药大学获得省级精品课程。教学团队建设方面，江西中医药大学中药炮制团队获批国家级教学团队，辽宁中医药大学、安徽中医药大学、河南中医药大学、陕西中医药大学4所高校的中药炮制团队获批省级教学团队。

中药炮制学科的研究生教育于1978年开始，王孝涛先生率先招收中药炮制硕士研究生，开启了中药炮制研究生培养的先河。之后各院校陆续开始招收中药炮制的硕士生和博士生，开始了中药炮制高层次人才的培养。2009年，蔡宝昌、龚千锋主编研究生教材《中药炮制学专论》正式出版。目前共有10所中医药大学有中药学（中药炮制方向）的博士点，已培养中药炮制方向博士研究生100余人；几乎全部中医药大学均有中药学（中药炮制方向）硕士点，目前已培养中药炮制方向硕士研究生1000余人。向中药炮制科研、教学及中药饮片生产等岗位输送了大量专业人才。

现在各中医院校的中医专业仅少数学校开设《临床中药炮制学》课程，导致某些中医师生熟不分、生熟混用，严重影响了临床疗效。全国目前有16家中医院校给中医临床专业开设《临床中药炮制学》选修课，对于帮助中医医生了解炮制、熟悉生制饮片，在临床上区分应用，起到了良好作用。我们建议国家应统一规定《中药炮制学》作为中医临床专业的必修课，提高中医师对中药生制饮片应用的准确率，保证临床疗效。

3. 重点学科与平台建设

2009 年国家中医药管理局批准了首批 4 个中药炮制重点学科，分属辽宁中医药大学、中国中医研究院、南京中医药大学、江西中医药大学。2012 年新增第二批 3 个中药炮制重点学科，分属成都中医药大学、湖北中医药大学、湖南中医药大学。北京中医药大学、陕西中医药大学、甘肃中医药大学也设有省（市）级中药炮制重点学科。

全国各中药炮制学科拥有 1 个教育部中药炮制规范化及标准化工程研究中心（南京中医药大学），23 个省级与中药炮制相关的工程中心，10 家省级中药炮制重点实验室或研究室。平台建设多以各省中医药大学为依托单位，也有以高校与中药饮片企业联合或以中药饮片企业为依托单位。

4. 中药炮制技术传承基地建设

2015 年起，国家先后开展了两批共 56 家中药炮制技术传承基地的建设，其中国家级传承基地两家，分别为江西中医药大学、南京中医药大学，其他为省级或市级中药炮制传承基地。各中药炮制技术传承基地从理论传承、技术传承、人才传承、文化传承等方面进行中药炮制的传承与创新（详见专题报告“中药炮制的传承”）。

5. 科学研究及科研获奖

在“七五”至“十五”期间，中药炮制研究被列入国家攻关项目，先后完成了天南星、何首乌、白芍、草乌、半夏、附子、肉豆蔻等 110 种中药饮片炮制工艺及质量的研究。“十一五”期间科技部科技支撑计划“中药炮制共性技术与相关设备研究”对 10 种炮制技术、50 个代表品种及相关设备开展研究。2011 年以来，中药炮制研究获得了国家发改委与国家中医药管理局的大力资助，先后完成了“中药麸制及有毒中药炮制技术与原理研究”“临床中药汤剂煎煮技术规范化研究”“30 种中药饮片规格及质量评价标准研究”“中药饮片调剂规范化研究”“19 种生熟异用中药饮片临床规范使用研究”“附子等中药炮制方法传承与规范化应用研究”“中药材硫黄熏蒸替代技术及规范化研究”“六神曲等 7 种中药发酵技术及规范化应用研究”“30 种中药饮片产地加工与炮制生产一体化关键技术规范研究”共 9 项国家发改委行业专项课题。2016 年国家发改委与国家中医药管理局共同推进了中药标准化项目，开展了 101 种中药饮片炮制工艺规范化和饮片质量标准提升的研究。这些科研课题的完成，为中药饮片的规范化生产、中药饮片质量的控制提供了大量实验依据。本学科发展报告的专题报告将对中药炮制化学、中药生熟饮片变化、中药炮制降毒、中药生物炮制、中药饮片质量控制、中药炮制辅料、中药饮片创新性研究、中药材产地加工与炮制一体化等方面进行详细介绍。

科技部 2017 年立项“中药饮片智能调剂和煎煮设备关键技术研究”项目，2018 年立项“中药饮片质量识别关键技术研究”“中药饮片智能化生产模式的建立”“特色炮制方法的工艺与设备现代化研究”，2019 年将立项“中药材净切关键技术与相关智能设备研究”。由此表明，中药炮制研究重点已经转入中药炮制科学内涵的揭示和中药炮制智能设备的研究，形成中药炮制工艺规范化及原理探索时期。中药饮片行业将朝着智能生产、智能调剂、智能煎煮的“三智时代”发展（详见专题报告《中药饮片炮制设备及智能化生产研究进展》）。

检索国家自然基金委历年获资助的中药炮制基金课题情况，中药炮制学科从1999年开始获得第一个面上项目，2005年开始获得青年科学基金项目，2006年开始获得地区科学基金项目，之后除2007年的2项重点项目、2009年1项专项基金项目、2015年1项应急管理项目外，每年主要是以面上项目、青年科学基金项目、地区科学基金项目为主，20年来，共获各类资助项目206项，获资助经费7927万元。总体呈现波动式上升趋势，见图1、图2。

国家自然科学基金在研究形式上注重学术思想创新，鼓励多学科间交融。从近几年的中药炮制学科的资助项目总体水平上可以看出，关于中药炮制相关研究的新思路、新观点、新学说不断涌现，推动了中药炮制学科的发展。

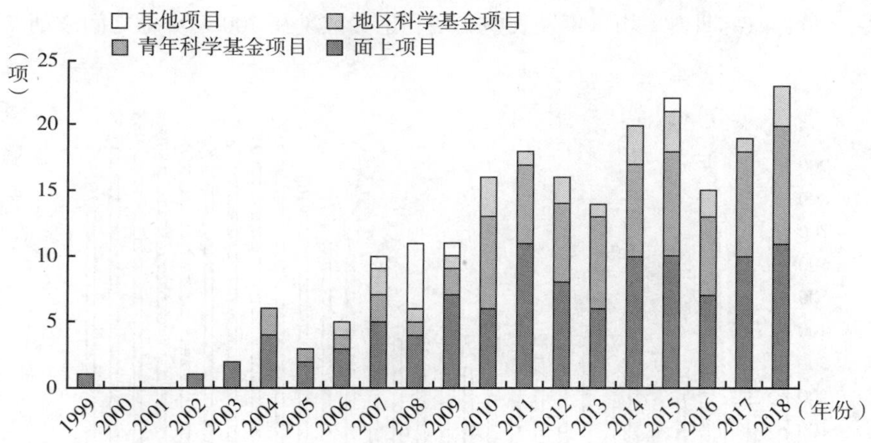

图1　历年获国家自然科学基金资助项目一览

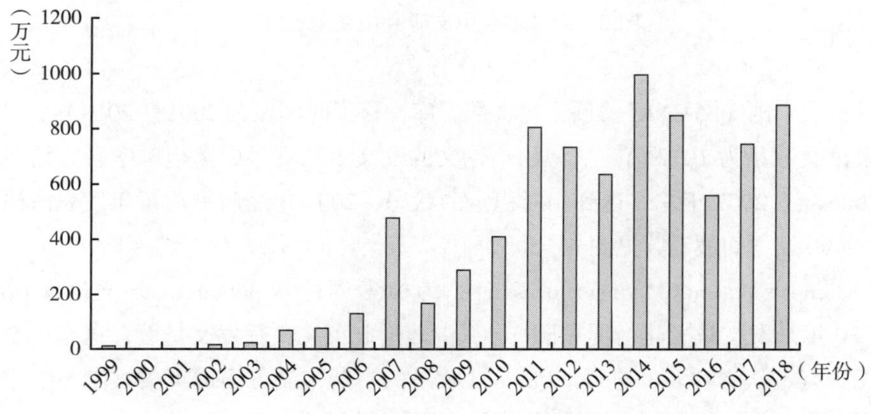

图2　历年获国家自然科学基金资助经费一览

在科技部、国家发改委、国家中医药管理局以及国家自然科学基金委的大力资助下，中药炮制人从“七五”至今完成了大量中药炮制规范化工艺、中药饮片质量标准制订、中药炮制原理解析等方面的研究，解决了许多临床、行业上迫切需要解决的问题，同时也获得了认可和肯定，共获得科技部科技进步奖二等奖 1 项、三等奖 1 项，获得国家教育部一等奖、二等奖 2 项，获得国家中医药管理局一等奖 1 项、二等奖 3 项，获得中华中医药学会一等奖 2 项、二等奖 5 项、三等奖 2 项，省科技进步奖多项。

6. 论文发表与专著

以“炮制”为检索词，对中国生物医学文献服务系统（SinoMed）进行检索，检索时间段为：1989—2018 年，共 30 年。中文期刊文献检索结果为 15071 篇，30 年来发文量变化情况见图 3。30 年来，关于中药炮制方面的发文量虽有起伏变化，但是总体研究情况是在不断升温。从发文量来看，1989—2005 年是中药炮制研究的起步期和缓慢增长期，2005—2010 年中药炮制研究进入了快速增长期，在 2010—2011 年达到顶峰，并开始进入相对稳定期。稳定期内平均每年发表中文期刊论文数量在 700~900 篇之间波动。

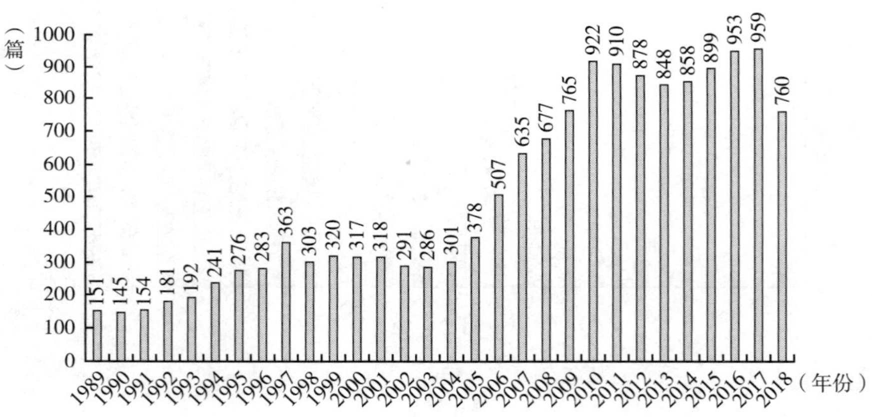

图 3 中药炮制中文研究论文发表情况

通过检索中国知网 CNKI 博硕士论文数据库，检索时间段为 2001—2018 年，共 18 年。检索结果论文数量为 1072 篇。从博硕士论文的发文量来看，中药炮制学研究是在逐年攀升的，2006 年、2007 年左右达到相对稳定的状态，2007 年之后平均每年发表博硕士论文数量在 60~90 篇之间波动，见图 4。

以“Chinese Material Medica processing”为检索词检索 pubmed，外文论文检索量为 305 篇。30 年来发文量变化情况见图 5。从中药炮制英文文献发文量看，这是一个非常明显的从无到有、从少到多的过程。Pubmed 收录的中药炮制方面的英文文献不断增加，进一步说明中药炮制的研究越来越受到国际学术界的认可和关注。

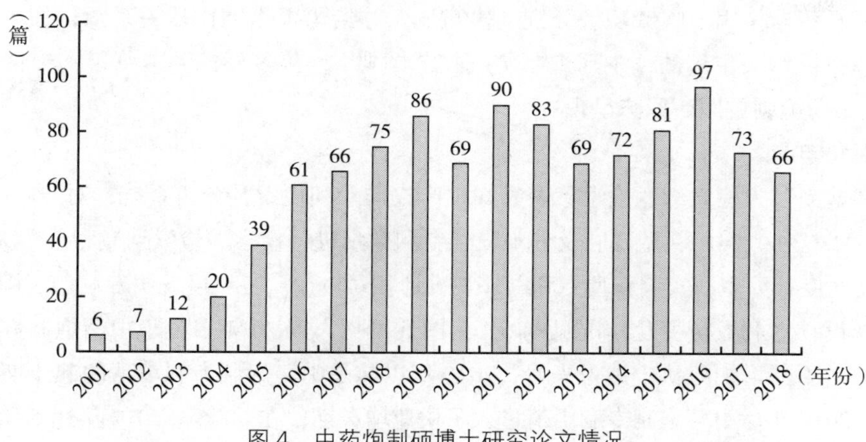

图 4　中药炮制硕博士研究论文情况

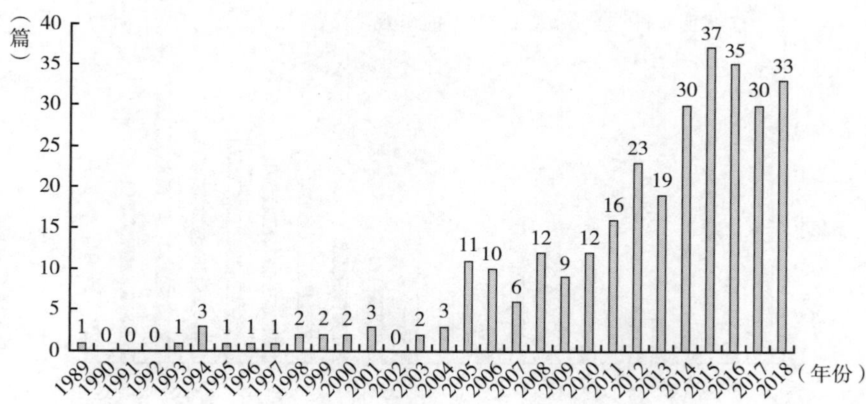

图 5　中药炮制外文论文发表情况

中药炮制的学术资料最早是王孝涛先生组织整理的《历代中药炮制资料辑要》，他带领编写人员查阅了 167 部书籍，按年代著作顺序进行的编写，因为是有文必录的编写模式，书中存在重复的内容，但并不影响其重要的参考价值。由于此书未公开出版，后来又组织人员重新整理为《历代中药炮制法汇典》（上册）并公开出版。该书是重新按单味药的发展脉络进行编写的，更体现了其使用价值，也成为中药炮制教学及研究人员的案头必备之书。王先生后来又陆续出版《中药炮制经验集成》《历代中药炮制法汇典》（下册）为现代内容。2005 年叶定江先生编写了《中药炮制学辞典》，书中详细叙述了中药炮制的相关人物、著作、工具、术语，以及单味药炮制等，不失为一本优秀的参考书。2015 年贾天柱、许枬主编的《中药炮制化学》是炮制学科第一部阐述中药炮制过程中化学变化的专著，也是解析中药炮制原理的专著，更是第一部获得国家出版基金资助的中药炮制专著。同时贾天柱还出版了《中药生制饮片临床鉴别应用》一书，将生制饮片的化学成分、药理作用、临床功效分别列表对比，并给出了生制饮片关系图，临床非常实用。曹晖教授牵头主编的《中药炮制传统技艺图典》，从多部馆藏本草善本中精心辑选380余幅中药炮制古图，原味呈现。

7. 专利申请

以“炮制”为检索词，检索了国家知识产权局专利检索及分析系统，对2000—2019年国内发明专利、实用新型专利及外观设计专利数量进行检索。检索到专利总量为10817项，以发明专利为主，实用新型专利、外观设计相对较少。各年度发明专利、实用新型专利及外观设计专利数量变化情况见图6。由图6可见，近20年来关于中药炮制方面的专利申请数量不断增加。从申请量来看，2010年以前是中药炮制专利申请的起步期和缓慢增长期，2010年后中药炮制专利申请进入了快速增长期，在2016—2017年达到顶峰，并开始进入相对稳定期。

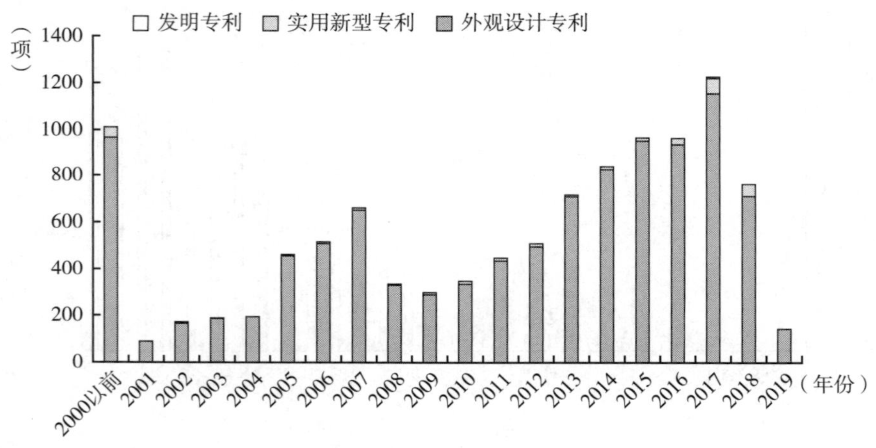

图6 炮制相关专利申请情况

8. 中药炮制相关法规

随着中药炮制标准的不断完善，逐步形成了今天的国家标准、部局级标准、省级标准的三级中药炮制标准。

国家标准即指《中国药典》自1963版开始收载中药、中药炮制品及中药炮制通则，1977版、1985版及以后每5年一版，都有炮制通则，同时还有中药炮制品单列，至2005版有21种中药炮制品单列。2010版不但首次明确了药材与饮片关系，使二者概念不再混淆，明确入药者均为饮片，从标准收载体例上明确了性味与归经、功能与主治、用法与用量为中药饮片的属性，突出了中药饮片的地位，还扩大收载中药饮片品种至822种，使中药饮片标准有了一个新的飞跃。

部（局）级标准是指由卫生部、国家药品监督管理局、国家中医药管理局等部门组织制定的相关标准。1994 年国家中医药管理局颁发了关于“中药饮片质量标准通则（试行）”的通知，规定了饮片的净度、片型及粉碎粒度、水分标准，以及饮片色泽要求等，是属于部级的质量标准。《全国中药炮制规范》（1988 年版）未能颁布执行，目前《全国中药炮制规范》已经开始编写，内容将以中药炮制工艺为主，作为《中国药典》的配套书，中药饮片标准执行《中国药典》标准，显然法律效力更为明确。

省级标准是指由各省、直辖市编写的体现本地区特色的《中药炮制规范》。在部（局）标准不能包括的内容，可执行各省、直辖市《中药炮制规范》。地方标准是个过渡标准，在工艺和质量标准还不成熟的情况下，为了保留地方特色，暂收入地方《中药炮制规范》。

2019 年 8 月 26 日修订的《中华人民共和国药品管理法》第四章《药品生产》第四十四条明确规定：“中药饮片应当按照国家药品标准炮制；国家药品标准没有规定的，应当按照省、自治区、直辖市人民政府药品监督管理部门制定的炮制规范炮制。省、自治区、直辖市人民政府药品监督管理部门制定的炮制规范应当报国务院药品监督管理部门备案。不符合国家药品标准或者不按照省、自治区、直辖市人民政府药品监督管理部门制定的炮制规范炮制的，不得出厂、销售。”

9. 临方炮制

《中华人民共和国中医药法》明确规定，对市场上没有供应的中药饮片，医疗机构可以根据本医疗机构医师处方的需要，在本医疗机构内炮制、使用。根据临床用药需要，医疗机构可以凭本医疗机构医师处方对中药饮片进行再加工。

临方炮制是中医用药的特色，是中医辨证施治的需要，符合中医药个体化服务的特点。临方炮制充分体现中药炮制的灵活性和重要性。在国家中药炮制技术传承基地的建设过程中，各传承基地根据各地情况对临方炮制的必要性、可行性进行了探索和交流。临方炮制在政策上、具体实施细则上还不是十分完善，还需要做许多工作，要重视“依方炮制”技术的传承，制定行业统一的临方炮制技术标准。明确规范临方炮制技术的工艺参数及操作流程。建立临方炮制饮片的质量标准。

10. 中药饮片企业的发展

至 2019 年 6 月，全国通过 GMP 认证的中药饮片厂数量达 2000 家。

11. 民族药炮制

中医药是指包括汉族和少数民族医药在内的中国各民族医药的统称，我国少数民族药用资源丰富，临床应用广泛，并且很注重对民族药的炮制，如藏药炮制技术、蒙药炮制技术、维药炮制技术、苗药炮制技术，及土家族、回族、满族等其他少数民族的炮制技术。各少数民族药有自己的理论和炮制特色，是中药炮制技术的重要组成部分。目前，很多珍贵的少数民族炮制技术还流散在民间，应加强对少数民族药炮制技术的发掘、收集和整理，将是对中药炮制的重要补充。

总之，中药炮制近年来取得了长足的进步，显著的发展。相信经过炮制人的继续努力，一定会实现中药炮制的“四新八化”，即：新工艺、新辅料、新设备、新理论；来源基地化、工艺规范化、标准国际化、原理清晰化、辅料多样化、规格一致化、产用智能化、流通网络化。新的炮制技术，如定性炮制、定向炮制、生物炮制等都会促进炮制的进步和发展。总体的炮制转化，可以更好地发挥减毒、增效的作用，并为临床提供质优效确的饮片。

二、近几年重要研究进展

2013—2019 年，伴随着中药现代化的进程以及大健康产业的兴起，中医药产业取得了蓬勃的发展。我国中医药工作者在中药炮制的传承与创新、炮制工艺与辅料、炮制理论与原理、炮制化学与质量控制以及炮制所致药性与毒性变化等方面取得了理论、技术、方法等方面的重大进展，中药饮片生产的科技含量不断增强，饮片质量及临床疗效也得到了有效的保证。

（一）中药炮制传承与创新

近年来，我国大力发展中医药事业，积极推进中医药产业的振兴，大量传统技术得到了整理和挖掘。中药炮制技术作为我国一项传统的特色制药技术，具有极强的理论和实践价值。因此，也在技术、人才、文化和开发应用等方面得到了很好的传承和发展。同时，在对中药炮制技术进行有序传承的基础上，中药炮制的创新工作也取得了长足的进展，新的饮片形式、加工设备层出不穷，极大地改善了中药饮片的生产方式及使用习惯。

1. 研究进展

（1）中药炮制的传承

中药饮片的应用具有悠久的历史，我国古代劳动人民在漫长的应用过程中也逐渐积累了丰富的中药炮制理论和经验。同时，也为后人留下了宝贵的文化财富。当前对传统中药炮制技术的传承，可为当代中药炮制理论和技术创新提供理论的依据，还可为实现中药饮片的规模化生产、提升中药饮片的质量以及行业的整体水平提供技术的保证。

1）理论传承。对传统的中药炮制理论及科学内涵进行了系统的总结和挖掘，并对民族药的炮制理论进行梳理和总结，建立了现代中药炮制新理论，从而为中药炮制技术的原始创新、工艺规范和质量标准的制订奠定了良好的基础，可有力地推动中药炮制行业的快速发展。

2）技术传承。通过对古籍的整理和老药工炮制经验的传承，系统梳理了如净制、切制、炒制、复制等方面独特的炮制方法和技艺。同时，建立了地方特色炮制技术资料档案，丰富和完善了中药炮制技术的内涵，从而为中药炮制工艺的创新和原理的解析提供了基础。

3）人才传承。通过谱系传承、师带徒、技术培训、召开会议、举行比赛等多种形式，全面开展了炮制人才的培养和专项培训，有效构建了谱系传承和院校教育结合的炮制人才培育体系，壮大了中药炮制的队伍，也提高了行业人员的整体素质[1-5]。

4）文化传承。通过建设炮制文化技术场馆、收集传统炮制工具、进行文化媒体、科普宣传、申遗等多种形式的宣传活动，提高了中药炮制技术在老百姓中的认知度。通过在国内外开展炮制文化交流，扩大了中药炮制技术的学术及文化影响力。

5）应用传承。建立了移动端及电脑端的中药炮制数据库，使中药炮制技术的学习和研究更加便捷。进行了特色饮片及少数民族饮片炮制品种的开发和应用，为临床提供了更多的中药饮片的品种。同时，开展了中药饮片处方用名标准化、剂量的规范化以及临方炮制的相关研究工作，有力地保障了饮片的临床疗效。

（2）中药炮制的创新

传承是创新的灵魂，创新是传承的动力，进行中药炮制技术的传承工作并不是终点，而应该是起点。要在做好传承中药炮制技术的基础上，通过理论及技术的创新工作，来让中药炮制技术更好地适应时代发展的需求。近年来，在中医药科研工作者的不懈努力下，传统炮制工艺的原理日渐清晰，新的炮制理论被总结和提炼；越来越多的新技术也被应用于中药炮制领域，有力地推动了饮片片型的创新、工艺的改进以及生产方式的变革。

1）中药饮片形式向多样化发展。伴随着中药现代化的发展以及大健康产业的兴起，中药饮片的市场需求不断增大。为了方便消费者使用、提高饮片的质量和安全性，冻干饮片、微型饮片、精准煮散饮片、定量压制饮片、小包装饮片等形式多样的中药饮片相继推出，提高了传统中药饮片的科技含量，也提升了中药饮片行业的整体水平[6-8]。

2）中药饮片炮制工艺创新常态化。中药炮制在漫长的历史发展进程中逐渐形成了独特的工艺及理论体系，并伴随着时代的发展而不断丰富。近年来，随着对中药炮制原理研究的日渐深入，也极大地推动了中药炮制工艺的改革和发展；同时，微波、冻干、膨化、发酵、高压蒸制等形式多样的技术被应用于中药饮片的炮制，也带动了中药饮片生产设备的改革以及工艺的创新[9-18]。

3）中药饮片生产向智能化方向发展。近年来，随着中药饮片行业在生产的流程管控体系建设、产品溯源体系建设以及在线质量检测技术的发展，中药饮片智能化生产体系得以建立，这对于提高我国中医药行业自身的科技含量和在国际市场上的竞争力均具有积极的意义。

2. 重大成果

（1）全国中药炮制技术传承基地建设

为了加强我国非物质炮制文化遗产的抢救、保护与传承。2015 年开始，国家中医药管理局启动中药炮制传承基地建设项目。到 2016 年，在全国建立了 56 家中药炮制传承基地，基本实现了主要省市的全覆盖。通过对传承基地的建设，已建成一个网上博物馆，制作了一个文献数据库，拍摄了一部电视纪录片，并编撰了一部《中药炮制简史》；收集整理本草古籍220部，挖掘传统技术100余项，深度探析特色传统饮片50余种，广泛探寻古技传人、药工经验50余人次，收藏复制传统炮制器具300余件；各地分别举办炮制培训近百余次，参加培训人数万余人，另外还有专门对全国中医师举办3期"全国中医临床炮制技术与理论培训班"，参加培训逾万人；将各地特色饮片研究成果进行转化，已产生显著的社会和经济效益，实现经济效益逾20亿元；推动了临方炮制的发展，使临方炮制品种从2015年的30余种增加到200余种。

（2）饮片生产、调剂及煎煮向自动化、智能化方向发展

1）饮片生产自动化设备研制。中药饮片产业作为我国制药工业中的一部分，整体技术水平一直比较落后。近年来，受到国家政策支持及相关科研项目立项成果的支撑，大量实用新型技术被应用于中药饮片加工设备的研发，涉及中药饮片生产各工艺、环节相关设备的机械化水平不断提升，这些都促进了中药饮片"净－润－切－干燥－炮制"成套联动生产线设备的研发。目前，安徽普仁中药饮片有限公司、安徽沪谯中药饮片有限公司、安徽源和堂药业股份有限公司、石家庄以岭药业股份有限公司等也均装备了中药饮片联动生产线[19-20]。

2）饮片调剂自动化设备研制。传统戥称调剂的劳动强度大，计量不准确，效率低下。因此，饮片的调剂也成了限制中医药现代化发展的关键环节之一。2014年北京华清科讯科技有限公司研制出全自动中药饮片调剂系统，通过组合秤、多传感器的应用，实现了中药饮片的智能调剂，大大地提高了调剂的速度和准确度。目前，北京华清科讯科技有限公司已与北京和利康源医疗科技有限公司合作，进行该产品的生产及市场推广，已经在中国中医科学院广安门医院得到使用，极大地推动了中药饮片智能调剂的发展。此外，苏州信亨自动化科技有限公司的小包装调剂机、浙江厚达智能科技股份有限公司的自动调剂系统也都在进行研发和推广，这些也都有效推动了中药饮片自动调剂的发展[21-25]。

3）饮片煎煮智能化。传统饮片煎煮一直存在费时、费事、费力的问题。目前，中药汤剂代煎中心发展迅猛。浙江厚达智能科技股份有限公司和北京东华原医疗设备有限公司等单位成功研制的智能煎制生产线，可同时实现自动煎煮、灌装、封袋等工序，并能满足先煎后下等传统中药的煎制要求，极大地解放了生产力，提高了生产效率，单日煎煮处方量可达5000个，这对于中医药事业的发展也具有积极的意义。

（二）中药炮制工艺与辅料

中药炮制作为一项传统制药技术，来源于临床实践，并随着时代发展而不断变化。但是，中药炮制仍存在着各种问题，如炮制工艺过程复杂，应用辅料过多，炮制过程中有效成分流失等。近年来，我国中医药工作者针对上述问题，积极进行中药炮制工艺与辅料的研究工作，并取得了一系列的研究成果。

1. 研究进展

（1）中药炮制工艺规范化研究

1）炮制工艺现代研究。炮制工艺是影响饮片质量的重要因素，炮制不当会影响饮片临床疗效。科学合理的炮制方法、明确的工艺参数、可控制的炮制设备皆有利于实现中药饮片炮制工艺的规范化、质量的可控化。近年来，随着中药炮制技术、设备的发展，中药炮制工艺研究也取得了较大进步。

炮制工艺参数的研究。长期以来，中药饮片的炮制方法主要描述工艺过程，没有明确工艺及参数，如炒焦工艺：一般用中火炒至表面焦褐色，断面焦黄色为度，取出放凉。针对中药炮制工艺参数不明的情况，近年来，我国研究者做了大量工作，对炮制工艺规范化发挥了促进作用。其中，加热工艺主要考察的因素一般有加热温度和时间；用辅料炮制药物，结合炮制方法和辅料特点，考察辅料用量、闷润时间、辅料种类等，蜜炙还考察炼蜜程度等。炮制参数的优化是炮制工艺规范化的前提，而工艺研究条件的优化方法常用正交设计、均匀设计、响应面法等。正交设计是较早、较新的系统研究炮制工艺的优化方法，具有均匀分散性和整齐可比性的特点。目前，采用正交设计研究炮制工艺多与其他方法结合使用，以加强对实验结果的分析，使研究结果更加科学、合理。如李慧在优选酒炖女贞子炮制工艺，采用层次分析法对多指标的结果进行分析，使研究结果相对客观，减少了随意性[19]。均匀设计是在正交设计基础上发展起来的，该设计均匀分散，非整齐可比，能够明显减少实验次数，适合多因素、多水平的实验研究。彭静采用四因素七水平研究苍术麸炒工艺，仅用 7 次实验完成研究，验证实验表明工艺合理，稳定性良好[20]。而响应面法相对于前面的 2 种设计方法，得到的回归方程精度高，能够得到几种因素的交互作用，减少最佳条件下预测值与实测值的偏差。目前，在炮制工艺研究中比较常用，数据分析也多与其他方法配合，提高研究结果的可靠性。邓仙梅等采用星点设计 - 响应面法优选高良姜的砂烫炮制工艺，以炮制温度、炮制时间为考察因素，研究确定了炮制工艺[21]。郑凯旋以响应面法结合人工神经网络优选蜜炙川芎炮制工艺，为炮制工艺的研究提供了一种新的方法[22]；张琳采用 CRITIC-AHP 权重分析法结合响应面法优选陈皮饮片炮制工艺，提高了研究结果的可靠性[23]。各种新方法用于炮制工艺研究和参数的筛选，有利于炮制工艺的稳定可控。

炮制工艺的改革与创新。中药炮制是一项传统技术，需要不断继承与发展。近年来，受政策和产业发展的影响，我国医药工作者在中药炮制工艺的改革与创新方面做了大量探索工作。中药炮制生产从手工转向机械化，生产工具和设备有较多改革，炮制操作也相应地发生变化。实际上，中药炮制工艺的改进有的是对传统炮制方法或条件的改进或创新，这类改进多在已有设备的基础上进行，不需要更换设备。柳青对生品、清炒和砂炒苍耳子中活性成分以及毒性成分的质量分数进行了比较；并建立了苍耳子样品的指纹图谱，认为苍耳子清炒法改进为砂炒法可行[24]。此外，还有的改进是依靠新设备、新技术在中药炮制工艺中的应用来提高炮制饮片的质量和生产效率。如微波炮制、生物炮制、膨化及高压蒸制等。

微波炮制：微波是频率介于300MHz和300GHz之间的电磁波。其加热的主要原理是离子传导和偶极子转动，使物料内、外同时加热，同时升温的一种方法。相对于传统加热方式，采用微波炮制速度快、效率高。如栀子炭采用微波炮制，制得的栀子炭与传统炒制栀子炭两者药效无明显区别，但炮制时间明显缩短[25]。这也说明微波炮制是将来可用、可发展的炮制技术。

生物炮制：中药生物炮制既包含传统自然发酵、发芽等中药炮制方法，同时也包含现代中药炮制工艺中利用发酵、酶促等技术制备新饮片、新原料药的方法。通过生物炮制可比一般的物理或化学的炮制手段更大幅度地改变饮片的药性，提高疗效，降低毒副作用，扩大适应证，产生新的功效，提高有效成分的提取率和吸收利用率。中药生物炮制包括发酵炮制和发芽炮制。其中，中药生物炮制中的发酵技术是在继承传统中药炮制发酵法的基础上，吸收近代微生物学研究成果，结合现代生物工程的发酵技术而形成的中药制药新技术。近年来，我国学者在对传统发酵工艺进行研究中取得了一系列的成果，进行了优良发酵菌种的分离、筛选与鉴定。筛选出了高产率、高转化率、低毒性发酵菌种，如确定了红曲发酵的优良菌种为紫色红曲霉菌，百药煎的主导菌为黑霉菌[26]；对发酵炮制的工艺条件进行了优化，对药物原料配方的组成、配比、预处理方式等进行了研究，并对辅料、通气量、温度、湿度、pH值等工艺参数进行优化，以缩短发酵周期，提高产品质量，解决真菌毒素污染问题，发现控制通氧量可以有效地抑制红曲发酵过程中真菌毒素的产生，调节生石灰的用量和通气量可以显著提高青黛中靛蓝、靛玉红的含量；调节pH值和酒糟的用量能明显提高百药煎发酵品中没食子酸的含量[27]；以纯种发酵代替传统的自然杂菌发酵，采用单一菌种发酵可抑制有害杂菌对发酵的影响，其功效成分的含量明显高于自然发酵品，如选择黑曲霉生产的百药煎质量更优良[28]。上述研究对于提升中药饮片的质量和临床疗效，推进中药饮片生产的现代化都具有一定的理论和实践价值。此外，中药生物炮制中的发芽炮制指在一定的温度、湿度条件下，酶的作用促使果实或种子萌发幼芽而产生新药效作用的炮制方法。通过发芽炮制，果实或种子中的多种酶被激活，种子中贮藏的淀粉、蛋白质、半纤维素等高分子物质被分解或转化，形成新的活性成分，从而产生新的功效。近年来，我国学者在发芽炮制的作用机理、炮制前后化学成分和药理作用的改变、发芽的工艺和设备、发芽炮制品的质量控制等方面进行了一系列的研究。有关发芽炮制过程中酶的种类和活性以及分解产生的新成分被解析，这对于扩大中药生物炮制品的生产、质量控制和临床应用都具有重要作用。

膨化炮制：膨化技术是指利用相变与气体的热压效应原理，使物料内部的液体快速升温汽化，通过外部能量供应，物料内部压力增加，并通过气体的膨胀力带动组分中高分子物质发生性质改变，从而使物料成为具有蜂窝状组织结构特点的多孔性物质[29]。朱舟采用膨化炮制工艺制备的马钱子，士的宁氮氧化物、马钱子碱氮氧化物含量均较生品和砂炒品高，镇痛效果与传统工艺的砂炒品相同[30]。膨化炮制还可以使饮片组织疏松，提高煎出率，是一种很好的炮制方法，但由于其体积膨大，也给调剂带来麻烦。

高压蒸制：是在加压条件下对药物进行炮制，可以缩短炮制时间，提高效率。陈志敏等以多糖、总糖和浸出物综合评分为指标对传统九制黄精进行高压蒸制工艺优化，采用高压蒸制后的黄精外观性状与传统方法接近且多糖得到更多地保留，但炮制时间明显缩短[31]。

2）炮制工艺评价指标和方法研究。中药炮制工艺的评价指标和方法对中药炮制的研究具有直接的影响。中药成分复杂，药物炮制以后理化性质发生变化，适宜的检测指标能准确反映炮制变化。随着科学技术发展，我国医药工作者尝试采用多学科结合的手段，来不断探索适宜炮制工艺研究的评价指标与评价方法，以利于科学、合理确定饮片炮制工艺。

以性状作为火候判断指标。炮制程度的判断，传统以颜色、气味等变化为主要判断依据，存在主观性强，准确性低，并伴随“炮制不及”或“炮制太过”的问题。目前，有很多用先进的仪器，如电子鼻、电子舌、色差仪、视觉分析仪等，可在饮片的形状、气味等方面进行有效评价，并用来客观评价炒制过程。解达帅等利用机器视觉和电子鼻技术研究生马钱子饮片及其不同炮制火候砂炒马钱子饮片的颜色、气味与内在成分的相关性，实现马钱子与其不同炮制火候饮片的鉴别区分，认为传统以颜色作为马钱子炮制过程中的控制指标具有一定的科学性[32]。陈江鹏等通过色差仪测定米炒党参的颜色与归一距离法对化学成分测定结果进行相关性分析，确定了米炒党参的工艺参数，形性指标与化学指标间呈显著正相关关系，能够作为米炒党参炮制过程中炮制品质量评价的依据[33]。

以化学成分作为评价指标。以化学成分为评价指标是炮制工艺研究最常用的方法。化学成分是药物作用的物质基础，炮制前后成分变化与疗效紧密相关，合理选择化学成分，能较好反映炮制与药效的关系，为科学评价炮制工艺提供依据。化学成分包括以成分含量和成分变化率作为评价标准，现有的研究主要以成分含量为评价方法，而杨华生等建立麦芽指标成分总还原糖、总氨基酸、总黄酮、A420 及含水量与近红外光谱的定量校正模型，快速检测指标成分，研究结果表明当总还原糖的变化率为 80% 时，可判断到达“炒香”终点，为中药炒制工艺的评价及终点判断提供了新的研究方法。化学成分包括单一成分或大类成分或多成分；采用多成分为评价指标是目前炮制工艺研究的主要模式。各成分的权重系数分配也是研究的重点，有的根据成分药理作用结合经验，赋予不同成分相应的权重系数。如张婷婷等采用层次析因法（AHP）确定 5 种指标成分阿魏酸、藁本内酯、洋川芎内酯 A、洋川芎内酯 Ⅰ、3- 正丁烯基苯酞权重系数优先酒川芎的炮制工艺，使研究结果更客观。郑凯旋等以阿魏酸、藁本内酯含量为评价指标，分别以 0.5 权重系数综合评分筛选工艺，再结合人工神经网络进一步优化确定蜜炙川芎炮制工艺，探索了工艺评价的新方法。李瑞等以黄精浸出物、多糖、总皂苷、五羟甲基糠醛含量作为黄精功效指标，色度值作为参考指标，采用隶属度进行综合评分优选了多蒸黄精炮制工艺。

采用药效毒理为指标评价。以药效毒理为指标评价炮制工艺，即选择与炮制作用紧密相关的药理指标，能直观反映饮片作用强弱，明确饮片炮制前后的安全性、有效性，是饮片炮制工艺研究较重要的方法之一。早在 20 世纪 80 年代，已经在炮制工艺研究中采用该法。但是，由于各种因素的影响，该方法在实际研究应用相对较化学成分评价少。余平等采用离体肠肌抑制作用评价麸炒白术炮制前后的作用差异，分析后认为麸炒白术后抑制作用增强[34]。张秀等选用黑顺片、炒附片、蒸附片 3 个附子炮制品种，分别检测最大耐受量、抗炎、镇痛、抗血栓的作用，结果炒附片、蒸附片的减毒、存性作用最好，值得广泛推广[35]。

采用化学成分与药效毒理指标结合的评价方法。将饮片成分与疗效、安全性关联在一起综合评价炮制工艺，能更好反映炮制工艺的科学性、合理性。彭璐等以有效成分没食子酸、二聚体鞣花酸的质量分数和体外抗菌活性为评价指标，通过多指标综合加权评分法优选了百药煎炮制工艺[36]。张琳等以草酸钙针晶和总游离有机酸的含量以及家兔眼结膜刺激性程度为指标进行综合评价，优选出清半夏炮制工艺，并同药典法进行比较，明确了炮制时间和炮制温度[37]。因此，采用化学成分与药效毒理等指标来评价饮片炮制的质量，将是一种理想的方法，也是今后值得推广到所有中药质量评价的方法。

（2）产地加工一体化研究

中药饮片是中医临床用药的基本形式之一，保证中药饮片优质、优效是确保中医临床疗效的重要基础。中药材产地加工与炮制是中药饮片生产过程的两个重要环节，其生产工艺是否适宜及规范对中药饮片质量具有重要影响。充分利用中药产地资源优势，在产地采收新鲜中药材原料，就地加工生产中药饮片，实施中药材产地加工与中药饮片炮制一体化。可打破行业藩篱，摒除中药材作伪掺假的空间；可减少成分损失，提高饮片质量；还可整合工艺，缩减成本，提高效率。同时，工序的减少可以免去重复的厂房设施投资和能耗，降低生产成本。近年来，随着产业化程度的加大，在集中的专业性生产基地、传统的中药材集散地，已率先推行中药材产地加工与炮制一体化。通过一次性切成饮片、干燥密封、定型包装，减少了反复润药工序，有效保证了中药饮片的质量和临床疗效。

（3）中药炮制辅料规范化研究

近年来，随着中药产业的发展升级和标准化工作的开展，国家药品监管有关部门及学术界开始重视炮制辅料工作。2012 年国家药典委员会发布药典 2015 年版辅料品种增修订任务，立项支持食醋（包括米醋和陈醋）、食盐、黄酒、姜汁、麦麸、炼蜜和白酒（蒸馏酒）等 7 个炮制辅料质量标准起草和复核工作。在已完成的部分炮制用辅料标准中，炮制用辅料的来源和制法得到了明确，如米醋，强调一定要用粮食酿造醋，而市售的食品米醋，经检验，并非都为粮食酿造。此外，标准还规定了炮制用辅料的性状、鉴别、检查（包括固含量、乙醇量、总糖、总酸、总酯、水分、重金属、黄曲霉毒素、微生物限度等）、含量测定的要求、检验方法和限度值。

2. 重大成果

（1）中药炮制辅料标准载入现行药典

2015 年版《中华人民共和国药典》“炮制通则”中对炮制工艺的步骤、常用辅料的使用量，以及部分临用、现制辅料的制法进行了规定。共收载 270 种药用辅料，其中大豆油、滑石粉、碱石灰 3 种可兼作炮制辅料，可借用其标准作为炮制用辅料标准。另外，本身为常用中药且又作为炮制辅料使用的“药辅兼用”品种，如药典一部、二部收有滑石粉、大青盐、蜂蜜、白矾、氯化钠及饮片本身制备的药汁，如甘草汁、吴茱萸汁、姜汁、黑豆汁等少数品种在 2015 年版《中国药典》中均已作为药材饮片或化药收载，如在蜂蜜的标准中，规定了蜂蜜的来源，在性状项下规定为半透明、带光泽、浓稠的液体，呈现白色至淡黄色或橘黄色至黄褐色，检查项有相对密度、酸度、杂质（淀粉和糊精）、5- 羟甲基糠醛限度等，含量测定项下有还原糖的测定。

（2）产地加工一体化取得突破

通过文献研究及产地调研，系统整理了中药材产地加工与炮制一体化加工的历史沿革、现代加工技术应用现状等。通过对中药饮片产地加工与炮制生产一体化进行全面系统的研究，将部分炮制工序和产地加工进行科学合理的有机融合，构建了饮片产地加工与炮制生产一体化体系。整合了各地中药材生产加工经验、炮制规范化的技术和现代研究进展，并集成中药饮片生产实用技术，通过对其规范，研究其适用范围，为适宜产地加工成饮片的中药提供科学依据和技术支撑。在此基础上，通过研究解决中药材产地加工及饮片生产一体化方面的关键技术问题，提高中药材产地加工过程的科技水平，并在道地主产区，按照中药产地加工和饮片炮制一体化生产的工艺技术要求和特点，建立生产车间，有效地推行中药产地加工和饮片炮制一体化生产模式。通过一体化生产，提高相关品种 30% 左右的市场份额，引领中药饮片产业的科技进步和产业转型升级，促进了中药饮片产业的发展。此外，在对相关大品种进行研究的基础上，建立了其产地加工和炮制一体化生产 SOP，制定了《中药材产地加工与炮制生产一体化技术规范》。同时，已完成起草的《中药材采收与产地初加工技术规范通则》《白芷等采收与产地加工技术规范》等，已通过相关部门的专业审评。

（三）中药炮制理论与原理

中药炮制理论属于中医药理论体系范畴，是对所炮制药物的自然属性、炮制辅料的性质、临床疾病的辨证以及炮制品在疾病治疗过程中表现的作用特点进行的总结，是将中药的配伍、药性、五行学说等理论融入中药炮制，并经过中医临床的不断实践和发展，总结出炮制技术、炮制品的炮制作用与临床治疗疾病之间的内在规律，经凝练、提升而形成的理论体系。贾天柱[38]将中药传统炮制理论归纳为七情相制论、净制理论、切制理论、贮藏理论、炭药止血理论、中药制药论、中药生熟论、辅料作用论。近年来，随着国家对中药炮制事业的日益重视和科研经费的大力投入，中药炮制学科坚持以临床应用需求和科学问题为导向，融合中药分析、药理学、生物药剂学、代谢组学、蛋白组学、基因组学、肠道微生态、微透析、活体荧光成像、纳米学科表征技术等多学科技术和方法，对辅料作用论、中药生熟论、中药制药论、炭药止血理论等传统理论开展了大量的基础研究，验证了一系列传统理论的科学性，并提出了一些新观点，丰富了中药传统炮制理论，为优化中药饮片的炮制工艺，建立科学的饮片质量标准，指导中医临床合理选用炮制品，提供了科学依据。

1. 研究进展

（1）辅料作用理论研究进展

中药炮制辅料作用论是传统炮制理论的核心内容，在中药炮制研究中占有重要地位。金朝张元素所著的《医学启源》中载有“黄连、黄芩、知母、黄柏，治病在头面及手梢皮肤者，须酒炒之，借酒力上升也。咽之下脐之上者，须酒洗之；在下者，生用。”说明酒制中药可借酒力引药上行，治疗上焦病症。明代陈嘉谟在其所著的《本草蒙筌》“制造资水火”中提出“酒制升提，姜制发散，入盐走肾脏仍仗软坚，用醋注肝经且资住痛，童便制除劣性降下，米泔制去燥性和中，乳制滋润回枯助生阴血，蜜制甘缓难化增益元阳，陈壁土制窃真气骤补中焦，麦麸皮制抑酷性勿伤上膈，乌豆汤、甘草汤渍曝并解毒致令平和，羊酥油、猪脂油涂烧，咸渗骨容易脆断……”。首次系统概括了辅料炮制的作用。清代张仲岩在《修事指南》中提出“吴茱萸汁制抑苦寒而扶胃气，猪胆汁制泻胆火而达木郁，牛胆汁制去燥烈而清润，麸皮制去燥性而和胃……”丰富了炮制辅料作用理论。近年来，我国学者围绕中药“酒制升提”“醋制入肝”“盐制入肾”等理论进行了大量研究，并取得了一系列成果。

1）“酒制升提”理论研究 。“酒制升提”是指药物酒制后，增加或增强其上行、行散作用。苦寒清热药经酒炙后可缓和其苦寒之性，并借酒升提之力引药上行，清上焦热证。如生大黄苦寒沉降，泻下作用峻烈，酒制后可缓其苦寒，泻下作用亦稍缓，并借酒升提之性引药上行，善清上焦血分热毒。有研究表明，大黄酒制后游离蒽醌类成分（芦荟大黄素、大黄酸、大黄素、大黄酚和大黄素甲醚）含量增加明显，而具有泻下作用的结合型蒽醌成分（番泻苷 A 和番泻苷 B）含量降低；灌胃给予大鼠大黄酒制品后能明显改变芦荟大黄素、大黄酸和大黄素在大鼠体内的分布，其中各成分在心与肺组织中的分布增加。说明酒制可影响大黄中效应成分的变化以及在大鼠体内分布。以伊文思蓝为血脑屏障通透性指示剂，对生大黄、酒大黄提取液对血脑屏障通透性的影响进行了考察，结果发现生大黄、酒大黄组小鼠脑组织均有不同程度的蓝染现象，但酒大黄组作用明显强于生大黄组[39]。上述研究也证实了大黄酒制后能增强对机体上焦病症的治疗作用，从而验证了酒大黄善于治疗上焦病症的传统中医理论[40]。此外，《本草纲目》中记载“黄檗性寒贰臣，生用则降实火，熟用则不伤胃，酒炙则治上，盐炙则治下，蜜炙则治中。”通过体内组织分布的药动学研究，发现黄柏的不同炮制品中盐酸小檗碱分布在上焦、下焦比例发生了变化，酒制品中的盐酸小檗碱在心、肺脏器的分布量高于生品，提示黄柏酒制品具升提作用[41]。

2）“醋制入肝”理论研究。醋主入肝经血分，具有收敛、散瘀止痛等作用。药物经过醋炮制后，可以引药入肝经，增强疏肝解郁、散瘀止痛的功效。从炮制前后物质基础、药理效应、成分体内过程、代谢产物及代谢酶的角度对莪术“醋制入肝”的炮制机理进行研究。结果发现，莪术醋制后有效成分的含量呈升高趋势。药效作用上，醋莪术抗血小板聚集效应和改善大鼠肝纤维化效应也强于生莪术。建立血液、肝脏双位点同步微透析系统研究大鼠灌胃生莪术和醋莪术后莪术二酮和莪术醇在大鼠肝脏的分布。结果也表明，醋莪术中莪术二酮在肝组织分布率较生莪术组明显提高。采用荧光成像技术对莪术醇在裸鼠体内的吸收代谢过程进行可视化跟踪，发现肝脏总荧光光子数最高。生、醋莪术均能显著提高肝蛋白、肝微粒体 CYP450 含量，上调 CYP3A4 的表达量，但是醋莪术作用强于生莪术。上述研究将微透析、活体荧光成像等现代技术融入“醋制入肝”这一传统炮制理论研究领域中，结果也阐明了莪术“醋制入肝”效应是以机体产生效应为核心。

3）“盐制入肾”理论研究。盐制药物能引药下行入肾，增强补肾作用。采用炮制化学、药动学、药效评价、分子生物学等手段，研究巴戟天盐炙入肾，增强补肾助阳的机理。结果表明，巴戟天盐炙后环烯醚萜苷类成分水晶兰苷、去乙酰基车叶草苷酸含量降低，蒽醌类成分含量无明显变化，而蔗果三糖、耐斯糖、蔗果五糖含量明显降低[42]；观察巴戟天生品与不同炮制品对肾阳虚大鼠下丘脑－垂体－肾上腺轴功能的改善作用，结果巴戟天、盐巴戟天均可明显改善肾阳虚大鼠血清皮质酮、促肾上腺皮质激素、睾酮、促肾上腺皮质激素释放激素水平及肾上腺 Fas、Bax、Casepase3、Bcl-2、Fas L 蛋白表达水平的异常，且均以盐巴戟天组作用最明显。说明巴戟天、盐巴戟天均可改善肾阳虚大鼠下丘脑－垂体－肾上腺轴功能，调节脏器功能水平，从而达到补肾壮阳作用。其中，盐巴戟天效果最佳[43]。根据中医“肾主骨”理论及“盐制入肾”的传统炮制理论，盐制具有增强饮片补肾健骨的作用。有研究以体外成骨细胞和去卵巢骨质疏松大鼠为模型，探讨盐制补骨脂及其生品对成骨细胞活性的影响。其结果显示，盐制品促进成骨细胞增殖和分化的活性均优于生品。此外，盐制补骨脂治疗骨质疏松的效果也优于生品，这些都从理论上证明了补骨脂盐炙可增强其补肾健骨作用理论的科学性[44]。

此外，有学者将中药炮制机理放入复方中进行研究，更能体现中医药特色，也可更好地指导临床用药。如从复方配伍的角度探讨盐制入肾的炮制机理，将益智仁盐炙前后组方缩泉丸，观察对小鼠肾阳虚尿多模型的缩尿作用，探讨不同炮制品对方剂疗效的影响。结果表明，益智仁盐制后配成的缩泉丸其缩尿作用优于生品。考察生品及盐炙品益智仁配方缩泉丸对肾阳虚小鼠血清 Bun、Crea、K^+、Na^+、Cl^- 及肾脏形态的影响，探讨缩泉丸中益智仁不同炮制方法对模型小鼠疗效的影响。结果表明，盐益智仁缩泉丸组能显著降低肾阳虚模型小鼠血清 Bun、Crea 的含量，同时对模型小鼠肾脏损伤有一定的修复作用；生益智仁缩泉丸组小鼠血清 Bun、Crea 含量与模型组比较，差异无统计学意义，且生益智仁缩泉丸组对模型小鼠肾脏损伤的修复程度低于盐炙组[61]。研究缩泉丸中益智仁盐炙前后对肾阳虚多尿模型大鼠肾脏功能的改善作用及肾脏水通道蛋白 2（ AQP-2）表达的影响，探讨"盐炙入肾 - 肾主水"的作用机制。结果表明，益智仁盐炙前后纳入缩泉丸中均能降低模型大鼠尿量，抑制其血清肌酐、尿素氮和 β2- 微球蛋白含量的异常升高，改善肾脏功能，提高 AQP-2 mRNA 和蛋白的表达，且盐炙后作用明显增强[62]。观察益智仁炮制前后分别组成缩泉丸对肾阳虚模型大鼠下丘脑 - 垂体 - 甲状腺轴（HPT 轴）功能的影响，结果表明，益智仁盐炙前后分别组成缩泉丸均可显著降低肾阳虚模型血清 T3、T4、TSH、TRH 以及下丘脑 TRH 含量的异常升高，且盐炙品作用强于生品，说明缩泉丸中益智仁盐炙前后对肾阳虚模型的甲状腺功能均有不同程度的改善作用，尤以缩泉丸中益智仁盐炙品效果较好[63]。观察益智仁盐制前后组成缩泉丸对下丘脑 - 垂体 - 肾上腺皮质系统（HPA）的调节与膀胱 β3-AR 与 M3R 受体 mRNA 和蛋白表达的影响，探讨盐制入肾 - 肾主水的机制。结果表明，缩泉丸中益智仁盐制后能提高肾阳虚多尿大鼠血浆中 CRH、ATCH 和 cAMP 的浓度，增加 β3-AR mRNA、蛋白表达，降低 M3R mRNA、蛋白表达，其作用较生品增强[64]。通过上述一系列的研究，证实了缩泉丸中益智仁盐炙增效及使用盐炙品的科学性，丰富了中药"盐制入肾"理论的科学内涵，提示在生产、制备缩泉丸时切不可使用益智仁生品替代盐炙品，以确保其临床疗效。

4）"麸炒缓和燥性"理论研究。麦麸炒制药物能缓和药物燥性，减弱药物对胃肠道的刺激，增强和中益脾的作用。对白术麸炒"缓和燥性，增强健脾作用"的炮制机理进行研究，结果表明，苍术酮为白术的主要燥性成分，主要表现为其可抑制兔唾液分泌，增加小鼠饮水量，且有很强的利尿作用；白术对脾虚症大鼠的胃肠激素及神经递质水平还具有很好的调节作用，可促进胃肠蠕动，且麸炒品较生品的作用更显著；白术内酯具有与白术健脾运脾相一致的功效；白术炮制后健脾作用增强分析是由于在加热炒制的过程中苍术酮氧化生成白术内酯的缘故，因此，也提出了"减酮减燥、增酯增效"的白术麸炒炮制新理论。

（2）"生熟异用"理论研究

"饮片入药，生熟异治"是中医用药的特色和优势。"生熟异用"理论指药物的生品饮片炮制为熟品饮片后，产生与生品饮片不同的功效，在临床应用中，依据不同病症需要选择生品或制品，达到不同的临床治疗效果的理论学说。在历代医家不断总结过程中，逐渐形成了包括"生泻熟补""生毒熟减""生峻熟缓""生毒熟减""生升熟降""生消熟补""生行熟止"等中药生熟理论。近年来，国内学者对中药"生熟异用"的机理进行了深入研究，阐释了部分中药"生熟异用"的科学内涵，丰富了传统中药"生熟异用"的炮制理论。

1）“生泻熟补”理论研究。“生泻熟补”是指某些中药生品具有泻下作用，经过炮制后泻下作用缓和或消失，而产生滋补的功效。何首乌生品味苦、涩，性平兼发散，有润肠通便、解毒消肿的功效，用于治疗肠燥便秘、高脂血症等，经黑豆汁拌蒸后为制何首乌，其味转甘厚而性转温，有乌须发、强筋骨、补肾益精功效，用于治疗须发早白、血虚乏力等。研究表明，蒽醌苷类成分为何首乌的泻下成分，但蒽醌苷类成分性质不稳定，何首乌经与黑豆汁长时间蒸制后，蒽醌苷类成分可水解生成无泻下作用的游离蒽醌，从而降低或消除其泻下作用。对何首乌生品与不同炮制时间制品进行了药效对比研究，结果表明，何首乌生品较 2h、3h、4h 制品有显著泻下作用，4h 制品无显著泻下作用；何首乌生品及 1h、2h 制品有显著的肌松弛作用，3h 制品基本不存在肌松弛作用；何首乌 4h 制品有显著延缓人胚肺细胞的衰亡，提高人胚肺细胞中超氧化物歧化酶的活性，具有补益功效。何首乌不同炮制品均能显著增加血虚模型大鼠的红细胞数量和血红蛋白数量，其中黑豆汁制何首乌高压蒸制 8h 组红细胞和血红蛋白数增加效果最佳。这些研究都印证了何首乌炮制前后“生泻熟补”的变化。

2）“生毒熟减”理论研究。“生毒熟减”是指某些中药生品毒性较大，制熟后毒性较低。其中，对于含有毒蛋白成分的中药如苍耳子、巴豆、半夏、天南星等，由于毒蛋白耐热性差，在炮制毒蛋白类中药时通过对中药进行加热，可破坏中药中的毒性成分，降低其毒性。还有像蒺藜有小毒，在中医临床用药中多采用炒法炮制，以降低毒性。现代研究也表明，蒺藜皂苷 D 对人前列腺癌细胞、人脐静脉内皮细胞和人膀胱微血管内皮细胞均有显著的细胞毒性，且 IC_{50} 均低于 5 μmol · L^{-1}，而其苷元海柯皂苷元在浓度大于 100 μmol · L^{-1} 时才表现出细胞毒性。蒺藜炒制后，蒺藜皂苷 D 含量显著降低，海柯皂苷元含量显著增加，蒺藜皂苷 D 经模拟炒制后分解生成其苷元海柯皂苷元[65]，推断蒺藜皂苷 D 在炒制中转化成毒性更小的海柯皂苷元是蒺藜炒制减毒的原因之一。此外，生蒺藜大剂量长期给药具有肝肾毒性，可造成大鼠肝肾脏损伤，表现为明显升高大鼠血清丙氨酸氨基转移酶、门冬氨酸氨基转移酶、肌酐、尿素氮和尿液中 N– 乙酰 –β– 氨基葡萄糖苷酶含量，并使大鼠肝肾脏组织呈现明显的病理学变化，炒制则可显著减低其肝肾毒性反应[66]。

3）“生峻熟缓”理论研究。“生峻熟缓”是指某些中药生品作用猛烈，制熟后作用缓和。枳实生品药性较为峻烈，破气作用强，有损伤正气之虑。麸炒枳实可缓和其峻烈之性，免伤正气。现代研究表明，枳实具有明显的升压作用，而血压升高，血流量变大，血能载气，气赖血之运转能运达全身，故从对血压的影响可解释枳实峻烈破气之性。比较枳实及其麸炒品对大鼠血压升高的程度，结果枳实生品的升压作用明显高于麸炒枳实，并从枳实麸炒后对血液及气的作用降低角度解释了其“生峻熟缓”的炮制原理。大黄生品苦寒沉降，气味重浊，走而不守，直达下焦，泻下作用峻烈，经蒸或炖法炮制可缓和生大黄苦寒泻下作用。研究表明，番泻苷类和蒽醌苷类成分为大黄的主要泻下成分，酒蒸后番泻苷类和蒽醌苷类可水解生成无泻下作用的苷元。以小鼠排稀便数、排黑便总数为评价指标，通过小鼠排便频度实验，表明熟大黄与生大黄泻下作用差异明显，熟大黄促进小鼠排便效果弱于生大黄；通过小鼠小肠推进运动实验，表明熟大黄组小鼠小肠推进率与生大黄组比较差异明显，熟大黄加速小鼠小肠推进作用明显弱于生大黄。以大承气汤为作用载体，以热结便秘小鼠为模型，以排便频率和泻下指数为评价指标，将生、熟大黄分别纳入复方大承气汤中进行配伍研究，结果表明生大黄组有较强的肠蠕动和促进排便效果，泻下作用明显强于熟大黄组，上述实验结果与临床应用大黄“生峻熟缓”理论相一致[67]。

4）“生升熟降”理论研究 “生升熟降”是指某些药物，尤其是具有双向性能的药物，经过炮制后，由于性味和质地的变化，可以改变其作用趋势。莱菔子生品以涌吐风痰为主，熟者以消食除胀、降气化痰为主。采用兔在体实验，十二指肠给药，比较了莱菔子不同炮制品的功效差异，结果表明，炒莱菔子能显著增加家兔在体肠蠕动，效果优于生品。从成分转化角度研究了莱菔子“生升熟降”的炮制机制，生莱菔子研末冲服或温水调服，其挥发油类成分直接进入体内，在胃酸和分解酶的作用下，分解产生异硫氰酸-4-甲基乙酯、异硫氰酸乙酯等成分，对胃产生刺激性或致呕作用。经过炒制，莱菔子中特有的二甲基二硫醚、棕榈酸等气味成分消失，同时破坏了莱菔子硫苷分解酶的活性，抑制了挥发油成分的酶解转化，减弱了对胃肠道的刺激性，使性转沉降，发挥消食除胀，降气化痰的作用。这也解释了莱菔子“生升熟降”的原理。

5）“生消熟补”理论研究。三七素来有“生消熟补”之说，即生三七散瘀止血、消肿定痛，熟三七补血、补气。现代研究表明，三七经炮制后皂苷类成分变化较大，存在原有成分“此消彼长”以及新增成分等情况。有研究发现，三七皂苷类成分在特定温度湿度下通过一段时间蒸制，会定向脱去碳-20部位的糖环。如三七炮制后，三七皂苷R1和人参皂苷Rg_1、Re、Rb_1、Rd的含量下降较大，并产生新的皂苷类成分如F_4、Rh_1、Rk_3、Rh_4、Rg_3、Rk_1、Rg_5、Rh_2等，而这些新成分大多具有提升免疫、抗肿瘤活性[68-69]。事实上，三七“生消”药理作用主要体现在“活血”与“止血”方面。研究表明，生三七能显著缩短小鼠凝血时间，熟三七则对凝血时间有缩短趋势，但影响不显著；生三七较熟三七对气滞血瘀，小鼠模型有较好的改善耳郭微循环作用，熟三七仅高剂量有一定作用，而且起效较慢[70]。三七“熟补”药理作用主要体现在“补血、补虚”等。对三七蒸制前后药效学进行了对比研究，结果表明，熟三七能够显著升高环磷酰胺所致再生障碍贫血的外周血细胞数量、胸腺及脾脏指数，还能够显著增加骨髓DNA及CD34含量，对造血祖细胞的集落具有显著促进作用；熟三七还有增加动物体质量和延长其负重游泳时间的趋势，并能够增加动物脾脏指数；熟三七还能显著提高由放血、游泳疲劳及限食共同所致的气虚小鼠模型的游泳力竭时间，生三七则无效[71-72]。

6）“生行熟止”理论研究。“生行熟止”是指某些药物生品具有行血、活血的作用，制熟后则止血。蒲黄生品性滑，重在活血祛瘀、止痛、利尿，蒲黄炭性涩，偏于收敛止血。采用体外 5- 腺苷二磷酸二钠盐（ADP）诱导的家兔血小板聚集模型和凝血酶时间法对蒲黄生品和炭品的凝血功效差异进行评价。结果表明，蒲黄生品抑制血小板聚集作用强于炭品，而炭品的促凝作用强于生品。此外，生茜草和茜草炭的水提物对于 ADP 诱导的血小板聚集均有促进作用，且茜草炭水提物止血效果显著优于生茜草水提物。通过急性血瘀大鼠凝血实验表明，茜草能够显著改善不同切变率下血瘀模型大鼠的全血黏度及血浆黏度，在止血方面体现了一定的双向调节作用，对由 ADP 诱导的血小板聚集率表现出一定影响，但调节作用弱于茜草炭，茜草炭主要通过影响内、外源性凝血酶以及纤维蛋白原来达到促凝效果，能明显提高血瘀模型大鼠血小板聚集率[73]。

（3）“炭药止血”理论研究

元代葛可久《十药神书》在总结前人经验的基础上最早提出了“大抵血热则行，血冷则凝，血见黑则止……”的理论。并用“十灰散”治疗呕、吐、咯、嗽血。从此以后，在“血见黑则止”及“炭药止血”理论指导下，大凡止血药物多以制炭入药。现代研究表明，中药经制炭后，确能增强或产生止血作用，其炮制机理与制炭后使药物中抗凝血成分含量降低，止血成分分解生成止血作用更强的成分，并产生具有止血作用的碳点关系密切，证实了“炭药止血”理论的科学性，丰富和发展了“炭药止血”理论。

1）中药制炭后增强或产生止血作用的药效机制。有研究表明，生广山楂和广山楂炭均能缩短小鼠的出血时间和凝血时间，广山楂炭的止血作用强于生广山楂[74]。不同方法炮制的地榆炭对止血作用也有影响，烘地榆炭的止血作用明显强于炒地榆炭[75]。卷柏生品具有抗凝血作用，卷柏炭具有促凝血作用，主要表现在与对照组相比，卷柏炭组的出血时间、凝血时间减少[76]。运用代谢组学研究姜炭炮制前后对虚寒性出血症大鼠尿液的代谢表型变化，探讨姜炭炮制前后药效及作用机制的变化。结果姜炭可使虚寒性出血证大鼠发生紊乱的内源性生物标志物回归正常水平，而干姜作用较弱。筛选出与虚寒性出血证相关的 7 种生物标志物，其中乙酰乙酸、丙酮酸、氮氧三甲胺、牛磺酸、色氨酸为姜炭温经止血的药效生物标志物[77]。验证了姜炭“炒炭存性”的科学内涵，既保留干姜的“温经”之性，又增加了“止血”功效。

2）某些中药制炭后，可使其抗凝血成分升华，止血成分转化为止血药效更强的成分。荷叶炒炭止血机理研究表明，在荷叶制炭过程中，具有止血作用的黄酮苷类成分分解生成止血作用更强的苷元，具有抗凝血作用的生物碱类成分升华，从而导致炒炭后止血作用增强[78-80]。栀子炒焦止血原理研究也表明，栀子在炒焦过程中，藏红花酸糖苷 -1、藏红花酸糖苷 -2 和藏红花酸糖苷 -3 随着加热程度的不同会失去不同数量的葡萄糖，最终转化为苷元藏红花酸，而藏红花酸的凝血作用强于藏红花酸糖苷 -1；同时药代动力学结果表明，藏红花酸糖苷 -1 在体内可转化为藏红花酸，口服藏红花酸的吸收作用效果比直接口服藏红花酸糖苷 -1 强，从而阐明了栀子炒焦后凉血止血作用增强的炮制原理。

3）中药制炭后产生水溶性碳点，水溶性碳点具有纳米材料性质，可显著增加活性成分的溶出，并具有止血作用，从而导致中药炒炭后增强止血药效。碳点通常定义为小于10nm的零维碳纳米材料，主要元素是C、H、O、N。近年来，相关学者在炭药研究领域引入纳米学科的表征技术，以临床常用的炭药为研究对象，探究炒炭止血作用的物质基础，结果发现，通过高温制备的多种炭药中均存在碳点，不同炭药中的碳点在其结构特点、物化特性及生物活性方面具有异同点[81]。通过对荆芥炭、小蓟炭以及蒲黄炭等炭药中碳点的研究发现在各炭药中均存在碳点，其具有高水溶性，良好的生物相容性，毒性小，且提取纯化的碳点均具有较好的止血作用[82-84]。此外，中药炭药中的碳点可以通过影响苷类成分葡萄糖苷酸，而显著提高苷类成分在水中的溶解度，进而提高生物利用度。有学者考察了中药炭药中的新型水溶性碳点对黄芩苷的影响，结果发现纯化后的碳点能够显著提高黄芩苷在水中的溶解度，通过间接竞争酶免疫吸附法比较发现，碳点与黄芩苷组合后口服生物利用度比单纯黄芩苷组大1.7倍[85]。该结果也为中药物质基础的研究提供了新的思路。

（4）中药制药理论研究

清代徐灵胎在《医学源流论》中明确提出了中药制药理论："凡物气厚力大者，无有不偏；偏则有利必有害。欲取其利，而去其害，则用法以制之，则药性之偏者醇矣。其制之义又各不同，或以相反为制，或以相资为制，或以相恶为制，或以相畏为制，或以相喜为制。而制法又复不同，或制其形，或制其性，或制其味，或制其质……"，亦称为传统的制药原则。目前，已对相反为制、相资为制等理论进行了一定研究。

1）"相反为制"理论研究。相反为制是指用药性相对立的辅料（包括药物）来制约中药的偏性或改变药性。如生黄柏具有苦寒之性，清热燥湿作用较强，通过酒制则能缓和苦寒之性，比较黄柏酒制前后，对大鼠的体温、肛温、物质代谢（乳酸、丙酮酸、甘油三酯），能量代谢（Na^{+}-K^{+}-ATP酶、Ca^{2+}-Mg^{2+}-ATP酶、LDH、SDH、肝糖原），甲状腺功能轴（T3、T4、TSH、TRH），环核苷酸水平（环磷酸腺苷cAMP、环磷酸鸟苷cGMP、cAMP/cGMP）等17种药效学指标的影响，探索黄柏相反为制的炮制机制。结果表明，生黄柏能不同程度地改变大鼠体质量、肛温、T3、T4、TSH、TRH、环核苷酸水平及物质与能量代谢指标，酒黄柏对这17种药性指标的改变作用大多不明显，说明酒炙后寒性减弱[86]。

2）"相资为制"理论研究。相资为制是指用药性相似的辅料或某种炮制方法来增强药效，相当于中药配伍中的"相须""相使"。中药炮制中的酒炙、蜜制等均属于该范畴。采用肾上腺素小鼠血瘀模型，探讨酒炙对丹参活血化瘀作用的影响，结果表明，造模后微血管管径明显收缩变小，血流速度变慢，给予丹参不同炮制品后，有显著缓解作用。通过小鼠耳郭肿胀法、热板法、扭体法及地塞米松模型比较牛膝、酒牛膝饮片抗炎、镇痛及活血化瘀的作用。结果发现，酒牛膝在活血化瘀方面强于生品。蜜炙黄芪可提高非特异性免疫和巨噬细胞吞噬能力，且补气作用优于生品。采用环磷酰胺所致的小鼠白细胞减少模型，以白细胞、红细胞、免疫器官等为考察指标，对比研究了生品和蜜炙品的干预作用。结果表明，黄芪对环磷酰胺所致的白细胞减少和免疫器官萎缩有拮抗作用，能增加红细胞的数量和升高血红蛋白的浓度，改善小鼠的免疫能力，且蜜炙品的效果优于生品[87]。采用浓氨水喷雾法建立小鼠咳嗽模型，同时采用毛细玻管法建立祛痰模型，以咳嗽次数为镇咳评价指标，以痰液分泌量为祛痰评价指标，对比款冬花生品、蜜炙品不同提取物的镇咳祛痰作用。结果表明，蜜炙款冬花醇提物镇咳效果强于生品醇提物，蜜炙款冬花乙酸乙酯提取物祛痰效果强于生品乙酸乙酯提取物[88]。

2. 重大成果

以往中药炮制传统理论研究较多停留在单味药炮制前后化学成分、药理作用变化方面，较少关注炮制配伍或从复方中探讨药物的炮制机制。2015 年以后，将中药炮制理论放于复方中进行研究项目明显增多，如国家自然基金课题：基于"针捕集 - 肠道微生态学 - 代谢标志物"探讨白术芍药散治疗溃疡性结肠炎炮制增效机理；基于中药炮制与复方配伍理论结合的四逆散疏肝解郁作用机制研究；基于"咸入肾""肾主骨"理论研究青娥丸中杜仲、补骨脂盐炙增效机理；基于五子衍宗丸中药物盐炙前后分别组成五子衍宗丸来研究"盐炙入肾 - 肾主生殖"的机理；基于盐影响胶束缔合性质研究盐补骨脂 - 盐小茴香组成补骨脂丸增效机理；白术芍药散"炮制增效"多靶点作用机理研究；基于胃肠吸收的多维信息融合研究良附丸中药物炮制机理；基于"脑 - 肠 - 菌轴"的枳术丸中用生制白术的炮制机理研究等。而将中药炮制理论放入复方中进行研究，其研究结果更具临床价值，可更好地指导临床用药。

中药炮制理论体系不断完善和成熟，已经有很多内容收录到中药炮制教材中；中药炮制原理明晰化，药效物质清晰的饮片质量标准已收录到药典当中。

（四）中药炮制化学与质量控制

1. 研究进展

（1）中药炮制化学与化学炮制

长期以来，中医药学者普遍认为中药饮片经炮制后化学成分以降低为主。近年来，随着相关研究的深入，研究者发现炮制过程不仅发生了化学成分量的变化，也发生了质的变化，炮制后化学成分不仅有降低，也有升高，更有新化学物质的产生。

1）中药炮制化学。中药饮片中含有苷类、挥发油、生物碱、糖类及蛋白质等多种化学成分。近年来的研究证实，炮制过程中这些化学成分可通过去糖基化、异构化、氧化、酯解和酶转化等化学反应发生转化，从而达到改变药物功效的作用。实际上，对于结构中具有糖链的中药成分在蒸、煮、燀等火制或水火共制的加热过程中，易发生糖苷键的断裂，脱去糖基，生成次级苷或苷元。某些中药成分在长时间蒸制、煮制等炮制过程中，结构中的基团可发生空间排列改变，产生立体化学构型不同的异构现象，生成了生理活性更强的异构体。在烫、煅等火制加工过程中，有些成分可以发生羟基氧化，或生成氮氧化物，具有酰胺键或酯键的成分在炮制过程中，也常发生酯键的断裂，生成相应的醇和酸，或酸和胺。如女贞子炮制后低分子糖的含量明显增加，其转化率与炮制时间呈正相关。采用模拟炮制方法验证女贞子炮制前后环烯醚萜苷类成分转化机制，结果表明oleopolynuzhenide A、oleonuezhenide、女贞苷 G13、女贞次苷性质不稳定，加水、加热可使其水解生成其次级苷和苷元[89]。由此证实，女贞子炮制后苷元含量增加与炮制过程中的水解反应有关。此外，有学者基于决明子炮制过程中蒽醌苷及萘骈喃酮苷的含量变化，对可能引起成分变化的因素考察发现，发现糖苷酶对决明子中苷类成分变化并未发挥作用，温度才是其变化的主要因素[90]。

2）化学炮制。近年来，随着对中药饮片炮制原理研究的深入，大量炮制过程中所涉及的化学成分变化规律已被阐明。在此基础上，化学炮制的方法也应运而生。采用化学炮制地方法，有目的地促进饮片化学成分发生变化，其方法要比传统炮制更加实用，还可有效地提高炮制工艺的科技含量。如炮制会引起人参炮制过程中活性成分的产生，依据炮制过程中人参皂苷产生的机理，韩国与美国联合制备出人参的新饮片——黑参，其抗癌、抗氧化等活性良好，引起国内外很多学者的关注。经过反复蒸制和烘干等加工处理后，黑参中产生了多种活性稀有皂苷，这些皂苷的含量随着炮制温度与炮制时间的不同而有所差异[91]。

（2）中药饮片质量控制

中药饮片质量的真伪优劣不仅影响药效的发挥，还直接关系到患者的健康甚至生命安全。因此，中药饮片质量控制一直是中药炮制学科的重要组成部分。近年来，我国学者在中药饮片现代色味识别技术、中药饮片掺假鉴别技术、中药饮片整体质量控制技术、中药饮片安全性指标控制技术、中药饮片分级标准等方面做了大量的工作，并取得了一系列的研究成果。

1）色味识别技术 。颜色、气味是判断炮制火候和饮片质量的重要指标之一。但传统饮片的色味大多由人的经验判断，主观性强、重复性差，使得质量标准的客观性和准确性难以保证。近年来，电子鼻、电子眼、色差仪、视觉分析仪等特定的传感器和模式识别系统被用于饮片的性状识别，可快速提供被测样品的整体信息和隐含特征，使得颜色、气味等传统主观经验转换为中药饮片质量控制的可量化指标。如采用精密色差仪，基于国际照明委员会（CIE）LAB 颜色分析技术将醋延胡索饮片颜色数据化，并采用 HPLC 测定醋延胡索饮片中主要化学成分含量，探讨醋延胡索饮片颜色与主要成分含量的相关性以及不同颜色饮片的内在质量差异，结果发现色彩分析技术不仅可以客观量化饮片颜色，还可通过分析颜色与主要有效成分含量的相关性，实现饮片质量的科学评价。

2）饮片掺假鉴别技术。中药饮片掺假，导致市场混乱，严重影响了饮片的质量、疗效和国际声誉。近年来，采用专属性强的分析技术对中药饮片掺杂使假进行质量控制，对于保证中药饮片安全有效、维持市场秩序具有重要意义。如郝刚等[92]采用胰蛋白酶将龟甲胶样品酶解处理，利用超高效液相色谱－串联质谱联用技术（UPLC-MS/MS）对样品中龟甲胶、黄明胶、阿胶的特征肽进行检测，建立了龟甲胶饮片中牛皮源、驴皮源及龟甲胶成分同时检测方法，并用于18批市售龟甲胶饮片的检测分析，实现了龟甲胶饮片中主成分鉴别与非法添加成分检查的同时检测，可有效控制龟甲胶质量。

3）饮片整体质量控制技术。基于中药指纹、特征图谱技术的成分群整体特征识别，是实现多种成分整体相关质量评价的关键技术，在尚不清楚全体化学成分背景的情况下，指纹图谱可实现对中药物质群整体的控制。中药在炮制过程中往往会发生物质群的量变和质变，造成不同炮制品间指纹（特征）图谱的差异，研究同一药材不同炮制品间指纹（特征）图谱的差异，可用于饮片不同炮制规格的鉴别与质量控制。近年来，将中药指纹图谱所体现的化学成分信息与中药的体内外活性信息相结合，提取与药效相关的有效成分群，并以此谱效模式作为中药饮片质量控制的指标，可弥补单纯化学指纹图谱的不足。如赖先荣等[93]建立了黄连生品、姜炙、醋炙、酒蒸、酒炙、萸炙6种饮片中6种生物碱（盐酸药根碱、盐酸非洲防己碱、盐酸表小檗碱、盐酸黄连碱、盐酸巴马汀、盐酸小檗碱）的含量测定方法，采用主成分分析、分层聚类分析探索其与药效学研究结果及中医疗效之间的关系，表明酒蒸、酒炙、萸炙3种黄连饮片用于中医临床“治消渴”更有优势。

4）饮片安全性指标控制技术。近年来，受政策导向及市场需求的影响，中医药行业也越来越关注中药饮片的安全性评价问题。农药残留量、重金属等有害元素、二氧化硫残留、黄曲霉毒素等外源性安全性检测项目也相继被列入中药饮片质量研究和控制指标。也使得相关的检测技术得以快速发展，如朱迪等[94]采用免疫亲和柱－高效液相色谱结合柱后化学衍生化法，建立中药饮片中黄曲霉毒素（AF）B_1、B_2、G_1、G_2的含量测定方法，并进一步对87批中药饮片中的黄曲霉毒素进行了检测，确定所建立的方法准确可靠。

5）中药饮片分级标准。通过对饮片生产和市场流通情况的调查，以传统的药材和饮片分级方法为依托，在充分尊重和继承传统饮片分级方法的基础上，采用新的现代科学评价模式制定饮片等级标准取得了一定进展。近年来，ISO相继颁布了人参、三七、天麻、艾叶、板蓝根、灵芝、铁皮石斛等多种国际标准，同时颁布了《中药材商品规格等级通则》，所制定的中药材及其商品规格等级标准，为中药饮片的等级标准制定提供了参考。2016年国家发改委实施新兴产业重大工程包括中药标准化项目，立项支持101种中药饮片等级标准研究，至2019年6月已完成项目整体验收，将首次发布中药饮片行业的等级标准。

2. 重大成果

（1）基于炮制转化的中药炮制新理论

我国学者通过对中药炮制过程中化学成分转化的系统研究，结合炮制前后的药效及临床功用变化机制的研究，提出了柴胡“生解表，原油原苷；制疏肝，减油转苷”，白术

“减酮减燥，增酯增效”，肉豆蔻“降醚减毒、增酚增效”，茜草“生活血苷之用，炭止血转苷元”，大黄“入泻下药生用，活血止血蒸熟或炒炭用”等新的炮制理论，丰富和发展了中药炮制的理论体系。

（2）中药饮片的质量控制水平整体提高

近年来，大量新的分析技术被用于中药饮片的质量控制，有效提高了中药饮片的质量控制水平。如采用一测多评技术同时测定了表小檗碱、黄连碱、巴马汀、小檗碱 4 个指标成分的含量，并制定了各指标成分的含量限度。采用生物活性评价技术用于水蛭中抗凝血酶的生物活性。在动物药的真伪鉴别方面，新增了 DNA 分子鉴定技术用于川贝母、乌梢蛇、蕲蛇饮片的鉴别。液相色谱质谱联用技术用于栀子、柴胡、女贞子、大黄等中药饮片的质量分析；气相色谱质谱联用技术用于 3 种香附饮片、白术等中药饮片的质量分析；静态顶空 – 多毛细管柱与气相色谱耦合离子迁移光谱法，用于区分白芍药材及其炮制品；全二维气相色谱 – 时间 – 光谱质谱系统用于鉴定中药炮制品的挥发性成分；傅里叶变换红外光谱结合软独立的类比模型快速、无损分析玄参饮片；固相萃取 – 定量核磁共振波谱技术用于板蓝根饮片的定量分析等。

（五）中药炮制所致药性与毒性变化

中药炮制是中医临床用药的主要特点之一，也是中药区别于天然药物的重要标志。中药经过炮制后，可以降低毒性，缓和药性，保存或增强疗效，这也是中药炮制的神奇之处。近年来，我国学者对中药炮制改变药性及毒性的机制进行了系统的研究，并取得了大量的成果。

1. 研究进展

（1）中药炮制前后药性及功效变化理论的发展

近年来，随着中药炮制研究日渐深入，越来越多的新方法、新技术被应用于中药炮制所致药性及功效变化理论的研究。中药炮制“生熟异用”及药性变化理论得到丰富和发展，其理论内涵得到深入的解析。

1）中药炮制“生熟异用”理论的发展。通过药理学和分子生物学相结合的方法，比较了饮片炮制前后药效和作用的差异，并依据饮片炮制前后成分差异与单一药味及其复方药效作用差异的关联性，阐释了中药“生泻熟补、生峻熟缓、生毒熟减、生行熟止、生升熟降”的实质，也充实和发展了中药炮制“生熟异用”的理论内涵[95-96]。

2）中药炮制所致药性变化的内涵研究。中药炮制可影响中药的四气五味、升降浮沉、归经、毒性，使生、熟饮片的药性发生变化，从而导致其功效发生相应的改变，以满足临床上治疗不同病症的需要。近年来，对单味中药炮制所致药性变化的科学内涵研究取得了一系列进展。如通过体内药动学实验以及分子药理学实验对生黄柏、酒黄柏、盐黄柏三者进行了考察，结果发现黄柏经过辅料炮制后，能促进黄柏中的有效成分小檗碱、黄柏碱的吸收，延长消除时间。并且灌胃盐制品实验动物的下焦脏器占有生物碱的比例相对于生品有所提高，说明盐制有一定入下焦的趋势，而酒制品在上焦的比例要比生品要高，说明了酒制有入上焦的趋势，这也从组织分布这一侧面说明了黄柏通过炮制之后可改变其升降浮沉的趋势，其变化的原因正是由炮制过程的辅料所引起[97-98]。

（2）中药炮制“减毒增效”理论的发展

近年来，我国学者通过建立毒性评价模型和效应评价指标，分离筛选毒性部位，纯化毒性成分，从整体、系统、器官、细胞、分子多水平和多层次研究有毒中药的毒性机制及毒性成分的毒性作用机制；并对有毒中药的效应物质进行研究，阐明毒性物质与效应物质之间的相关性，以及炮制前后毒性及药效变化与成分变化间的相关性，从而揭示了有毒中药炮制解毒、存效或增效的机制，为临床合理使用毒性中药提供了科学的依据。如谭鹏分析了乌头碱和次乌头碱在水中模拟炮制不同时间下的水解产物，乌头碱和中乌头碱在稀乙醇中的模拟炮制产物，发现了4种特征成分；乌头碱和次乌头碱在甲醇中加热的反应产物，发现了3种新的反应产物，这些新产物的发现为乌头属中药炮制、制备药酒和成分分析等方面的研究提供了新的思路，也为乌头类有毒中药的炮制工艺优化和质量标准提高提供了依据。

2. 重大成果

（1）《中药生制饮片临床鉴别应用》出版发行

贾天柱团队通过所承担的国家发改委行业专项课题“19种生熟异用饮片临床规范使用研究”，揭示了19种“生熟异用”饮片的科学内涵，制订其临床使用基本原则，并编写了临床鉴别使用手册和临床使用说明书。该成果使中药“生熟异用饮片”的临床应用和管理有据可依，有章可循。依托该课题的研究成果，课题组编写了《中药生制饮片临床鉴别应用》一书。该书采用横向对比的方式对200余种临床常用饮片的生制品性状、鉴别、功能主治、配伍、用法、常用处方等进行了介绍，同时对于重点中药饮片，又以注释的形式加以展开论述。如在炮制作用的注释中，既有药性和功用等传统方面的论述，又有生、制饮片化学成分和药理作用的归纳分析，便于医师选择和区分使用生、制饮片。此外，该书还针对饮片生熟不分、生熟混用、随意替代等现象，深入分析了饮片炮制前后的性状与药性、炮制作用、化学成分与药理作用变化等内容，为临床生制饮片的合理应用提供了科学依据。

（2）“中药炮制与药性相关性及其饮片质量评价模式”获得2014年中华中医药学会李时珍医药创新奖

中国中医科学院中药所肖永庆团队在认真分析和总结大黄近年来研究成果的基础上，紧紧围绕炮制改变大黄药性的科学内涵这一关键问题，以大黄炮制前后的物质基础变化为切入点，探索建立了“以科学内涵变化规律为纽带分析炮制与药性改变相关性”的炮制原理研究模式；建立了“基于炮制原理的多有效成分定量，指纹图谱定性”的质量评价模式；建立了“以模拟炮制方法揭示中药炮制前后物质基础变化规律”的炮制原理研究模式，在丰富中药饮片炮制原理研究方法的同时，为同类中药的炮制研究提供了借鉴，拓宽了炮制学科的研究思路，提升了炮制学科的科研水平，具有较好的理论意义和实用价值。

（3）揭示毒性中药炮制解毒机制，提出“有毒中药炮制解毒共性规律理论”

我国学者对天南星科、大戟科所包含的毒性药物炮制解毒共性机制进行研究，确定了天南星科毒性中药天南星、半夏、白附子、掌叶半夏炮制解毒共性机制为辅料白矾的铝离子在炮制过程中可使毒针晶的草酸钙溶解，以及白矾溶液促使毒蛋白凝集素毒蛋白降解、变性，两种途径达到炮制解毒的作用。大戟科大戟属毒性中药炮制解毒共性机制为醋制使得大戟科大戟属毒性中药的毒性“萜类成分”醋制后发生的含量及结构变化，包括酯键水解、环氧环开环等，既达到了降低毒性的目的，又保留了这些中药泻下、利水、通便的作用。在此基础上，将现代植物学，科属分类、植物化学分类学的理论和传统的炮制解毒技术与中药毒性研究进行融合分析，提出“毛茛科有毒中药炮制解毒共性规律、天南星科有毒中药炮制解毒共性规律、大戟科有毒中药炮制解毒共性规律、芫青科有毒中药炮制解毒共性规律、茄科有毒中药炮制解毒共性规律……”；根据含有同类有毒成分的毒性中药，融合炮制解毒技术，提出“蛋白类有毒中药炮制解毒共性规律、有毒重金属矿物类有毒中药炮制解毒共性规律、树脂类有毒中药炮制解毒共性规律、脂肪油类有毒中药炮制解毒共性规律、挥发油类有毒中药炮制解毒共性规律……”等。有毒中药炮制解毒共性规律理论的建立，可指导毒性中药炮制解毒机制的研究，为建立规范的炮制解毒工艺，指导毒性中药饮片质量标准的建立提供依据。此外，炮制解毒共性规律理论也可指导非毒性中药饮片的炮制研究和炮制工艺改革。因此，具有较强的实际应用价值和普遍的理论指导意义。

三、国内外研究比较

中药炮制已有几千年的应用历史。自 20 世纪 80 年代以来，国内学者对中药炮制的相关研究逐步深入系统，取得了瞩目的成绩。我们对国外药典收载的植物药炮制加工相关内容，以及发表于国际期刊上的炮制加工相关论文进行全面检索，并与国内的研究状况分析比较，发现国外学者由于中医药理论及炮制理论的欠缺，在中药炮制理论、炮制原理、炮制工艺及其规范化研究等方面的研究较少，所开展的植物药加工、炮制相关研究，则仅限于简单的药材加工处理与机械加工应用方面。本部分内容在查阅文献的基础上进行总结归纳，找出与国际研究水平间的优势与差距，明确我国中药炮制在国际上的总体水平和学科发展的状态，研判炮制学科的发展趋势与新特点，为制定学科发展战略、确定未来发展重点方向提供必要的基础支撑。

（一）国外植物药炮制的研究状况

1. 各国药典收载炮制工艺及辅料情况

《英国药典》第三部——草药，草药制剂和草药产品中的草药处理项下，记载了传统草药加工处理方法，可以改变草药的物理特性和化学成分，在加工过程使用蜂蜜、醋、酒、牛奶或盐等辅料，应符合相关的质量要求或药典质量要求；在各味药的制备项下载有传统的加工方法。欧洲药典收载了白参（整个人参或切片人参）、红参（蒸汽加热处理后干燥）和蒸制三七。《日本药典》收载了高压蒸制乌头及乌头粉、盐溶液漂洗后蒸制或高压蒸制乌头及乌头粉、盐溶液漂洗后用氢氧化钙处理的乌头。与《中国药典》收录情况相比，以上各国药典收载的各药的炮制加工方法相对简单，数量少，加工目的也不尽相同。

2. 炮制对饮片外观、质量的影响

挪威学者研究了不同温度的干燥方法对薄荷中精油产量及薄荷油质量的影响。采用30℃、50℃和70℃直接干燥技术，进行1天、5天的预萎蔫（地面干燥）的处理，再用30℃干燥，处理鲜薄荷。发现30℃预萎蔫处理与30℃直接干燥相比，前者可以使1天（7.7%）和5天（1.5%）的精油含量略有下降，而质量无变化。智利学者采用DPPH法和ORAC法，研究了温度（50 ~ 90℃）对薄荷真空干燥过程的影响，发现温度对薄荷的颜色、叶绿素、总酚（TPC）、总黄酮（TFC）含量、抗氧化活性有一定的影响；在50℃和70℃时TPC含量、TFC含量和抗氧化活性分别达到最高值，蔗糖的含量也最高。研究结果还发现薄荷属植物都可用作天然抗氧化剂，同时薄荷的颜色与叶绿素含量有一定关系。

3. 炮制对化学成分的影响

20世纪70年代，日本学者山田千鹤子等考察了附子在炮制过程中生物碱类成分的含量和毒性的变化。生附子中含有乌头碱与次乌头碱等剧毒成分，经120℃湿热处理40 min所制得的制附子中，大部分有毒的乌头碱类生物碱水解成为毒性较小的苯甲酰乌头胺，以及其他可能降低乌头碱类生物碱毒性的物质，极大地降低了制附子的毒性[102]。20世纪80年代，日本大阪大学北川勋教授等对乌头和附子的炮制机理进行深入研究，从炮制前后的附子中分别分离到生物碱类成分，进行镇痛、抗炎等药效学考察，并采用HPLC方法测定其含量变化，首次发现乌头和附子炮制后有毒的生物碱类成分含量下降，脂类生物碱的含量升高。20世纪90年代末，日本株式会社中央研究所为保证蒸煮川乌粉的质量，对4年生川乌中的生物碱类成分随着不同采收季节、不同炮制加工工艺所获得乌头的急性毒性和长期毒性展开深入研究。在105℃下蒸煮50 min后所得到的乌头加工块茎500 mg/kg（p.o.）与0.05 mg/kg（p.o.）乌头碱的镇痛作用相当。日本学者对乌头减毒加工处理技术所进行的系统深入研究，高于同时期国内的研究水平。

奥地利维也纳大学的学者对四逆汤的减毒作用机理进行了研究，发现经过热解和水解的预处理可以降低乌头碱及其衍生物的毒性。四逆汤中的甘草常作为中药解毒物质，通过

形成甘草苷和乌头碱的复合物，促使四逆汤水煎液中游离乌头碱浓度降低。复方的减毒机理研究是国外学者较少关注的研究内容，而该文献的研究水平表明其研究程度与国内研究水平并跑。

20 世纪 80 年代末，日本学者石田均司从槐米和莲房中均发现了槲皮素为止血的活性成分；从大蓟中分离、鉴定出止血的黄酮类成分果胶里那苷；从蒲黄中分离得到止血成分异鼠李素 -3- 芸香糖 -7- 鼠李糖苷，该化合物的止血活性是由 7 位的鼠李糖和 3 位的芸香糖产生的，同时异鼠李素衍生物的止血活性与结构中存在着甲氧基和自由羟基及位置相关；槐米中含有异鼠李黄素，可抑制槲皮素的止血作用，槐米制炭后槲皮素含量升高，异鼠李黄素含量降低，即炒炭后止血成分增加，止血成分含量降低；该学者还对槐米、大蓟、蒲黄、艾叶、莲房、藕节、地榆等中药制炭前后的止血活性进行了研究，制炭后大蓟的止血活性降低，槐米、艾叶、地榆和藕节止血活性呈现先升高后降低的趋势，蒲黄和莲房的止血活性则呈缓慢上升的趋势，其中大蓟炭的止血 ED_{50} 降低 60%，槐米炭为生品的 3.2 倍，藕节炭为 2.7 倍，艾叶炭为 2.1 倍，莲房炭为 1.8 倍，地榆炭为 1.5 倍，蒲黄炭基本无变化；槐米和莲房炒炭后其止血成分的量有所增加，而地榆、蒲黄和大蓟制炭后止血成分则降低。日本学者对炭药的研究较为深入，特别是从槐米中分离出抗止血物质，更进一步证明了中药"活血止血""止血而不留瘀"的特点。也由于其止血物质、抗止血物质的分离，从而打破了过去认为槐米中只是鞣质止血的观点。炭药的相关研究水平高于同期国内的研究水平。

日本学者采用 15 种加工方法对鲜品芍药分别进行加工处理，观察其外观性状变化并检测 8 种主要化学成分的变化情况，考察了煮沸、剥皮、干燥、贮藏等关键加工步骤对芍药鲜品的化学成分及外观的影响。采收新鲜的芍药根经低温（4℃）贮藏 1 个月左右，芍药苷含量略有增加，比较稳定。低温贮藏方式还可以有效地防止芍药根的变色，保持芍药根的鲜艳颜色。煮沸后可促进没食子酸鞣质分解，促进葡萄糖和没食子酸含量显著升高。剥皮过程会促进白芍苷和儿茶素的含量下降。该研究关注了加工方法对芍药根的外观性状及内在成分含量的变化，目前国内学者也开展了大量类似的研究工作，如产地鲜加工的相关研究已经大范围展开。

韩国人参研究所对鲜人参、蒸人参和红参炮制过程中的化学变化进行考察，人参在蒸煮过程中，6 种人参皂苷（Rg_1、Rb_1、Rb_3、Rc、Rd、Rb_2）和 15 种氨基酸的含量降低。韩国庆熙大学 Kwang Seok Ahn 等专家围绕人参蒸制成红参过程中的成分变化规律，以及多种药理活性变化，进行了深入的比较分析。

美国加州大学洛杉矶分校对 9 种常见的草药（罗勒、辣椒、香菜、莳萝、大蒜、姜、柠檬草、牛至和欧芹）和一种草药混合物（意大利草药）进行了较深入的研究，发现这些草药在干燥加工过程中，抗氧化能力（AC）可以得到保留，酚类物质和特征标记化合物的含量不会降低。

德国研究人员认为中药板蓝根叶中的抗炎活性成分是色胺酮，以色胺酮含量为指标，考察不同的采收时间和采收后不同的处理方法，发现冻干的板蓝根叶片中色胺酮含量最低，自然干燥的板蓝根叶子中的色胺酮含量较高，温度达到40℃时，色胺酮的含量最高。

加拿大研究人员采用毛细管电泳法分析甘草与蜜炙甘草的化学成分差异，以95%乙醇回流提取，检测发现经烘烤炮制后的蜜炙甘草中的甘草甜素转化为甘草次酸，一定程度上揭示了炮制前后成分转化的规律与药效差异之间的关系[116]。澳大利亚西悉尼大学国家辅助医学研究院院长Prof.Alan Bensoussan教授采用高效液相色谱方法分析了甘草炮制前后甘草酸的含量变化。

韩国首尔大学Jinwoong Kim教授采用液质联用技术测定马钱子炮制前后主要成分的含量变化；Jeong Hill Park教授对牛膝炮制前后皂苷类成分的含量变化与药效作用进行了比较研究；Byeong-Cheol Kang教授对芫花醋制前后的毒性进行了比较研究。该校在中药炮制研究领域做了较多探索，具有一定的研究积累。

值得关注的是，我国台湾地区传统医学发展趋势较好，中医药传统理论与大陆地区一脉相承，对于一些大品种中药的炮制加工相关研究比较深入。如中国台湾中兴大学Ting-Ting Jong课题组对附子不同炮制品中生物碱的含量进行了测定；Gow-Chin Yen教授开展了决明子不同炮制程度后，有效成分变化规律以及抗氧化作用研究[121]。中国台北医科大学Ching-Chiung WANG课题组长期从事中药物质基础和炮制相关研究工作，在白术的研究过程中发现，白术在土炒过程中苍术酮含量降低，而白术内酯Ⅱ和Ⅲ的含量升高，推测在加热条件下苍术酮氧化生成白术内酯Ⅱ和Ⅲ，该研究结果大陆地区的研究结果基本一致，同时研究思路与研究方法也与大陆地区相近似。

4. 炮制对毒性及药理作用的影响

韩国学者采用发酵法、蒸制、炒制、炮法等技术处理生姜，可以缓和生姜的辛辣味，大大促进了生姜在食品、药品及化妆品等行业的广泛应用；韩国科研人员以米酒作为辅料，浸泡生品大黄2 h，然后进行蒸制后充分干燥，如此反复蒸制、干燥七次后，可几乎完全降低大黄的肝毒性。关于生姜和大黄的炮制加工研究均是以特定的辅料和炮制工艺，降低中药的毒性或刺激性，与国内采用辅料与炮制加工方法比较相似，国外在该方面的研究水平和国内相当。

韩国学者对人参进行发酵加工处理，经检测发酵后人参中的人参皂苷Rg_2、Rc、Rh_1(*S*)、Rh_1（*R*）和Rd等含量升高，促进肝脏脂质转化为蛋白，同时对发酵前后治疗高血脂症的作用机制进行了深入探索，认为发酵前人参主要是通过调节脂质合成和氧化发挥治疗作用的，而发酵后则主要通过上调载脂蛋白apoA4而发挥治疗作用。韩国研究者发现生晒参（WG）和红参（RG）对OVA致敏的小鼠模型均能发挥抗哮喘作用，RG的功效优于WG。采用加热处理黄芩后，可提高其对肝炎患者的保护作用，作用机制主要是通过提高LPS诱导的小鼠氧化应激性所达到的。韩国圆光大学Yong-Ouk You教授等对地黄炮制前后的药理作用进行了较深入研究，揭示了熟地黄保护肾衰竭作用机制、肾脏缺血再灌注损伤保护机制以及抗炎作用机制等。但其课题组着重开展的是地黄炮制前后的药效学相关研究，对炮制前后化学成分变化的比较研究则未见报道。

美国芝加哥大学学者研究了蒸制处理对西洋参的药效学影响，西洋参经蒸煮处理（100~120℃蒸煮 1 h，120℃蒸煮 0.5~4 h）后，其抗增殖作用显著提高，蒸制 2 h 的活性高于蒸制 1 h 的活性。西洋参主产地在美国和加拿大，国内学者对于西洋参炮制的相关研究较少。但人参的传统炮制方法是蒸制，西洋参炮制可借鉴人参的炮制方法，提高其补益作用，该研究水平与国内的研究水平相当。

意大利对余甘子的果实按照"巴瓦纳反应（Svaras Bhavana）"方法加工，采用其果汁加工处理后，可增强余甘子的抗氧化活性，提高余甘子中抗坏血酸的含量。该研究采用新辅料对余甘子进行炮制，与国内炮制研究趋势一致，可以作为借鉴。

新加坡国立大学药学院 Eric Chun-Yong Chan 教授、Hwee-Ling Koh 教授系统开展了三七炮制前后的化学成分变化、药效作用变化研究，对主要活性成分的药效作用机制也进行了研究，比较系统完整地揭示了三七蒸制加工的机理。该研究对中药炮制机理研究具有一定的示范意义，且该团队在三七炮制研究领域做了大量工作，发表了一系列文章。

美国北卡罗来纳教堂山分校药学院 Kuo-Hsiung Lee 教授课题组从地黄的炮制品中分离得到 5- 羟甲基糠醛，并进行了药效活性评价研究，对于地黄酒蒸后补血作用增强的机制研究非常有意义，但对地黄中其他类型的化学成分炮制后的变化规律未见系统报道。

5. 中药饮片创新与智能化研究进展

炮制相关生产设备研究方面，日本专机和朝日株式会社生产了风力选别机、重力选别机、剁刀式剪断机等机器设备。日本太阳株式会社研制生产了 CW 型强力喷射式洗净机，日本朝日与高桥制作所共同研制生产了回转式剪断机，此类设备主要应用于蔬菜和食品的精加工产业中，在中药材的净选、切制等加工生产中也可以应用。

奥地利研究者采用一种特殊结构的微波装置，其内部装有可在 100~1200W 范围内调节的稳态广播磁控管，可用于微波能对药用植物干燥的适用性考察。当优化干燥参数（微波功率、辐照时间、植物材料质量、层厚）时，应用此种装置干燥的叶子、花、全草和根类的草药比直接干燥的草药具有更好的外观（颜色）。

（二）国内外炮制研究现状比较分析

通过对近 40 年国外学者所发表的与加工炮制相关的文献分析，发现自 20 世纪 80 年代以来，大多文献为中国或华裔华侨科研人员所发表的研究成果，真正由外国人发表的论文篇数有限（34 篇）。1980—2010 年，国外发表了 19 篇英文 / 日文论文；从 2010 年至今，发表 15 篇英文论文，总体数量呈上升的趋势，但上升趋势不明显。

1. 国外对中药炮制的传统理论缺乏深入的了解，缺乏整体性、系统性和延续性的研究思路

国外学者对中药炮制传统理论缺乏深入的了解，不同程度地限制了其研究内容、方法、思路和成果。炮制加工的相关研究多是对炮制前后化学成分和药效作用比较分析的思路，且部分研究无后续报道，研究内容仅局限于对单一课题或者单一植物药的研究，炮制相关研究也并非研究者的主要领域。因此，国外学者对炮制的研究普遍缺乏整体性、系统性和延续性，而国内学者多为专门中药炮制领域的研究者，其研究方向多具有系统性、延续性。

中药炮制工艺属于保密内容，国外学者很难接触到复杂的炮制方法和工艺，仅停留在简单的技术层面，一般采用比较简单的炮制方法处理药材，如人参、三七、地黄、乌头等均用蒸煮等热处理，但国内学者对中药炮制技术比较熟悉，已经不局限于简单的蒸煮处理，还对如炮制解毒、增效、缓性、产生新疗效等诸多领域进行相关研究。

目前，国内炮制相关研究内容基本都会涉及炮制历史沿革、炮制工艺、炮制化学、质量评价、药效作用机制、临床应用等方面，研究思路比较系统、完整，而且代谢组学、谱效关系、成分配伍、组分配伍等先进的方法和技术在炮制研究中广泛应用，研究内容的深度和广度都超过了国外研究。

2. 国外对中药炮制与临床的相关性缺乏实践基础

中医药是我国独有的医药学科，已经具有完整的理论体系。中药炮制和配伍应用是中医临床用药的特点，且在我国已经具有几千年的应用历史，具有深厚的临床基础。国外的医学体系属于现代医学理论体系，缺乏中药临床应用基础。因此，国外学者对于中药炮制的研究缺乏临床实践的指导，脱离了临床应用，仅限于在西医理论指导下的简单研究，局限于单味药的单独应用，这就造成了国外的加工炮制相关研究一般只局限于对单味植物药的加工炮制技术的研究，而我们国内的炮制相关研究已深入到对复方配伍的中药炮制研究。

3. 国外从事炮制研究的国家及研究的炮制品种数量较少

国外炮制研究主要集中在韩国、日本、新加坡等亚洲国家，美国、澳大利亚、加拿大、德国、意大利、奥地利、挪威和智利等西方国家也有一些植物药的加工技术的研究。通过文献资料分析发现，国外研究品种主要为人参、乌头、附子、三七、生姜、大黄、地黄、甘草、芍药、黄芩、白术、板蓝根、马钱子、牛膝、芫花、薄荷、余甘子等。研究成果比较突出的是日本和韩国。20 世纪 80 年代末日本对乌头炮制减毒机理的研究，取得一定的研究成果，高于同时期中国的炮制研究水平。韩国研究人员对人参的研究，主要采用传统的蒸法或发酵新工艺处理人参，探讨其中的人参皂苷、氨基酸的变化以及药效的变化，其研究水平与国内相当。近年来国内在炮制减毒机理研究方面也取得了相当的成就，如马钱子炮制减毒机理研究、半夏、天南星炮制减毒机理等研究领先于国外的相关研究。

目前国内学者的炮制相关研究几乎覆盖了临床常用品种，包括炮制辅料的研究领域，研究内容涵盖了炮制历史沿革、炮制工艺、炮制化学、质量评价、药效机制、临床应用等。

4. 国外从事炮制研究的团队和人员较少

从所发表的文献的参与作者来看，文章研究单位所属为美国、加拿大、澳大利亚等非亚洲国家，但是大多有来自中国内地或者港澳台地区的作者参与相关研究工作。部分研究工作是国内专家和国外专家联合完成，如美国芝加哥大学唐氏中药研究中心的王冲之是中国药科大学生药学毕业的研究生，且袁筠苏教授和中国药科大学齐炼文教授、张春凤教授合作开展了西洋参、黄芩等炮制相关研究。另有少数来自亚洲国家发表的炮制相关文章，完成作者也是与中国有着千丝万缕的联系，对中药理论及临床应用有相当的认识，也正是基于其研究兴趣而开展的炮制加工技术的相关研究，如新加坡国立大学、日本大阪大学和韩国圆光大学的研究工作比较有代表性，且对人参、三七等大宗品种的研究偏多，另外盛产高丽参的韩国，对高丽参的加工炮制研究比较深入。

5. 国外炮制饮片生产智能化方面暂时处于前沿的地位

在智能化生产方面，日本、韩国将用于蔬菜和食品的精加工仪器设备，用于中药材的净选、切制等加工生产中，智能化程度较高，远远领先于国内。但近年来，国内饮片企业逐渐开始重视智能化生产设备和生产线的研发，目前已投入大批的科技人员和资金用于炮制智能化生产机械研制。大部分企业对现有饮片生产装备、自动化控制系统和信息化管理系统进行改进、扩展和完善；通过兼并、整合与业务拓展，提升现有饮片生产的自动化、智能化和综合集成能力。政策方面，2017 年国务院正式颁布并实施了《中医药法》，迎来了中医药发展的春天，也为中药炮制的发展提供了难得的契机。2018 年 5 月，中华中医药学会中药炮制分会在主任委员贾天柱教授的倡导下，召开了以中药饮片生产智能化为主题的第三届雷公炮制论坛，开启了中药饮片生产应用的三智时代。国家还从政府层面鼓励企业积极对饮片智能化生产加大科研投入，2016 年 6 月国家工信部公布了《2016 年智能制造综合标准化与新模式应用项目》，包含了制药行业新模式应用项目；2017 年国家科技部生物技术中心正式启动中医药现代化重点研发项目，并于 2018 年底首次投入 1500 万元大力资助中药饮片的智能化生产模式研究及建立，为加快中药饮片智能化的实现提供助力，力争在不久的将来赶超日韩。

尽管国外研究学者已开展了中药炮制加工的相关研究，且对某些植物药的研究程度达到一定深度，值得国内炮制研究者的学习和借鉴，但就其整体研究水平而言，尚且落后于国内。中药炮制是我国具有自主知识产权的传统制药技术，其理论根植于中医药理论。国外学者在脱离中医药理论的背景下所开展的中药炮制相关研究必将存在极大的局限性。我们应该抓住机遇，加快中药炮制的现代科学研究，争取在这一中国原创的科技领域取得更多的科学发现和研究成果；同时要做好中药炮制技术的知识产权保护，一旦国外专家掌握传统的炮制技术，并借助较为先进的研究技术手段，可能在某些研究领域会超越我们。中药炮制人一定要坚信，在国家政策的支持下，凭借我们的不懈努力，中药炮制的各个研究领域和智能制造业必定会再创辉煌。

四、本学科发展趋势及展望

（一）中药炮制学科优先发展领域

根据中药炮制学科和饮片行业的研究现状及发展趋势，今后 5 年将优先发展以下领域，并在这些领域设置相应的重点研究方向。

1. 中药炮制传承基地建设

（1）加强各级中药炮制传承基地的内涵建设，尤其是专业人才团队及炮制理论和特色炮制技术传承人的培养，扩大中药炮制专业人才队伍。

（2）中药炮制文献整理、数据库建设及相关传统文献的深度挖掘与数据服务的应用研究。加强对民族药特色炮制方法与炮制机理的研究。

2. 中药炮制机理研究

（1）中药炮制共性技术的炮制机理研究，包括共性炮制技术对中药药效学物质基础及其功能主治影响的机制研究。

（2）主要有毒中药的炮制减毒存效机理研究。

3. 中药饮片炮制工艺数据化与质量标准化研究

（1）与饮片生产企业密切合作，对饮片净制、切制及各种炮制工艺标准的数据化进行研究，制定炮制辅料的行业标准，并为制定国家标准提供依据。

（2）饮片质量控制和智能化检测，制定饮片生产的质量快速检验方法及其相关设备研发。

4. 中药饮片创新与智能化炮制设备研发

在炮制机理研究的基础上，进行炮制新工艺、新设备、新饮片以及饮片智能生产、智能包装、智能仓储、智能调剂和智能煎制等理论和实践研究。

（二）中药炮制学科的发展方向

作为我国独有的、最具传统特色的制药技术，中药炮制学科的发展必须优先重视其传承。在此基础上，分析中药炮制增效与减毒这两大作用及其作用机制，以及炮制工艺与辅料、饮片创新与智能化生产、创新人才队伍建设等明确有待解决的重大科学问题及核心关键技术难题，根据未来 5~10 年的战略需求和重点发展方向，提出本学科的战略思路与对策，以促进中药炮制学科的快速可持续发展。

1. 中药炮制的传承与创新

在我国古代众多医方古籍中存有大量关于药材炮制的记载，几千年的历史积累，形成了不同的炮制帮派与技术。因此，对古代传统制药原理、技术的梳理，可为我们正确认识和深刻理解传统炮制原理提供巨大帮助，并为炮制技术的创新与饮片规范化生产奠定基础。针对目前中药炮制传承方面技术传承、人才传承、文化传承和品种开发虽然取得了一定的成就，但仍存在区域特色炮制技术未得到充分重视、掌握传统炮制技术的人员偏少、炮制文化的大众普及不足，以及临床古法新用饮片开发欠缺的现状，应继续强化中药炮制技术的传承与创新。

中药炮制的传承与创新应从加强中药炮制基地建设入手，对现有炮制传承基地进行筛选，取强者再加强建设：①加强中药炮制传统理论和技术的文献整理和传承，加强中药炮制基础理论的研究，进一步加强中药传统炮制理论和技术的信息挖掘和利用。②加强中药炮制传承人才的培养。③加强中药炮制的文化传承，关注古法炮制中药饮片品种的开发应用，注重常用中药饮片临床生熟异用的知识推广。

2. 中药炮制增效与减毒的作用机制研究

中药炮制的两大主要作用是增强临床疗效与减低毒副作用，其作用原理的清晰阐释是中药炮制工艺与辅料、质量标准、设备等研究的基石，是炮制学科未来发展的重中之重。而炮制增效与减毒的作用体现源于物质基础之变化，因此，应重点加强对中药炮制过程中化学成分变化的研究。增效与减毒研究也是中药炮制永恒的主题。

（1）中药炮制增效研究

炮制增效是中药炮制的重要作用之一，针对多数中药饮片炮制增效机制揭示欠清晰、不能有效指导饮片炮制工艺规范化、质量标准化、设备智能化、辅料多样化的现状，为与中医药“一带一路”发展规划（2016—2020年）等国家中医药发展战略需求保持高度一致，重点开展炮制增效机制的深入研究，并在此基础上有效促进饮片工艺、质量标准、设备、辅料等方面的研究，推进中药饮片的现代化和国际化。

搭建多学科协同的中药炮制学研究平台，开展中药炮制增效原理研究：①文献研究。基于浩瀚的传统炮制文献整理研究，准确理解前人的炮制理论和意图，为研究方案的设计奠定基础。②通过多学科协同，深入阐释中药炮制增效机制。在充分理解古人炮制原始意图的基础上，以传统炮制方法制备的饮片为参照，采用现代多学科技术，基于临床实践和研究，建立可在一定程度上与中药饮片中医临床应用相适应的动物模型，通过在体、实时影像学等检测手段，构建传统炮制增效理论与现代医学科学之间的信息通道；基于化学、药效学和分子生物学研究，阐明炮制作用的物质基础；应用现代科学技术手段，建立先进的研究数据处理系统。③加强对临方炮制品原理的研究。④通过与临床的紧密联系，以现有炮制传承创新基地为依托，选择炮制后增效的代表性饮片，通过实验室指标和临床指标的有效衔接，个性化设计实验方案进行深入的炮制增效机理研究，以保证实验室研究与临床研究的充分融合，从分子水平揭示炮制机理，并在此基础上，探讨炮制增效新工艺、新理论、新辅料、新设备的可行性。

（2）中药炮制减毒研究

有毒中药是中药宝库中的重要一员，是中医临床有毒中药应用的基本出发点，又是中医临床应用有毒中药降低其毒性的策略之一。作为最具特色的中药炮制作用之一，炮制减毒存效极大地扩大了有毒中药临床应用的安全范围。但目前因为有毒中药炮制减毒机制尚欠清晰，临床应用的安全性较难得到有效保障，从而限制了有毒中药的有效开发。中医临床历来强调用药的安全、有效，并由此推进了中药炮制的发展。因此，清晰阐释中药炮制减毒存效机制，将有效对接大健康和中医药国家发展战略需求，并为以有毒中药炮制机理为基础的炮制工艺、辅料、设备及饮片质量标准研究奠定基础，从而为有毒中药临床安全、有效应用提供保证。该方向将重点开展有毒中药饮片炮制减毒机制的深入研究，揭示其科学内涵。

有毒中药炮制减毒机制研究应在采用中药炮制增效多学科协同研究策略的基础上，重视“量－毒－时－效”的协同研究：①搭建平台，全国布局。基于文献挖掘，协同化学、生物学、药理毒理学、信息学等多学科研究力量，充分利用纳米材料、肠道菌群、蛋白质组学、基因组学、代谢组学等技术，搭建传统有毒中药炮制减毒存效理论与现代医学科学之间的信息研究平台。②数据挖掘，学科整合。整合化学、材料学、药效学、毒理学、分子生物学和医学影像学等的研究结果，采用先进的研究数据挖掘系统，阐明有毒中药炮制减毒存效作用机制和物质基础。③共性探索，揭示原理。探索采用相同炮制技术进行减毒的共性炮制减毒规律研究。根据文献挖掘和临床实践，选择有代表性的植物类、动物类、矿物类有毒中药，通过实验室指标和临床指标的有效衔接与个性化实验方案设计，进行深入、系统的炮制减毒存效机制研究，保证实验室研究与临床研究的充分融合，清晰地阐释有毒中药炮制减毒存效机制，以保证有毒中药临床应用的安全性和有效性。

3. 中药炮制工艺规范化研究

作为一项制药技术，工艺是保证中药饮片质量、体现炮制作用的重要基石。加辅料炮制是中药炮制工艺的重要特色，因此，清晰阐释辅料的炮制作用、规范辅料标准、保证炮制工艺的科学性与合理性是炮制学科未来得以顺利发展的基础。饮片质量标准既是饮片临床疗效的重要保证，同时也是炮制工艺优劣与稳定的重要体现。

（1）中药炮制工艺研究

针对目前中药饮片工艺研究仍然停留在选择简单指标、简单工艺筛选后即大生产，导致工业化大生产的工艺可能与前人饮片炮制原始意图无法完全吻合，饮片炮制作用无法充分实现，饮片临床疗效无法有效发挥的现状，应着力开展中药饮片炮制工艺的深入研究，解决因工业化中药饮片生产参数欠准确所导致的饮片炮制目的无法有效实现，从而影响临床疗效等关键技术。

组建炮制工艺研究联合体，搭建工艺研究平台，开展炮制工艺研究：①在深刻理解前人炮制意图的基础上，强调工艺的合理性、稳定性、科学性与先进性。整合高校、研究院所、生产企业的科研、生产力量，组建中药饮片炮制工艺研究联合体，协同攻关。②搭建饮片炮制原理－炮制设备－炮制辅料－炮制工艺研究平台，在炮制原理基本清晰的基础上，选择适宜的指标进行工艺探索，优化并创新炮制工艺。该过程中应充分考虑大生产设备与前人作坊用工具间的差异及现有炮制辅料与传统的差异，以使所得大生产工艺与传统小规模下炮制工艺相吻合。③立足国内，着眼“一带一路”，选择有较大市场需求的大品种饮片，依托炮制工艺研究联合体，基于人工智能和大数据挖掘技术，通过炮制工艺研究平台的探索与验证，建立科学的规范化生产工艺规程，发挥示范辐射作用。

（2）中药饮片质量标准研究

多数中药饮片与原药材或生饮片与制饮片之间质量标准较为相似，缺乏不同炮制品饮片质量标准的特征性和专属性，即便是药典收载的饮片标准也多数是“同药材”，不能有效反映中药饮片的内在质量，也不能满足中药饮片生产现代化、国际化的需求。为了保证临床应用安全有效，应着力开展中药饮片特征性质量标准研究，解决常用各类中药饮片专属性质量识别关键技术。

从评价方法、评价模式、快检设备等方面深化中药饮片质量标准研究：①探索适合中药饮片多成分作用特点的一测多评、指纹图谱／特征图谱等整体性和特征性相结合的质量评价方法，对中药饮片生产全过程进行质量控制。②探索 DNA 条码鉴定技术、代谢组学技术、多元统计分析技术、多维色谱技术等在中药饮片质量标准中的应用，完善中药饮片质量评价模式。③以生／制饮片临床功用差别为导向，合理制订生／制饮片质量标准。应用化学、生物学、信息学多学科交叉融合的策略，进行中药饮片质量标准的研究，通过综合评价方式建立生／制饮片差异性、专属性、特征性强的质量标准，着重开发与饮片临床功效相吻合的生物鉴别及测定方法，并充分注意现代质量标准与以外观性状为主的传统分级标准之间的合理统一。④完善药典收载品种中药饮片质量标准，制订生／制饮片差异性、专属性强的质量标准。基于炮制机理与稳定的生产工艺，通过对中药生／制饮片质量的系统研究，明确中药生／制饮片质量显著性差异点，建立中药生／制饮片质量识别关键技术，有效区分中药生／制饮片的质量。⑤进一步修订完善各省市地方炮制规范。鼓励全国各地完善中国药典中未收载而在该地方生产、经营、使用中常见常用、具有地方炮制特色的中药饮片标准。⑥研制药材及饮片质量快速检测设备，进一步保证饮片质量，从而净化药材及饮片市场。

（3）中药炮制用辅料研究

针对中药炮制辅料目前多为食品标准而无炮制用标准，如酒、黄酒、米醋、米等；有的辅料甚至无标准，如土粉、蛤粉及河砂等，从而导致各地饮片生产用辅料质量欠统一，辅料的作用也不够明确，不能有效保证中药饮片质量和临床疗效的稳定性的现状，应着力开展中药炮制辅料的相关研究，建立常用中药炮制辅料的专项质量标准，解决其检测关键技术。

多学科协同提升炮制用辅料研究层次：①积极响应“健康中国”国家战略需求，选择最有代表性的常用炮制辅料，进行深入细致的文献研究，结合对饮片生产和临床应用的调研，充分理解相关辅料的炮制作用。②多学科协同进行辅料研究，明确辅料的炮制作用。整合药理/毒理、分子生物学、材料学、化学、信息学等多学科手段，进行辅料炮制作用研究。③在辅料炮制作用相对清晰的基础上，全国范围内收集各种规格样品，着力开展炮制用辅料质量标准的深入研究。针对不同类型炮制辅料，采用不同对策。对酒、醋、蜜等常用且拥有食品标准或制剂用辅料标准的炮制辅料，进行深入、全面的质量标准研究，规范其作为炮制用辅料的标准，并与食品标准或制剂辅料标准相区分，厘清炮制用辅料与制剂或食品用辅料的关系，明确炮制用辅料的地位。对土粉、蛤粉及河沙等暂时无食品、药品标准的辅料，应明确可供炮制用的规格。④制定炮制用辅料的相关指导原则，规范炮制辅料生产。在上述研究基础上，制定炮制用辅料的指导原则，推动炮制用辅料标准化发展。同时，以炮制辅料标准为引导，规范辅料生产。

4. 中药饮片创新与智能化研究（新工艺、新饮片、新辅料、新理论、新设备、智能化等）

创新是学科发展的动力，中药炮制学科将以“四新八化”这一学科发展战略和创新纲领为依据和引擎，适应“三智”时代的新形势和新要求，在未来5~10年持续推进中药炮制在工艺、辅料、设备和理论上的新突破[148]。

（1）新工艺

近年来，中药饮片生产已取得了较大进步和发展，但工艺技术的智能化程度相对较低，相对落后于当代的科技发展。针对饮片生产工艺烦琐或工艺稳定性较差，导致部分饮片生产耗时较长，或饮片批间/批内存在较大质量差异，不能满足当下及未来快节奏生活的需要、不能保证饮片临床应用稳定性的现状，应着力开展中药饮片新工艺的研究，解决因中药饮片生产工艺陈旧所导致的中药饮片成品质量差异、中药饮片质量欠佳等关键技术。

创新中药炮制新工艺研究手段和思路：①应用现代科技手段，开展生物炮制、定性炮制、定向炮制转化等饮片炮制新技术研究。创新发酵技术和酶促技术、创建生物炮制研究新模式，探索氧化炮制、酸性辅料炮制、碱性辅料炮制等技术。②开展系统的全国中药饮片生产科技创新整体规划调研。③按照地区优势、大宗炮制品种进行布局，产学研结合，集中优势资源，实现科技攻关创新。④选择市场用量大的代表性饮片，整合食品、机械、信息技术等多学科精华，在清晰阐述饮片炮制机理的基础上，通过建立科学的规范化生产管理，探讨如微波、红外、冷冻、高压、烘焙等新工艺的可行性，创新炮制工艺。

（2）新饮片

针对传统中药饮片流动性差、口感欠佳、应用欠便捷、饮片均匀性差的困境，应着力开展新型中药饮片的研究，解决中药饮片流动性好、均匀性佳、口感接受度高、便于储藏保管和临床应用的关键技术。

学科协同、传承创新发展新型饮片：①基础研究与临床应用相结合，秉承“饮者喝也、片者型也”的炮制传统，以提高临床疗效为根本，以方便临床应用为目标，以饮片形制创新为手段，以现代技术体系为支撑，通过对代表性中药品种的深入研究，探索微型、即食型、浓缩型、压缩型、熏香型等新型饮片的可行性。②整合食品、设备、信息技术、临床等多行业、多学科精华，着力解决新型中药饮片炮制中辅料、工艺、质量及临床疗效等的关键问题，确保新型中药饮片临床应用的安全性、有效性和便捷性。

（3）新辅料

针对中药炮制辅料多为传统辅料，部分目前已较少使用，科技进步使多种材料可作为炮制辅料应用已成为可能的现状，应着力开展中药炮制新辅料方面的研究，解决中药饮片新辅料满足饮片炮制工艺和质量需求等关键技术。新辅料应本身无毒副作用，并能促进饮片炮制后的增效和减毒作用，使化学成分向高效、低毒方向转化，以有效保证中药饮片临床应用稳定性及中药饮片炮制生产现代化、国际化的需求。

积极响应大健康国家战略需求，多学科协同进行新辅料炮制作用机制研究。①开发生物辅料、化学辅料，实现炮制辅料的多样化，探索如医用乙醇、乙酸、蔗糖水、甘油、葡萄糖、果糖等有可控质量标准的现代辅料作为炮制辅料的可行性。整合化学、材料学、药效学、毒理学、分子生物学、分子影像学等多学科手段，多层次探寻炮制新辅料的作用机制，从而充分发挥辅料的减毒、增效及转化等作用。②炮制新辅料生产工艺研究。在辅料炮制作用相对清晰的基础上，以产学研相结合的企业为试点，整合化学、药学、食品学、机械设备、信息学等多学科手段，探索炮制新辅料智能化生产工艺，从而保证新辅料生产的一致性。③融合化学、生物学手段，开展炮制新辅料质量标准的系统研究。保证炮制新辅料质量的安全性、可控性和稳定性，从而为保证饮片临床应用安全有效提供保障。

（4）新理论

针对当前尚不能用现代科学语言诠释全部中药饮片炮制原理、不能有效指导饮片炮制工艺规范化、质量标准化、辅料多样化、设备智能化的现状，有效对接中医药国家发展战略需求，重点开展炮制原理的深入研究，揭示中药饮片炮制原理，采用现代科学语言创新炮制原理。

借助中药炮制学多学科协同创新平台，遵循“临床需求—科研实践—经验总结—提炼升华—理论创新—实践验证”的思路，深入挖掘古代炮制理论，开展中药炮制原理创新研究，提炼现代炮制理论：①临床需求研究。基于临床调研和文献研究，选择临床常用饮片，针对拟创新炮制原理进行深入细致的临床调研和传统文献研究，以达到对临床需求和古人炮制原始意图的充分理解。②中药炮制原理的解析。在临床和文献研究的基础上，依托各级中药炮制传承创新基地，基于多学科协同创新平台，对拟解析炮制原理进行深入研究，探究炮制所致中药药性改变的科学内涵，阐明中药饮片炮制作用的物质基础，个性化设计实验方案，进行深入的炮制机理解析，以保证实验室研究与临床研究的充分融合，从分子水平揭示炮制机理，提炼升华出新的炮制理论。再反馈指导炮制实践，进一步创立新的炮制工艺，从而形成炮制研究的良性循环。

（5）新设备

针对目前中药炮制设备生产效率相对低下、智能化程度低，不能有效提高中药饮片生产效率及满足中药饮片生产现代化、国际化需求的现状，应着力开展中药炮制用智能设备方面的研究，解决常用中药设备智能化相关关键技术。

智能集成、创新创优炮制新设备：①众所周知，设备的先进可以体现工艺的先进、行业的先进，并提升产品质量。因此，面向国家中医药发展战略需求，整合中药炮制、食品加工、机械设备、大数据挖掘等多行业技术，对全国中药炮制智能化设备生产的科技创新进行整体规划布局。②立足中药炮制需求，突出全球视野与原始创新，选择代表性炮制技术，开展炮制智能化生产设备的深入研究。创新饮片切制技术、实现无软化切制，创新炒药机、炙药机、蒸药箱、煅药炉等单元炮制设备，实现炮制设备智能化的普及，从而实现先进设备—先进工艺—行业进步的良性循环。③以生产线为研究单元，探索炮制设备智能化联动。建立集生产—科研—财务管理于一体的计算机智能管理控制系统，实现饮片生产、检测、输送、包装一体化。

（6）智能调剂

针对中药饮片临床调剂劳动强度大，传统中药房称不准、分不匀、易出错、效率低，不能满足当下及未来公众快节奏、智能化生活需求，以及中医药现代化、国际化需求的现状，应大力开展中药饮片智能调剂方面的研究，解决中药饮片调剂智能化的关键技术，实现多药、多方、多剂并行处理，提高调剂效率和精准程度。

基础与临床相结合实现智能调剂：①基于饮片质量与临床疗效，优化饮片片型和包装规格，加强微型饮片的研制，为饮片智能调剂奠定基础。②协同设备、信息技术等多学科技术力量，优化饮片片型和包装规格，解决饮片智能调剂的关键问题，研制全自动饮片调剂中心，以实现自动进料、自动出料的全自动控制，让饮片调剂效率不逊色于西药调剂。

（7）智能煎制

针对中药饮片临床煎煮手段相对简陋、工艺欠规范、煎煮效率低、提取不完全、精度差、易污染，且多是包煎，不能有效实现临床疗效最优化，不能满足公众智能化生活需求的现状，应着力开展中药饮片智能煎制方面的研究，解决中药饮片煎煮智能化的关键技术。

过程管理，智能煎煮，服务临床：①选择不同入药部位的代表性饮片，采用基础研究与临床应用相结合的策略，确定不同饮片煎煮的最优条件，完善智能煎药机的工艺参数。②整合设备、信息技术、临床等多学科精华，着力解决中药饮片智能煎制的关键问题，提升中药饮片煎煮的科技含量，提高中药饮片应用效率。③建立饮片智能煎制中心。构建中药煎煮智能控制系统，对中药煎煮全过程进行信息化管理，从饮片处方自动接收、条形码打印、浸泡、煎煮、包装、送药发药等各环节全面监控，在高等级医院建立饮片智能煎制中心。

综上，中药炮制将在工艺、辅料、设备、标准、原理、智能化等方面，全面创新，提升中药炮制学科的发展速度和水平，开创全新的炮制学科。

5. 创新团队建设

学科要发展，人才是关键。高素质的人才是学科发展的重要基础。近年来，随着社会各界对中药炮制重要性认知度的提高和关注度的加强，在国家有关主管部门和行业实体的大力支持下，炮制学科取得了有史以来最好的发展机遇和较为丰硕的研究成果。但由于历史的原因，目前全国从事中药炮制研究的整体人员队伍规模较小，研究人员的学科组成也有待进一步优化。针对此现状，应从多方面支持，共同优化炮制人才梯队，强化炮制人才队伍建设，打造高层次炮制创新团队。

政策引导、多策联动：①多学科交叉，培养中药炮制研究队伍，在全国按大区布局炮制创新中心。中药炮制研究，涉及原理研究、工艺、设备、辅料、质量控制、过程控制等多学科，因此应鼓励炮制研究团队的多学科交叉培养。②经费支持。加大对中药炮制研究的投入，对课题设立给予政策上的倾斜和持续支持。并通过交叉吸引，鼓励跨学科联合培养研究生。③多策联动，夯实中药炮制研究人才培养体系。强化中药炮制研究导师队伍建设，通过政策扶持及自我提升，提高导师研究能力、扩大导师队伍，保证中药炮制各层次研究生导师队伍的质与量，从而吸引更多有潜质的学生投身到中药炮制研究领域，构建学士—硕士—博士多层次中药炮制研究人才培养体系。在培养过程中要着力强化学生中医药思维的养成，强化中药炮制与中医临床的密切联系，通过本科阶段炮制教学熏陶、研究生阶段高水平炮制科研训练，拓宽学生视野，培养学生严谨的科学态度和创新的实践能力，引导学生中药炮制研究思维和科研能力养成，为中药炮制创新团队建设夯实人才基础。

参考文献

[1] 窦志英，游强蓁，王晖，等．中药炮制的继承创新和人才培养模式的思考[J]．中国中医药现代远程教育，2017，15(14)：24–26.

[2] 谭鹏，杜红，戴幸星，等．基于传承创新的《中药炮制学》教学策略研究[J]．时珍国医国药，2016，27(6)：1516–1517.

[3] 钟凌云，龚千锋，张金莲，等．中药炮制学科研究生创新能力培养途径与方法研究[J]．中国中医药现代远程教育，2014，12(3)：133–135.

[4] 姚苗．中医药老字号传统技术实施的困境与制度创新[J]．中医药管理杂志，2013，21(2)：112–116.

[5] 王秋红，匡海学．中药炮制学课程改革研究[J]．中医教育，2010，29(1)：40–42.

[6] 刘柳花，何运芳．新型中药饮片的现代发展与趋势[J]．亚太传统医药，2010，6(8)：4–5.

[7] 吴巧娜，徐玉萍．新型中药饮片的发展[J]．河北医药，2017，39(9)：1407–1410.

[8] 张爱霞，辛二旦，边甜甜，等. 新型中药饮片的发展与趋势［J］. 中华中医药杂志，2019，34（2）：474-476.
[9] 郑彧，降雪，郭忠成，等. 正交试验优选酒黄连微波炮制工艺［J］. 中国药房，2012，23（31）：2908-2911.
[10] 黄潇，刘婧，付小梅，等. 基于 CRITIC 法计算权重系数的 Box-Behnken 响应面法优化栀子炭微波炮制工艺研究［J］. 中草药，2017，48（6）：1133-1138.
[11] 任红兵. 真空冷冻干燥技术及其在中药领域的应用［J］. 机电信息，2016（20）：12-21.
[12] 王学成，伍振峰，李远辉，等. 低温干燥技术在中药领域的应用现状与展望［J］. 中国医药工业杂志，2019，50（1）：42-47.
[13] 程芬. 膨化炮制技术对毒性中药附子 / 半夏影响的研究［D］. 成都：西南交通大学，2013.
[14] 朱舟，伍朝君，陈玲. 马钱子膨化炮制工艺优选［J］. 中国药业，2019，28（10）：6-8.
[15] 朱舟，伍朝君，陈玲. 天南星双向发酵炮制工艺研究［J］. 中国药业，2017，26（10）：7-10.
[16] 侯衍英，刘文忠，李存能，等. 红曲霉 - 丹参双向固态发酵工艺条件优化［J］. 化学与生物工程，2018，35（9）：55-59.
[17] 宋艺君，郭涛，马存德，等. 响应面法优化制黄精高压蒸制工艺研究［J］. 世界科学技术 - 中医药现代化，2018，20（7）：1261-1267.
[18] 陈志敏，胡昌江，胡麟. 九制黄精炮制工艺研究［J］. 中药与临床，2019，10（1）：4-7.
[19] 肖庚戌. 一种草类中药饮片药斗［P］. 中国：CN205932529U，2017-02-08.
[20] 天津三延精密机械有限公司. 一种基于无线射频识别技术的中药煎药管理与控制方法［P］. 中国：CN107194172A，2017-09-22.
[21] 重庆安森药业有限公司. 一种自动煎药控制方法及控制系统［P］. 中国：CN108670838A，2018-10-19.
[22] 易葫禄科技（苏州）有限公司. 中药自动化煎煮系统［P］. 中国：CN108542773A，2018-09-18.
[23] 北京和利康源医疗科技有限公司. 一种中药饮片煎煮系统［P］. 中国：CN109431807A，2018-12-18.
[24] 李慧，刘其南，张丽，等. 基于层次分析法及多指标正交试验［J］. 中草药，2016，47（16）：2832-2837.
[25] 彭静，易仅延逵，陈志良，等. 均匀设计法优选苍术麸炒工艺的研究［J］. 时珍国医国药，2015，26（3）：630-632.
[26] 邓仙梅，黄斯敏，陈玉玲，等. 星点设计——响应面法优选高良姜的砂烫炮制工艺［J］. 中国药房，2019，30（7）：931-936.
[27] 郑凯旋，赵永峰，李文兵，等. Box-Behnken 响应面法结合人工神经网络优选蜜炙川芎炮制工艺［J］. 中药材，2017，40（9）：2055-2059.
[28] 张琳，周欣，闫丹，等. 基于 CRITIC-AHP 权重分析法结合 Box-Behnken 设计——响应面法优选陈皮饮片炮制工艺［J］. 中草药，2018，49（16）：3829-3834.
[29] 柳清，洪燕，汪永忠，等. 苍耳子清炒改砂炒炮制工艺研究［J］. 中草药，2016，47（15）：2656-2662.
[30] 黄潇，刘婧，付小梅，等. 基于 CRITIC 法计算权重系数的 Box-Behnken 响应面法优化栀子炭微波炮制工艺研究［J］. 中草药，2017，48（6）：1133-1138.
[31] 胡梦，王瑞生，文雯，等. 百药煎传统炮制过程中微生物的分离与初步鉴定及其鞣质水解能力测定［J］. 中国现代中药，2017，19（8）：1120-1125.
[32] 李柯柯，张振凌，于文娜，等. 百药煎发酵过程中 pH 值与没食子酸含量动态变化的研究［J］. 时珍国医国药，2017，28（7）：1637-1639.
[33] Wang RS，Ge XJ，Sun YF，et al.Screening of Key Species Involved in Baiyaojian Fermentation Based on Gallic Acid Content［J］. IJAB，2019，21（2）：319-325.
[34] 程芬. 膨化炮制技术对毒性中药附子 / 半夏影响的研究［D］. 成都：西南交通大学，2013.
[35] 朱舟，伍朝君，陈玲. 马钱子膨化炮制工艺优选［J］. 中国药业，2019，28（10）：6-8.

[36] 陈志敏，胡昌江，胡麟.九制黄精炮制工艺研究[J]. 中药与临床，2019，10（1）：4-7.
[37] 解达帅，刘玉杰，杨诗龙，等. 基于“内外结合”分析马钱子的炮制火候[J]. 中国实验方剂学杂志，2016，22（8）：1-5.
[38] 陈江鹏，戴俊东，裴纹萱，等. 基于功效成分与形性指标相关性分析的米炒党参炮制工艺标准化研究[J]. 中国中药杂志，2018，43（12）：2543-2551.
[39] 杨华生，吴维刚，谭丽霞，等. 麦芽炒制过程中近红外在线监测模型的建立及“炒香”终点判断研究[J]. 中国中药杂志，2017，42（3）：478-485.
[40] 张婷婷，李艺丹，郑凯旋，等. 多指标综合加权评分法结合 D- 最优设计响应面法优选酒川芎的炮制工艺[J]. 中草药，2018，49（15）：3639-3644.
[41] 李瑞，廖念，周逸群，等. 基于功效成分优选多蒸黄精炮制工艺[J]. 时珍国医国药，2019，30（2）：331-333.
[42] 余平，费莹，李洪玉，等. 以离体肠肌抑制作用评价麸炒炮制工艺对白术药效的影响[J]. 中华中医药学刊，2017，35（5）：1091-1093.
[43] 张秀，黄伟，赵科，等. 不同炮制工艺对附片毒性及功效的影响[J]. 中药药理与临床，2019，35（1）：103-107.
[44] 彭璐，张志杰，龚千锋，等. 基于成分分析及抗菌活性的百药煎炮制工艺研究[J]. 中草药，2016，47（21）：3805-3809.
[45] 张琳，吴皓，朱涛，等. 多指标正交试验优化清半夏炮制工艺[J]. 中成药，2008（5）：704-706.
[46] 贾天柱.中药炮制传统理论概述[A]// 中药药效提高与中药饮片质量控制交流研讨会论文集[C]. 上海：中华中医药学会，2009.
[47] 谢锋，胡昌江，李文兵，等. 大黄酒炙前后对血脑屏障的影响[J]. 中国药业，2010，19（22）：29-30.
[48] 王亚，芮天奇，杨军辉，等. 酒炙对大黄作用于上焦炎症及肝脏能量代谢的影响[J]. 中药材，2015，38（1）：53-57.
[49] 张凡，林桂梅，沈晓庆，等. 黄柏不同炮制品中盐酸小檗碱在大鼠体内组织分布的研究[J]. 中华中医药学刊，2013，31（7）：1547-1549.
[50] 任晓航，石梦鸽，刘博男，等. UPLC-QQQ-MS 法测定巴戟天炮制前后 10 种成分的含量[J]. 中药材，2019，42（3）：589-594.
[51] 娄勇军，王佳，黄玉秋，等. 巴戟天及其炮制品对肾阳虚大鼠 HPA 轴功能的改善作用[J]. 中成药，2018，40（11）：2535-2539.
[52] 王佳，史辑，魏晓峰，等. 巴戟天不同炮制品对肾阳虚不育大鼠改善作用研究[J]. 中药材，2017，40（8）：1826-1832.
[53] 颜翠萍.盐制增强补骨脂抗骨质疏松药效炮制机理的研究[D]. 南京中医药大学，2014.
[54] 帅小翠，胡昌江，山珊.益智仁盐炙品缩泉丸对肾阳虚模型小鼠血清 Bun、Crea 等组分及肾脏形态的影响[J]. 中医药导报，2018，24（13）：15-18.
[55] 吴珊珊，龚晓猛，张美，等. 缩泉丸中益智仁盐制前后对肾阳虚大鼠肾脏功能的改善作用[J]. 中国实验方剂学杂志，2016，22（5）：1-4.
[56] 赵永峰，郑凯旋，李艺丹，等. 益智仁盐制前后分别组成缩泉丸对大鼠 HPT 轴功能的影响[J]. 中药与临床，2017，8（5）：30-32.
[57] 吴珊珊，李梦琪，龚晓猛，等. 益智仁盐制前后组成缩泉丸对 HPA 轴与 β3-AR、M3R 表达的比较研究[J]. 中国医院药学杂志，2017，37（13）：1221-1223.
[58] 袁芮，苏彤，张超，等. 基于模拟炮制技术的蒺藜炒制过程中蒺藜皂苷 D 转化规律研究[J]. 中国中药杂志，2019，44（14）：3049-3054.
[59] 曲福舟，李欢欢，王运浩，等. 蒺藜炒制对长期给药大鼠肝肾毒性的影响[J]. 山东中医杂志，2016，

35（4）：347-349.

［60］吴晓青.生、熟大黄“生泻熟缓、生熟异治”炮制机理研究［D］.成都中医药大学，2015.

［61］Chen B，Shen Y P，Zhang D F，et al.The apoptosis-inducing effect of ginsenoside F4 from steamed notoginseng on human lymphocytoma JK cells［J］. Natural Product Research，2013，27（24）：2351-2354.

［62］Fan H，Yan D，Chun L，et al.Antitumor effects of dammarane-type saponins from steamed Notoginseng［J］. Pharmacognosy Magazine，2014，10（39）：314-317.

［63］周新惠.生熟三七炮制及其部分药理评价研究［D］.昆明医科大学，2014.

［64］何宜航，桑文涛，杨桂燕，等.基于“生消熟补”理论的三七补血作用及其机理研究［J］.世界科学技术——中医药现代化，2015，10（5）：647-651.

［65］何宜航.熟三七粉炮制及“熟补”的药理作用研究［D］.成都中医药大学，2016.

［66］单鸣秋，陈星，李娟，等.茜草与茜草炭对大鼠急性血瘀模型的影响比较研究［J］.中国中药杂志，2014，39（3）：493-497.

［67］杨海玲，黄冬芳，农海妮，等.广山楂炒炭前后化学成分含量及止血作用研究.中药药理与临床，2018，34（6）：129-133.

［68］张向阳，刘春燕，贾丽霞，等.炒地榆炭及烘地榆炭对小鼠出血、凝血时间的影响［J］.河南中医，2017，37（12）：2109-2110.

［69］杨瑞芳，吴宿慧，魏术会，等.卷柏炒炭前后对小鼠出血时间和凝血时间的影响.中医研究，2015，28（12）：70-73.

［70］莫毛燕，朱琼花，薛兴阳，等.姜炭炮制前后对虚寒性出血症大鼠尿液代谢组学分析［J］.中国实验方剂学杂志，2015，21（16）：1-4.

［71］李慧芬，崔伟亮，张学兰.荷叶炮制前后4种黄酮类成分含量变化［J］.时珍国医国药，2014，25（1）：89-91.

［72］刘洋，张学兰，李慧芬，等.荷叶不同饮片黄酮和生物碱类成分对兔体外凝血功能影响的比较［J］.中成药，2014，36（4）：842-845.

［73］吴鹏，李慧芬，张学兰，等.炒炭对荷叶主要化学成分转化机制的研究［J］.中成药，2015，37（8）：1767-1770.

［74］Sun ZW，LuI F，ChengI JJ，et al.Hypoglycemic Bioactivity of Novel Eco-Friendly Carbon Dots Derived from Traditional Chinese Medicine［J］. Journal of Biomedical Nanotechnology，2018，14（12）：2146-2155.

［75］Zhang ML，Zhao Y，Cheng JJ，et al.Novel carbon dots derived from Schizonepetae Herba Carbonisata and investigation of their haemostatic efficacy［J］. Artificial Cells Nanomedicine And Biotechnology，2018，46（8）：1652-1571.

［76］Luo J，Zhang M，Cheng J，et al.Hemostatic effect of novel carbon dots derived from Cirsium setosum Carbonisata［J］. RSC Advance，2018，8（66）：37707-37714.

［77］Yan X，Zhao Y，Luo J，et al.Hemostatic bioactivity of novel Pollen Typhae Carbonisata-derived carbon quantum dots［J］. Journal Of Nanobiotechonology，2017，15：8.

［78］Luo J，Kong H，Zhang ML，et al.Novel Carbon Dots-Derived from Radix Puerariae Carbonisata Significantly Improve the Solubility and Bioavailability of Baicalin［J］. Journal of Biomedical Nanotechnology，2019，15（1）：151-161.

［79］徐珊，张凡，刘蓬蓬，等.基于大鼠物质、能量代谢研究炮制对黄柏药性的影响［J］.中药材，2015，38（9）：1835-1841.

［80］蔡金坊.蜜炙黄芪的质量评价及其蜜炙机理的初步探究［D］.山西大学，2016.

［81］凌珊，易炳学，龚千锋，等.生品和蜜炙款冬花不同提取物的镇咳祛痰作用［J］.中国实验方剂学杂志，2013，19（11）：187-190.

[82] 张学兰，宋梦晗，姜秋，等. 女贞子炮制前后环烯醚萜苷类成分转化机制研究［J］. 辽宁中医杂志，2017，44（12）：2602-2608.

[83] 郭日新，于现阔，张晓，等. 决明子炮制过程化学研究［J］. 中国中药杂志，2018，43（15）：3145-3150.

[84] Wyndham R.Dunstan，Francis H.Carr.XXX.—Contributions to our knowledge of the aconite alkaloïds.Part X.Further observations on the conversion of aconitine into isaconitine and on the hydrolysis of aconitine［J］. J.Chem.Soc. Trans.，1894，65：290-292.

[85] 郝刚，罗丹，钟水生.基于液质联用法同时检测龟甲胶饮片中牛皮源、驴皮源及龟甲胶成分［J］. 中国合理用药探索，2018，15（4）：56-59.

[86] 赖先荣，周邦华，杜明胜，等. 6 种黄连饮片中 6 种生物碱的 RP-HPLC 含量测定及与"治消渴"药效学的谱-效关系分析［J］. 中国中药杂志，2016，41（24）：4579-4586.

[87] 朱迪，谭丹，向文英，等. 免疫亲和柱-HPLC 柱后光化学衍生法测定中药饮片中黄曲霉毒素 B1、B2、G1、G2 的含量［J］. 贵阳医学院学报，2015，40（8）：843-847.

[88] 贾天柱.中药炮制药性变化论［J］. 中成药，2019，41（2）：470-471.

[89] 李文兰，王德凤，周海玉，等.TRPV1 通道异源表达体系的建立和功能的初步研究［J］. 中国药理学通报，2016，32（3）：439-441.

[90] 张凡，林桂梅，沈晓庆，等. 黄柏不同炮制品中盐酸小檗碱在大鼠体内组织分布的研究［J］. 中华中医药学刊，2013，31（7）：1547-1549.

[91] 高倩倩，翁泽斌，赵根华，等. 盐炙对杜仲中京尼平苷酸体内药代动力学的影响［J］. 南京中医药大学学报，2015，31（5）：453-456.

[92] 王奎龙，郁红礼，吴皓，等. 京大戟毒性部位及其醋制前后成分变化研究［J］. 中国中药杂志，2015，40（23）：4603-4608.

[93] Jens Rohloff，Steinar Dragland，Ruth Mordal，et al.Effect of harvest time and drying method on biomass production，essential oil yield，and quality of peppermint（Mentha x piperita L.）［J］. Journal of agricultural and food chemistry，2005，53（10）：4143-4148.

[94] Uribe E，Marín D，Vega-Gálvez A，et al.Assessment of vacuum-dried peppermint（Mentha piperita L.）as a source of natural antioxidants［J］. Food Chem，2016，190：559-565.

[95] Hikino H，Yamada C，Nakamura K，et al.Changes of alkaloid composition and acute toxicity of aconitum roots during processing［J］. Yakugaku Zasshi，1977，97（4）：359-366.

[96] Kitagawa I，Chen ZL，Yoshihara M，et al.Chemical studies on crude drug processing.II.Aconiti tuber（1）.On the constituents of "chuan-wu"，the dried tuber of Aconitum carmichaeli Debx［J］. Yakugaku Zasshi，1984，104：848-857.

[97] Kitagawa I，Chen ZL，Yoshihara M，et al.Chemical studies on crude drug processing.III.Aconiti tuber（2）.On the constituents of "pao-fuzi"，the processed tuber of Aconitum carmichaeli Debx，and biological activities of lipo-alkaloids［J］. Yakugaku Zasshi，1984，104：858-866.

[98] Kitagawa I，Chen ZL，Yoshihara M，et al.Chemical studies on crude drug processing.IV.Aconiti tuber（3）.Quantitative determination of aconitine alkaloids in aconiti tuber by means of high performance liquid chromatography［J］. Yakugaku Zasshi，1984，104：867-872.

[99] Masanri Taki，Yuuji Omiya，Yasuyuk Suzuki，et al. Quatity and Pharmacoogical Investigation of Processed Aconiti Tuber（TJ-3022）［J］. Natural Medicines，1998，52（4）：343-352.

[100] Peter K，Schinnerl J，Felsinger S，et al.A novel concept for detoxification：complexation between aconitine and liquiritin in a Chinese herbal formula（'Sini Tang'）［J］. J Ethnopharmacol.2013，149（2）：562-569.

[101] Ishida H.Studies on antihemorrhagic substances in herbs classified as hemostatics in Chinese medicine.VI On the

antihemorrhagic principle in *Sophora japonica* L.［J］. Chem pharm Bull, 1987,（2）: 857–860.

［102］ Ishida H, Umino T, Tsuji K, et al.Studies on the antihemorrhagic substances in herbs classified as hemostatics in Chinese medicine.IX.On the antihemo rrhagic princples in *Typha lactifolia* L.［J］. Chem Pharm Bull, 1988, 36（11）: 4414–4420.

［103］ Ishida H, Umino T, Tsuji K, et al.Studies on the antihemostatic substances in herbs calssified as hemostatics in traditional Chinese medicine.I.On the antihemostatic principles in *Sophora japonica* L.［J］. Chem Pharm Bull, 1989, 37（6）: 1616–1618.

［104］ Hitoshi I, Takayuki U, Kuniro T, et al.Studies on the antihemorrhagic substances in Herbs classified as hemostaties in Chinese medince.X.On Hemostic activities of the parched herbs for hemostatics［J］. Yakugaku Zasshi, 1989, 109（3）: 179.

［105］ Zhu S, Shirakawa A, Shi Y, et al.Impact of different postharvest processing methods on the chemical compositions of peony root［J］. J Nat Med, 2018, 72（3）: 757–767.

［106］ Gyo In, Nam–Geun Ahn, Bong–Seok Bae, et al.In situ analysis of chemical components induced by steaming between fresh ginseng, steamed ginseng, and red ginseng［J］. Journal of Ginseng Research, 2017, 41（3）: 361–369.

［107］ Henning SM1, Zhang Y, Seeram NP, et al.Antioxidant capacity and phytochemical content of herbs and spices in dry, fresh and blended herb paste form［J］. Int J Food Sci Nutr, 2011, 62（3）: 219–225.

［108］ Oberth ü r C, Hamburger M., Tryptanthrin content in Isatis tinctoria leaves—a comparative study of selected strains and post–harvest treatments［J］. Planta Med, 2004, 70（7）: 642–645.

［109］ Sung MW, Li PC.Chemical analysis of raw, dry–roasted, and honey–roasted licorice by capillary electrophoresis［J］. Electrophoresis, 2004, 25（20）: 3434–3440.

［110］ Hennell JR, Lee S, Khoo CS, Grey MJ, Bensoussan A.The determination of glycyrrhizic acid in Glycyrrhiza uralensis Fisch.Ex DC.（Zhi Gan Cao）and the dried aqueous extract by LC–DAD［J］. J of Pharmaceutical and biomedical Analysis, 2008, 47: 494–500

［111］ Choi YH, Sohn YM, Kim CY, et al.Analysis of strychnine from detoxified Strychnos nux–vomica［corrected］seeds using liquid chromatography–electrospray mass spectrometry［J］. Journal of Ethnopharmacology, 2004, 93（1）: 109–112.

［112］ Yoo HH, Kwon SW, Park JH.The cytotoxic saponin from heat–processed Achyranthes fauriei roots［J］. Biological & Pharmaceutical Bulletin, 2006, 29（5）: 1053–1055.

［113］ Yun JW, Kim H, Kim YS, et al.Evaluation of subchronic（13week）toxicity and genotoxicity potential of vinegar–processed Genkwa Flos［J］. Regulatory Toxicology & Pharmacology, 2015, 72（2）: 386–393.

［114］ Chen JH, Lee CY, Liau BC, et al.Determination of aconitine–type alkaloids as markers in fuzi（Aconitum carmichaeli）by LC/（+）ESI/MS（3）［J］. Journal of Pharmaceutical & Biomedical Analysis, 2008, 48（4）: 1105–1111.

［115］ Wang KT, Chen LG, Yang LL, et al.Analysis of the sesquiterpenoids in processed *Atractylodis Rhizoma*［J］. Chem Pharm Bull, 2007, 55: 50–56.

［116］ Jae–Suk Choi.Processed Gingers: Current and Prospective Use in Food［J］. Cosmetic, and Pharmaceutical Industry, Recent Pat Food, Nutrition & Agriculture, 2019, 10（1）: 20–26.

［117］ Yeomoon Sim1, Hyein Oh1, Dal–Seok Oh2, et al.An experimental study on providing a scientific evidence for seven–time alcoholsteaming of Rhei Rhizoma when clinically used［J］. BMC Complementary and Alternative Medicine, 2015, 15: 388.

［118］ Chan Hum Park, Mijeong Kim, Minji Woo, et al.Comparison of the Effects of Nonfermented and Fermented Panax ginseng Root Against Hypertriglycemia in High–Fat Diet–Fed Mice, Journal of Medicinal Food, 2018, 21（4）:

317-321.

[119] Lim CY, Moon JM, Kim BY, et al.Comparative study of Korean White Ginseng and Korean Red Ginseng on efficacies of OVA-induced asthma model in mice [J]. J Ginseng Res, 2015, 39 (1): 38-45.

[120] Park CH, Shin MR, An BK.Heat-Processed Scutellariae Radix Protects Hepatic Inflammation through the Amelioration of Oxidative Stress in Lipopolysaccharide-Induced Mice [J]. Am J Chin Med, 2017, 45 (6): 1233-1252.

[121] Lee BC, Choi JB, Cho HJ, et al.Rehmannia glutinosa ameliorates the progressive renal failure induced by 5/6 nephrectomy [J]. Journal of Ethnopharmacology, 2009, 122 (1): 131-135.

[122] Wang CZ, Aung HH, Ni M, et al.Red American ginseng: ginsenoside constituents and antiproliferative activities of heat-processed Panax quinquefolius roots [J]. Planta Med, 2007, 73 (7): 669-674.

[123] Scartezzini P, Antognoni F, Raggi MA, et al.Vitamin C content and antioxidant activity of the fruit and of the Ayurvedic preparation of Emblica officinalis Gaertn [J]. J Ethnopharmacol, 2006, 104 (1-2): 113-118.

[124] Eric C.Y.Chan, Swee-Lee Yap, Aik-Jiang Lau, et al.Ultra-performance liquid chromatography/time-of-flight mass spectrometry based metabolomics of raw and steamed Panax notoginseng [J]. Rapid Communications in Mass Spectrometry, 2010, 21 (4): 519-528.;

[125] Aikjiang L, Dingfung T, Tungkian C, et al.Antiplatelet and anticoagulant effects of Panax notoginseng: comparison of raw and steamed Panax notoginseng with Panax ginseng and Panax quinquefolium [J]. Journal of Ethnopharmacology, 2009, 125 (3): 380-386.

[126] Lin A S, Qian K, Usami Y, et al.5-Hydroxymethyl-2-furfural, a clinical trials agent for sickle cell anemia, and its mono/di-glucosides from classically processed steamed Rehmanniae Radix [J]. J Nat Med, 2008, 62 (2): 164-167.

[127] 周建芽，龚千锋．“樟帮”中医药文化的精神特质及发展展望［J］. 江西中医药大学学报，2017，29（4）：103-105.

[128] 国家发展改革委，外交部，商务部．推动共建丝绸之路经济带和21世纪海上丝绸之路的愿景与行动［N］. 人民日报，2015-03-29（004）.

[129] 本刊讯．国家中医药管理局、国家发展和改革委员会．中医药“一带一路”发展规划（2016—2020年）［J］. 中医杂志，2017，58（4）：296.

[130] 中共中央国务院．健康中国“2030”规划纲要［R］. 2016.

[131] 张伯礼，张俊华，陈士林，等．中药大健康产业发展机遇与战略思考［J］. 中国工程科学，2017，19（2）：16-20.

[132] 张伯礼，张俊华．三审中医药法历程与感悟［J］. 天津中医药，2017，34（4）：217-218.

[133] 张伯礼．中医药发展的机遇与任务［J］. 中国中西医结合杂志，2017，37（2）：145-146.

[134] 贾天柱．中药炮制药性变化论［J］. 中成药，2019，41（2）：470-471.

[135] 杨冰，杨海军，童黄锦，等. 2002—2016年国家自然科学基金中药炮制学科资助情况分析［J］. 中国中医药信息杂志，2018，25（5）：1-5.

[136] 贾天柱．中药饮片行业存在的问题与解决办法刍议［J］. 中国食品药品监管，2018（6）：24-28.

[137] 周明．基于人工智能及大数据技术对中药饮片生产质量管控的研究［D］. 南京中医药大学，2018.

[138] 曹晖，黄璐琦．关于中药饮片质量和质量标准及中国药典2020年版饮片标准修订的思考与建议［J］. 中国食品药品监管，2018（6）：11-16.

[139] 刘富艳，袁媛，金艳，等. 多重PCR同时鉴别5种药用海马［J］. 中国中药杂志，2018，43（23）：4562-4568.

[140] 李波，李成义，陈杰，等. 中药饮片行业现状分析及发展思路探讨［J］. 中国中医药信息杂志，2019（4）：10-13.

[141] 贾天柱.论中药炮制的四新八化[J]. 药学研究，2019，38（7）：399-402.
[142] 张伯礼.中医思维与实践养成[J]. 中国中医基础医学杂志，2017，23（5）：593-594.

撰稿人：高　慧　陈　缤　贾天柱　张学兰　江　云　张　村　黄勤挽
李慧芬　周改莲　许润春　余凌英　单国顺　张春凤　孟　江
陈　红　曾春晖　张啸环　丁安伟　张　丽　石继连　斯日古冷

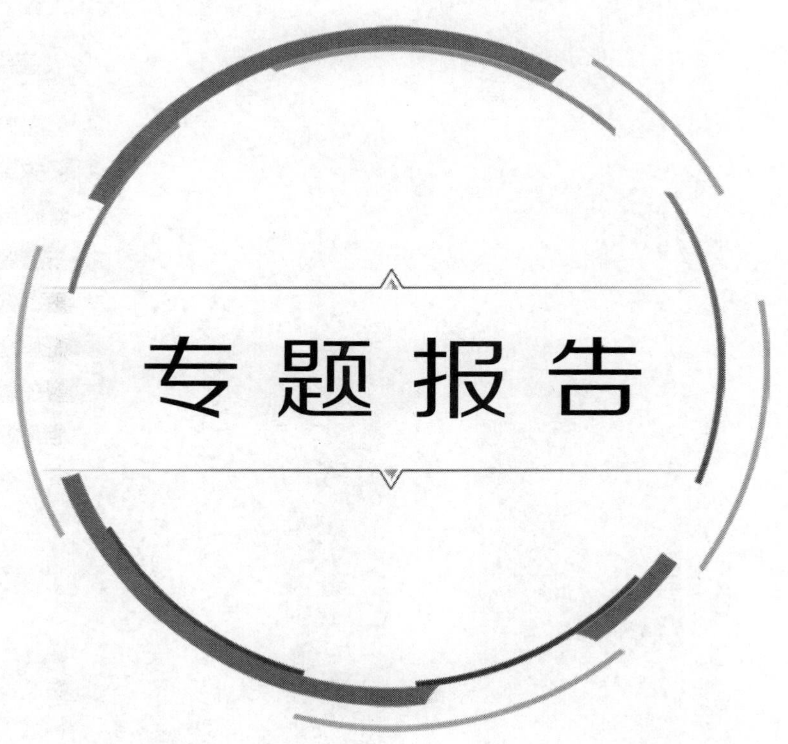

专题报告

中药炮制的传承

一、引言

习近平总书记指出：中医药是中华民族的瑰宝，要保护好、发掘好、发展好、传承好。李克强总理在给 2012 年太湖文化论坛中医药文化发展（南昌）高级别会议的贺信中指出：“当前，全球公共卫生安全挑战日益增多，人类健康面临新的威胁，中医药大有可为”，希望进一步“传承发展中医药文化，提高全民健康水平”。其对于中医药推进继承创新，发挥特色优势寄予厚望。

中药炮制是我国独有的、具有传统特色的制药技术，是中医临床用药最显著的特色之一，中药炮制与中药饮片的质量有密切关系，中药饮片是中国中药产业的三大支柱之一，是中医临床辨证施治必需的传统武器，也是中成药的重要原料，其独特的炮制理论和方法，无不体现着古老中医的精深智慧。随着炮制理论的不断完善和成熟，目前它已成为中医临床防病、治病的重要手段。

中药材加工、炮制具有十分悠久的历史。早在先秦时代的《五十二病方》中，就出现了大量炮制中药的内容。在中药炮制技术领域，由于全国各地的药材的自然资源、用药习惯、生活习俗、文化传统、方言语音的不同，而使各地的炮制加工各具有鲜明的特色，同时各地云集的大批知名的中医师和药工，也在中药材加工、炮制方面荟萃了各自的传统技艺，在“浸、泡、煅、煨、炒、炙、蒸、煮”等方面，因药制宜，技艺独特，制作精细，注重药效，从而形成了不同的炮制技术和炮制帮派。根据区域位置的不同，既有“四大帮派”（即江西樟帮、江西建昌帮、北京京帮、四川川帮）之说，又有“药十三帮”之称。因此，开展对传统制药技术和老药工经验传承，梳理传统理论，使之成为规范化的工艺技术，可为炮制理论和技术创新、中药饮片规模化生产、提升饮片行业生产水平奠定基础。

二、近年最新研究进展

（一）发展历史回顾

20世纪以来中药炮制的发展经历了从停滞不前至振兴发展时期，中华人民共和国成立至今已有了长足的进步。并于1963年总结出版了《中药炮制经验集成》，之后相继编写《历代中药炮制法汇典》《樟树中药炮制全书》《江西中药炮炙学》《建昌帮传统中药炮制法》等专著，各地也汇编形成各省（市）地方饮片炮制规范，为炮制规范化奠定基础。

20世纪80年代开始的中药炮制研究生招考及90年代起国家正式开展的“全国名老中医药专家带徒工作”，其中包括著名中药炮制专家王孝涛先生首先招收了研究生和徒弟，见证了国家对炮制人才培养的规划和决心，已经培育了一大批具备从事中药炮制科学研究素质和实际操作能力的专业技术人员。

尽管在中药炮制教学科研领域取得了明显的进步与发展，但是在中药炮制发展过程中，传统炮制技术大量散藏于古代文献，长期以来传承与创新、研究与应用脱节，特色技术濒临失传，同时炮制人才匮乏，在一定程度上阻碍了中药炮制的快速发展，因此，国家于2015年在全国启动了“中药炮制技术传承基地”建设项目，围绕着理论传承、技术传承、人才传承、文化传承和应用传承等五个方面开展了卓有成效的工作。

（二）学科发展现状及动态

1. 理论传承

中药炮制是一门古老的制药技术，由于历代炮制经验流传途径不同，文献记载的具体炮制方法有很大区别，对炮制品作用的认识亦存在许多分歧。因此，需要加强中药炮制文献的科学整理和数据挖掘研究。目前对中药炮制文献整理主要开展了中药炮制基本理论的梳理，如辅料作用论、用药生熟各宜论、制药论、炭药止血理论等[1]。通过国家及省级中药炮制技术传承基地项目的建设及推进，进一步整理挖掘中药炮制文献，开展了传统炮制理论的总结、传统炮制理论内涵阐释和现代炮制理论的总结创新和民族药炮制理论的整理等工作。

如目前已经收集整理完成古代炮制书籍530余本，系统整理了如《本草蒙筌复印本》《寿世保元》《传家宝集》《本草备要》《将玉伯医集》、万密斋万氏系列医集等古籍和现代文献中记载的传统理论，总结了中药“小炒”的方法，提出了“炮制辅料论”“炮制作用论”“二味同炒、二味同打”等传统炮制理论。

与此同时，对传统的“盐制入肾”“炮制性味理论”“药汁制理论”以及“生物发酵”理论、“三适”炮制理论等开展了现代系统的理论内涵研究，对传统炮制理论进行了深度科学阐释，验证了传统炮制理论的科学性和可信性。

此外，还提出了现代炮制新理论，如“选材要地道、炮制要依法，细节是关键”“炮制能让药材改变药性和减毒增效”“十八反为基础构建中药配伍禁忌及炮制理论体系”、炮制“四新八化”等，进一步补充并发扬了中药炮制理论体系。

在对民族药炮制理论中，总结了如藏药佐太、金灰银灰的“矿物炮制”理论、彝酒“泡、洗、兑、煮”炮制理论等，全面丰富了中药炮制理论。

传统炮制理论的系统总结和科学内涵挖掘，现代炮制新理论的提出与建立，以及民族药炮制理论的总结梳理等，都为炮制技术的原始创新、工艺规范和饮片标准制订奠定了良好基础，推动了中药炮制行业的快速发展。

2. 技术传承

在炮制技术传承方面，现代有多部专著对炮制技术进行了系统的整理，如《历代中药炮制法汇典》整理了春秋战国时期至1985年期间的常用中药主要炮制文献，按历史时期分两部分：古代部分自春秋战国时期至清代共收录中药460余种；清代以后至1985年期间的部分，共收录中药540余种，重点梳理了千余种中药的处方用名、炮制技术方法和炮制作用等项内容[2]。《中药炮制传统技艺图典》整理了国内外图书馆保存的多部古代本草著作中的炮制图谱，精心挑选出380余幅具有代表性的炮制彩绘图谱，配以名称、出处、炮制方法等说明文字，突出了传统炮制理论指导下的炮制传统技艺特点，填补了国内外中药传统炮制技艺图典的空白[3]。《中药材炮制加工方法图解》整理了我国部分地区传统的中药炮制工艺以及现代中药的常用炮制工艺，以实例详细解析了中药材加工炮制的工艺流程和关键步骤，用图表的形式，简洁和通俗的文字将中药材常见的加工炮制方法和过程进行例释，体现了传统地方特色炮制技术的精髓[4]。《全国中药炮制经验与规范集成（增修本）》本着尊重老一代中药工作者的贡献，翔实记载炮制发展历史，真实地反映了全国28个省市的饮片炮制的经验及技术，是中药炮制技术传承发展的根基，该书汇集了《中国药典》和各省、市、自治区炮制规范的要求，以及近些年来炮制科研成果，较为系统地呈现了中药炮制技术发展，传承发扬了炮制技艺[5]。《中医药学高级丛书·中药炮制学》列举了330余种中药的古今炮制方法、饮片性状、质量要求、临床应用及参考资料等[6]。

通过中药炮制技术传承基地建设，目前整理了如《中药炮制简史》《盱江医学炮制丛书》《中药调剂学》《安徽省中药炮制处方集》《湖南省中药饮片炮制规范》《中药炮制综述》《中药炮制辞典》《常用藏药炮制技艺汇编》《常用藏药炮制技艺汇编》《孟河医派临方特色炮制品种名录》《杨锡仓主任中药师中药炮制技术经验汇编》《新编历代中药炮制文献辑要》《本草纲目·修治》《矿物药志》《中国矿物药》《阿胶》《中药传统技能》《李永和中药饮片炮制》《全国中药炮制规范与经验集成》《中国传统道地药材图典》《中药饮片炮制技术规范传承集要》《北京市于葆墀中药炮制首席技师工作室中药炮制方法汇编（部分）》《宁夏中药饮片炮制规范》《维吾尔药特色药材炮制技术手册》等58部著作，录制10余个视听教材，如《中药炮制操作技能》等，采访老药工近300人次。

通过对书籍的整理和老药工经验传承，系统梳理了如净制、切制、炒制、复制等方面独特的炮制方法和技艺，开展如麦冬、鱼子麻黄、凤眼丹皮、蜜麸炒白芍（白术、山药）、灯心草炒乳香、四制香附、砂烫槐花炭、砂烫白芍、鳖血制柴胡等技术与品种的挖掘；对尚在应用的品种如母鸡油制三七、醋制荷叶、酒蒸川芎以及药母的制作（发酵）、马钱子炮制法、水银研细法、灯心煅炭法、菟丝子饼、黑膏药的制作等也进行了系统梳理；开展了诸如“百刀槟榔”“皂刺妙刀成花”等技艺整理，完成总结葡萄醋和牛奶制马钱子技艺，对马钱子霜、霜萝卜缨、醋乌梅、秀山胆南星、十三制香附、九制花蕊石、火制雄黄、神仙枣、枳壳薄如纸、仙露半夏、宋半夏、九制大黄、九制黄精、七制香附，焖煅荷叶炭、血余炭，纸煨木香，吴萸汁制远志、枸杞汤制巴戟天、猪胆汁制黄连、牛胆汁制天南星、蛋黄馏油、黑豆馏油、竹沥油等特色传统炮制技术与品种开展了系列研究。目前已建立的地方特色炮制技术资料档案达 200 余种。

在技术传承基础上，开展了中药炮制原理的创新研究，众多现代科学方法如物理、化学分析、微生物学、免疫学、显微、仪器分析、药动学、药理学和药效学、血清药物化学、人工神经网络、正交偏小二乘法等技术方法均应用于中药炮制增效减毒的原理研究中。如采用电子舌对炮制“口尝无麻辣味”的判定，利用显微方法对炮制前后草酸钙晶体的变化来阐明半夏、天南星的减毒机理，利用人工神经网络探明厚朴姜汁制增效与厚朴酚及和厚朴酚的煎出量相关性，利用水通道蛋白表达量来解释白术、苍术、枳壳等炮制缓燥机理，利用微生物学的方法来研究六神曲、百药煎等中药的炮制机理，用血清药物化学、Q-TOF 及代谢组学来阐明柴胡鳖血制退虚热的炮制机理等[7-16]。

与此同时，对传统炮制技术的工业化转化以及饮片的规模化生产，也进行了机械化、自动化和智能化方面的有益探索，如对炒、炙、煅等炮制工艺的关键工序建立了数字化参数，设计了可控温自动炒药机、煅药炉等，用工业自动化设备替代传统手工生产，成为特色炮制技术的一大创新。此外，随着国家对中医药现代化的日益重视，中药饮片智能化生产模式正在形成，工业化炮制装备中云计算、电子眼、电子鼻、传感器等人工智能的发展，在线质量控制等将得到普及使用[24-29]。传统技术与现代研究的紧密结合，为炮制传承与创新注入了新的活力。

3. 人才传承

人才培养是实现传承创新的核心。高等中医药院校作为中医药教育的主体，肩负着中医药人才、尤其是炮制人才的培养重任。本着“精选教学内容、强化基础知识、优化知识结构”的原则，各高校均开展了中药炮制课程体系的改革与建设，打造综合素质高的复合型中药炮制人才；同时，依托企业、借力科研院所，进行了中药炮制科研项目的合作开发，形成了企业、高校、科研院所等宽范围多途径联合推动中药炮制创新人才培养模式，提高了学生培养与社会需求的契合度。通过高校的本、硕、博研究生培养的方式，以及产学研合作等方式培养了众多中药炮制人才，弥补了老一辈药工的退休和离世导致的炮制人才不足。全国中药炮制技术传承基地建设，在国家的大力支持下，全面开展了炮制人才的培养和专项培训，有效构建了谱系传承和院校教育结合的炮制人才培育体系[30-34]。该人才培养传承体系主要通过谱系传承、师带徒方式、开展技术培训、召开会议、举行比赛等多种形式创新传承育人模式，培育炮制专才。

传承谱系的建立：全国 56 家传承基地均开展了炮制传承人才体系传承，在前期走访、调研的基础上，结合本地炮制技术人员的实际情况，建立了技术传承和学术传承谱系。通过炮制理论与炮制技术传承谱系传承，目前已培养近 830 名炮制技术专门传承人。

炮制技术培训：各基地均开展了卓有成效的培训班，面向全国、区域、特色流派等开展了丰富多彩的炮制理论与技术的专项培训。如举办的"全国中药炮制骨干教师培训班"，对来自全国各高等中医药院校和综合性大学中药炮制青年教师开展炮制理论、教学技术、实际操作等系统培训；全国每家基地均至少举办了 3 次炮制技术培训班，培训炮制技术人员近 2 万人次；举办三期面向全国中医师的炮制培训，培训人员近万人次，有效提升了中医师临床应用炮制品水平。

师带徒传承：如对藏药炮制中技术难度较高的"佐太""八金八灰"等 11 项炮制技术经验进行为期 2 年全面的传承，并完成了传统的拜师仪式；启动"侯惠民院士工作站"，在省级中药炮制技术传承培训基地的平台上，利用侯惠民院士工作站及其团队的技术优势，开展传统中彝药炮制、中彝药鉴定、中彝药制剂及中彝药合理应用的传承与创新；成立"首席技师工作室"，经推荐和考核新招收徒弟进行质量鉴别及炮制工艺的传授，工作室以总结、传承、创新传统中药饮片加工技艺为宗旨，旨在构建中药饮片加工技艺展示、学习、交流、推广的平台，为企业培养更多高技能专业技术人才，形成中药饮片生产技术传统工艺流程和核心技艺方面的相关企业标准和规范；其他各基地也通过层层选拔，招收具备中药炮制技艺传承培养潜力的青年员工，开展中药炮制技艺的学习 。

会议比赛培育人才：中华中医药学会中药炮制分会每年举办召开学术年会，举办数届全国"雷公论坛"，以传承与创新为主题，召集各省炮制专家代表参会，深入讨论传承与创新的关系和意义；在 2017 年首届"雷公杯"中药炮制青年教师授课与技能大赛中，多位优秀青年炮制人才脱颖而出，通过学习交流中药炮制各流派理论与实践技术，发掘古法，传承"技术能手"荣誉称号，使传统炮制技术得到发扬和传承。

4. 文化传承

中药炮制融文化与技术于一体，中药炮制是沟通中医与中药的桥梁，为我国珍贵的文化资源。各基地通过炮制文化技术场馆建设、传统炮制工具收集、文化媒体、科普宣传、申遗等多种形式对中药炮制文化开展系列传承。

场馆建设：各基地均进行了场馆建设，建设炮制实训室或中医药博物馆，进行了各类音响投影设备改造，增设炮制操作台，进行馆藏饮片标本的分类整理，收集原药与饮片对照标本、文字资料、图片资料，收集具有传统特色的炮制工具等；建设改造原有的中医药文化宣教中心，设置中药炮制展示馆，并设体验区，让参观者可以体验简单中药炮制的过程，以展示中药炮制渊源与特色、中药炮制的传承与发展历程、中药炮制与中医临床疗效的关系等。目前，已建设完成29家炮制传承展示馆、135家炮制传承工作室及名老中医工作室。

科普宣传：注重加强中药炮制科普知识宣传，引入现代信息技术，建设国家网络炮制博物馆，构建了涵盖中药炮制“文化传承－技术传承－教学实训－科学研究－古物展示”全体系的实训展示交流综合性平台；建设炮制人自己的网站“雷公网”（http：//leigong.org），对中药炮制开展全方位宣传；建设微信中药科普类公众号——“杨药师在线”等，关注者达数万人；形成中药泰斗聊炮制系列，在《本草中国》《中华医药》等栏目积极宣传炮制技术与文化；拍摄《中药炮制绝活实录》系列、炮制技术纪录片三套系列，以技术留存、科普宣传、简而告之为主题进行炮制文化传扬；积极参与各类炮制文化非遗申请和保护工作；定期举行膏方节、药师咨询日等活动，派出志愿者向大众普及炮制文化在大众保健用药中作用，特别是药食两用的安全问题和饮片炮制作用，进行炮制历史文化的挖掘与宣传。

中药炮制作为我国非物质文化遗产，国家通过建设中药炮制技术传承基地，开展了广泛的炮制文化普及与传播工作，“四个一”（一个虚拟博物馆、一部纪录片、一个数据库、一本炮制简史）传承工程成效显著；在20余家国家和省级媒体宣传特色炮制技术，建设各具特色的炮制实体展示中心，对包括柬埔寨国王西哈莫尼在内的100余批次国内外政要近万人次开展炮制文化交流，均在国内外产生了广泛而深远的学术及文化影响。

5. 应用传承

目前基地通过中药传统炮制技术的传承与创新，已出版和待出版论著60余部，发表论文近850篇，建立近50个数据库，授权及申请11项专利，获得计算机软件著作权5项等。

数据库建设：各省级以上基地开展了中药炮制数据库建设，数据库设有中药名称、炮制品名、关键词检索等途径，对文献、古籍和特色饮片、炮制方法等进行大数据录入，完成各数据库资料的编写工作同时开发安卓系统手机APP，如成功注册名称为“岐黄助手”的中药炮制数据库APP；各基地同时建立了中药饮片资源库，为国家中药饮片资源库建设奠定基础；孟河医派用药数据库收录相关数据信息108368条，包括处方组成、炮制方法、剂型、适应证、书名/文献名、作者等内容，从展示主要内容、软件和硬件等方面进行了特色炮制技术数据库的研究和展示平台设计开发工作。

饮片开发应用：先后进行了如苗药了哥王炮制相关研究，初步明确毒性靶器官，完成了主要有效成分大鼠体内的药物代谢动力学研究及其在体内的组织分布研究，明确其主要有效成分在体内的吸收、分布、代谢及排谢情况，比较其炮制前后药效的变化；开展完成藏药“君西赤台”的炮制品种开发工作，“君西赤台”是藏药炮制界普遍认为难度较大、几乎濒临失传的复方炮制方法，通过专家指导和反复试验及炮制，经专家从色、性、味等进行鉴别论证，符合古籍中记载炮制后“色如海螺、厨舌刺痛、划肌肤有灼烧感、蓬松”的描述，炮制饮片开发成功；强化藏药饮片（卡查尔）的临床应用，现有卡查尔药120余种，年生产量达300 kg左右，饮片服务能力满足临床使用需求；开发了如九蒸九晒技术品种，诠释了九蒸九晒炮制的科学内涵；开发30余种未开展实用的特色炮制技术，如库西塔和达格麻拉西法等，考察发现20余种民间特色技术，如扩卡斯土胡木、索克麻克、素如力麻法等，开发的新技术及饮片已推广到临床应用。各特色技术与饮片品种开发应用的同时，完成了饮片储藏与养护库房建设，规范了饮片仓储相关工作。开展了中药饮片处方用名标准化和中药饮片剂量的规范化工作，形成行业标准，有力提升饮片疗效，规范中药饮片的合理应用。

临方炮制应用：严格遵照国家药品标准和省、自治区、直辖市药品监督管理部门制定的临方炮制规范要求，先后完成了200余个临方特色炮制品种的调查调研工作，加强临方炮制，提高医院临方炮制水平及规模：开展基地建设以来，累积临方炮制饮片300余品种，研发和筛选煨大黄等临方炮制品20余味，进行炮制工艺的优选和药效对比研究；单独设立临方炮制室，购置临方炮制常用的如冲筒、小型粉碎机、电磁炉等设备，恢复和开展常规临方炮制工作，目前共19家基地对450余种饮片开展临方炮制开发应用研究。

三、重大进展及标志性成果

1. 突出古籍、古技、古物、古论的炮制传承成效显著

（1）开展了古籍、古技、古物和古论的传承整理

古籍传承，医案文献梳理重点突出：重点梳理了张仲景、葛洪、朱丹溪、李杲、张从正、陈自明、危亦林、龚廷贤、龚居中、叶天士、吴鞠通、黄宫绣、金世元、张琪、王琦、伍炳彩等历代名医临床医案，对《神农本草经》《本草经集注》《雷公炮炙论》《新修本草》《普济方》《博济方》《世医得效方》《幼幼集成》《炮炙大法》《本草蒙筌》《本草纲目》《修事指南》《本草正义》《历代中药炮制资料辑要》《历代中药炮制法汇典》《本草品汇精要》《中药炮制加工方法图解》等千余部本草典籍进行梳理，重点关注不同炮制品种与临床应用的对应情况，提出明确科学假说，验证其炮制原理，阐释炮制理论。

古技传承，特色传统炮制技术挖掘有力：探寻“樟帮”“建昌帮”“京帮”“川帮”等四大流派和13个传统药帮的特色炮制工艺传人，对传统炮制技术以及主流流派进行特色技艺梳理；江西樟帮传承人丁社如先生，1寸白芍3分钟之内切360片，在中央电视台表演，并上了吉尼斯世界纪录，开创了中药炮制人的电视表演的精彩纪录。

古物传承，濒临失传特色工具收集齐全：通过民间寻访、古志查询、仿制改造等多种方式，对即将失传但是又极具传统炮制特色的器具进行收集整理，目前已收集完成古代传

统炮制器具300余件，涉及净选加工、切制、炒制、煅制、蒸制、煮制等多道工序的炮制工具设备。

古论传承，系统凝练完善炮制理论：利用现代科学技术，围绕七情相制论、净制理论、切制理论、制药论、生熟论、炮制药性论、辅料作用论等，开展了大量中药炮制基础理论研究。

（2）强调原理、理论、工艺、标准和生产的炮制创新日臻完善

炮制原理和理论的创新取得突破：更加注重加强多学科交叉配合，深入进行中药饮片炮制前后药效物质基础变化研究、炮制作用机理研究、炮制药性变化等研究，通过依托国家自然科学基金项目、国家重点研发计划项目以及各省自然科学基金项目等研究经费的资助，全面开展了盐制入肾[35-37]、醋制入肝[38-40]、炭药止血[41-43]、相资为制[44-45]、相反为制[46-48]、相畏为制[49-51]、相杀为制[52-53]等传统中药炮制基础理论的研究，特别是与中药现代化发展密切相关的理论研究，探索其科学内涵，为中药炮制现代化提供发展源泉。同时，对于有毒中药的炮制减毒理论[54-55]、传统认为炮制前后作用差异较大的生熟异治理论[56-58]、炭药存性理论[59-65]等也开展了大量研究。

中药饮片技术标准和工艺走向规范：运用先进的科学技术手段，加强中药质量控制技术的研究，建立和完善中药饮片质量标准和生产规范，保证了中药饮片产品安全有效和质量可控。如草乌传统炮制多采用浸泡、煮制或蒸制的方法，在其炮制机制明确的基础上，提出采用“高压蒸制”的方法等[66-70]。

中药饮片产业逐步形成规模化发展：中药饮片产业进一步发展，饮片生产结构进行了调整，淘汰一部分企业，尤其是“家庭作坊式”的小企业，通过资本投资等多种形式打通上下游产业链，研发中药饮片自动化、智能化加工设备，如全浸润工艺和回转式中药浸润罐、隧道翻板式或网带穿流式干燥设备、网带式高压水洗药机和转筒式洗药机、燃煤转筒式或平底式炒药机等，为中药饮片的规模化和现代化生产奠定基础。

（3）中药炮制人才培养贯穿传承与创新

在传承过程中，通过院校培养、跟师学习、培训办班、学术会议、开放实验室、科研协作等多种方式，加强了对中药炮制专业人才的培养，对中药炮制技术人才的培养与培训贯穿始终，建设了高水平的炮制人才队伍。

我国先后建立了著名炮制大师王孝涛、金世元、张世臣等传承工作室，遴选传承人对3位大师的学术思想进行系统传承。王孝涛在振兴传统制药技术、创建和完善中药炮制学科、培养中药炮制专业人才、实现传统炮制技术现代化等方面具有丰富经验，主张中医药科研应以中医药传统理论为指导，在继承中药理论和中药制药技术的基础上，根据中医辨证用药的特点，运用传统和现代科学方法，对中药制药的传统工艺和地道药材的品种质量等进行系统的科学研究，阐明其科学基本原理，改进传统制药工艺技术和设备，促进传统制药技术向工业化和现代化的方向迈进，从而提高和丰富中药和中药炮制等学科的学术水

平。他提出了“中药炮制制毒增效论”及“中药采制控制论”等理论，为中药炮制科研起到导向作用。金世元则在中药道地药材的鉴别、炮制和调剂的实践操作方面独有建树，他建立了一套鉴别药材真、伪、优、劣的方法，尤其对“地道药材”的性状特征有其独到的鉴别技能，在中药炮制方面有较深的理论造诣和丰富的实践经验，并能够运用深厚的中医理论，对于常用中成药处方来源、历史考证、药物组成、配伍意义及功效特点等开展应用实践，还熟练掌握了审方、计价、调配、复核、付药等中药饮片调剂各环节的正规操作和技能技巧。张世臣教授对于中药炮制理论研究有深厚造诣，认为中药炮制是我国中医药科学体系的显著特色，中医临床中，面对患者，要通过阴阳、气血、脏腑辨证，确认病机和治疗的理论，进而立治疗之法，处方遣药之时，要随辨证论治的要求，斟酌选用通过相应炮制方法制备的中药饮片，制成汤剂或成药，以达安全用药并确保疗效的目的，明确提出了中药安全用药的核心就在于科学炮制的指导思想。即：“辨证施治医之魂，饮片炮制药之根”。

此外，国家还先后批准了龚千锋、肖永庆、蔡宝昌、曹晖、邹爱英、许冬瑾等六人为第六批全国老中医药专家学术经验继承工作指导老师，并于2017年下旬及2018年上旬分别在江西、北京、南京、广州、天津举行了上述6位专家及12位传承人的拜师仪式；胡昌江教授被授予第五批国家级中药炮制技艺非遗传承人。这些均标志着我国在加快老中药炮制专家学术继承和中药炮制高层次人才培养工作中又迈上一个新台阶，炮制大家的学术思想和技术理论得以广泛全面传承。

中药炮制在传承与创新方面取得的进展，极大满足了行业迅猛发展需求，使中药饮片这个我国医药行业中最小的行业，近几年的行业增速均高于其他医药行业。越来越多质量稳定的中药饮片品种开发，一方面满足了中药饮片行业发展需求，另一方面也满足了中医药回归本位的需求，使临床用饮片的需求质量基本获得保证。此外，有效满足了产业提升创新的需求，行业企业形成良好有序竞争，必要的特殊炮制技艺通过工业化生产实现规模化，给企业注入了蓬勃的创新活力。最后，有力满足了优秀文化的传承需求和人才培养需求。中药传统炮制技术作为我国非物质文化遗产，有效传承已使其成为我国传统中医药文化的重要内容和我国传统优秀文化的重要组成部分，而传承发展中的中药炮制作为中药学独特的分支学科，特色鲜明突出，更好地承载了中药人才的特殊培养需求。

2. 标志性成果

为了贯彻落实《国家中长期科学和技术发展规划纲要（2006—2020年）》和《中华人民共和国国民经济和社会发展第十二个五年规划纲要》精神，加强传统炮制技术传承，大力推动对我国非物质炮制文化遗产的抢救、保护与传承，国家中医药管理局通过启动国家公共卫生专项，2015年支持了全国第一批中药炮制技术传承基地建设，2016年继续支持第二批传承基地建设工作，先后共建设56家中药炮制技术传承基地（见表1）。第一批覆盖全国的主要高等中医药院校、科研院所和医院，第二批重点将西藏、内蒙古、广西、云南、宁夏、海南6个具有民族药炮制特色的地区纳入基地建设范围，并基本实现了全国范围内中药炮制技术传承基地全覆盖。

表1　全国56家炮制技术传承建设基地

第一批中药炮制技术传承基地 2015年启动，2个国家级、20个省级、2个市级，共24家	
国家级	江西中医药大学
	南京中医药大学
省级	辽宁中医药大学
	长春中医药大学
	黑龙江中医药大学
	江苏省中医院
	安徽中医药大学第一附属医院
	福建中医药大学
	山东中医药大学
	山东中医药高等专科学校
	山东省中医药研究院
	河南中医药大学第一附属医院
	湖北中医药大学
	湖北省中医院
	湖南中医药大学
	湖南中医药大学第一附属医院
	重庆市中医院
	成都中医药大学
	贵阳中医学院
	甘肃中医药大学附属医院
	青海省藏医院
	新疆维吾尔自治区中医医院
市级	武汉市中医医院
	常州市中医医院
第二批中药炮制技术传承基地2016年启动，共32家	
	中国北京同仁堂（集团）有限责任公司
	北京华邈中药工程技术中心
	上海中医药大学
	重庆市北碚区中医院

续表

	河北中医学院
	河南中医药大学
	楚雄州中医医院
	湖南省中医药研究院附属医院
	衡阳市中医医院
	芜湖市中医院
	山东中医药大学附属医院
	济南市中医医院
	青岛市中医医院
	烟台市中医医院
	日照市中医医院
	平邑县中医医院
	山东百味堂中药饮片有限公司
	山东建联盛嘉中药有限公司中药饮片厂
	淄博万杰肿瘤医院
	山东博康中药饮片有限公司
	新疆维吾尔自治区维吾尔中医医院
	乌鲁木齐市中医医院
	浙江省中医院研究院（浙江省立同德医院）
	广西药用植物园
	太原侯丽萍风湿骨病中医医院有限公司
	内蒙古自治区中医药研究所
	陕西中医药大学
	广东省中医院
	西藏自治区医院
	宁夏回族自治区中医医院
	银川市中医医院
	三亚市中医院

通过国家中药炮制传承基地建设，主要实现了五大标志性成果。

（1）建设完成“四个一”工程：分别由江西中医药大学、南京中医药大学和辽宁中医药大学建设完成一个网上博物馆建设、一个文献数据库制作、一部电视纪录片制作和一部《中药炮制简史》编撰。

（2）建设完成古籍古物收集整理：收集整理本草古籍220部，挖掘传统技术100余项，深度探析特色传统饮片50余种，广泛探寻古技传人、药工经验50余人次，收藏复制传统炮制器具300余件。

（3）培训大批中药炮制专才：各地分别举办炮制培训近百余次，参加培训人数万余人，另还有专门对全国中医师举办3期“全国中医临床炮制技术与理论培训班”，参训逾万人。

（4）特色技术及饮片成功转化应用：在特色中药饮片研制生产方面，目前已有各地特色研究成果通过企业生产已产生显著的社会和经济效益，实现经济效益逾20亿元。

（5）临方炮制品种扩大规模：自《中华人民共和国中医药法》正式颁布实施以来，各基地医院临方炮制工作取得了迅速发展。据不完全统计，医院临方炮制品种也从2015年的30余个饮片品种增加到200余个饮片品种，有效满足了临床临用炮制饮片的迫切需求。

四、发展趋势与对策

（一）继续加强中药炮制传统技术传承

在中药炮制传统技术传承方面，应注重对学术思想、技术经验、古籍文献和技术信息的分析整理。

1. 进一步加强中药炮制学术和技术传承研究

重点研究名老中药炮制专家学术思想和传统炮制技术经验。系统整理、研究中医药古籍文献，实现数字化，加大对传统炮制技术和地方特色炮制技术的挖掘、整理和总结归纳。通过科技立项、实地采访、录音访问等多种方式，进一步挖掘整理传统炮制技术的学术思想、炮制经验、炮制理论和炮制工艺，对其进行系统全面的传承研究，探讨传统炮制技术形成的社会、文化背景，总结炮制技术形成规律及技术特色，为中药炮制及中医药发展提供借鉴。此外，由于地域文化的不同，不同区域形成了自己独特的中药炮制理论[23]，并构建了自己的理论体系，不同地域产生了不同的道地药材、炮制器具、辅料和技艺。在长期炮制传承过程中，成为当地中药传统炮制的突出特点，这既是不同地区地域性文化的反映，也是其特色所在。如苗药、维药、蒙药、藏药等，随着现代科学技术在各个领域的渗透、标准化的实施，使传统、富有地方特色的炮制技术受到一定程度的忽视。尽管通过目前国家中药炮制技术传承基地建设，传承挖掘了部分特色炮制技术，但由于时间紧、经费少和覆盖面的局限性等原因，仍有部分具有地域特色中药炮制技术面临衰退甚至濒临失传的局面。如维药的艾科麦提炮制法，由于后继无人、工具不在、资料遗失等原因现已失传，奶制马钱子虽然仍在使用，但存在炮制减毒原理尚不清楚、炮制工艺不规范、炮制品质量标准不完善等问题[71]。因此应加快开展不同地域尤其是少数民族地区中药炮制传统特色技术的全面挖掘、搜集、整理和传承，根据古籍记载并结合中药传统炮制实践和不同地域的炮制特色，归纳总结各个中药传统炮制技术的经验和成果。

2. 进一步加强中药炮制基础理论和文献整理研究

在中药炮制的发展中，虽有《雷公炮炙论》《炮炙大法》《修事指南》等专著，但仍有更多的炮制资料散落在民间，需要更大规模的集中统一整理和管理。系统做好文献的整理研究，综合分析古今文献资料，研究基础炮制理论并归纳总结，分析各类炮制方法与每味中药炮制的历史源流、原始意图和演变过程，仍是炮制技术传承的重要工作。可通过组建相关炮制文献传承平台，深入而系统地挖掘具有传统和地域特色的炮制技术，进而为现代炮制的研究正确选题和立项提供更有针对性的史料线索和更可靠的炮制依据，并尽快对其进行更广泛的炮制技术品种二次开发，运用现代科学技术进行实验设计与研究，将其工艺操作、成分变化等参数数据化，形成独特的SOP和质量标准，然后用著作、专利等形式进行保护，为传承传统炮制技术并进行创新奠定坚实基础。

3. 进一步加强中药传统炮制技术信息研究

应加快建立中药炮制传统技术标准数据库，加速中药炮制核心技术信息资源的标准化和规范化，加强中药传统炮制知识保护体系建设，促进中药炮制医疗、科研、教学、管理等信息交流的网络化，通过大数据平台分析整理，进行数据挖掘，推进信息公开和知识产权保护，全面提升炮制技术的科学性和应用性。

（二）继续加强中药炮制人才传承

应通过国家中医药管理局相关部门大范围进行中药炮制专业人才调查，并对中药炮制专业技术人才登记注册，建立全国性的中药炮制技术人才库，对优选出来的优秀师生通过“师带徒”方式进行实训，深度发掘炮制传承人才。

应进一步加强中医药继续教育的制度建设，对不同层次的在职人员进行培训，提高在职人员的综合素质，强化中医住院医师中药炮制规范化培训的监管等，为传统中药炮制技术的传承奠定人才基础。如可通过邀请品牌老字号企业，各省市国医大师、炮制专家、老药工等担任技术顾问和客座教授，请他们将具有鲜明地域特色的炮制绝技，针对其沿用和曾用的炮制品种、炮制方法、炮制辅料等进行系统传授；通过学生探究、师生互动为主，辅以交流式、展览式、观摩式、讲座式教学，将传统中药炮制技术强调的“品味虽贵必不敢减物力，炮制虽繁必不敢省人工”的工匠精神和职业要求有机融合，体现炮制技术人员的人文情怀[72]。

（三）继续加强中药炮制的文化传承

可通过进一步建设中药炮制技术文化载体、全面加强文化宣传等举措开展研究。建设中药炮制文化载体应积极挖掘、利用中药炮制文化资源，在目前通过炮制技术传承基地建设收集得到的具有传统特色的炮制工具、饮片标本、文字资料、图片资料和多媒体资料基础上，进一步扩建中药饮片标本馆、中药炮制展示馆、中药炮制体验中心等实体或仿真模拟平台，使人们切身感受炮制文化、体验炮制加工过程，激发社会对中药炮制传统文化的认同。

应进一步加强中药炮制文化宣传，可借助中药炮制文化宣传科普队伍和互联网等现代新兴媒体，针对不同地区和人群的特点，采用群众喜闻乐见的形式，加强中药炮制科普知识宣传工作，宣传中药炮制的科学性以及中药饮片在保障人民群众健康方面的地位、作用和优势。

（四）继续加强中药饮片品种的开发应用

一方面，应重点关注古法炮制中药饮片品种的开发应用，通过挖掘医书古籍记载的方剂中散在的而目前临床并未应用的炮制品种，结合临床需求，整理筛选饮片品种开展研究。通过与药典法进行全面比较研究，验证其炮制机理和炮制工艺的科学性，建立饮片品种古法炮制技术现代标准，开发应用临床古法新用饮片，并为中药新药开发应用奠定基础。另一方面，要注重常用中药饮片在中医临床的有效应用，加强中药炮制技术和中药特色饮片临床适应证培训推广，使中医临床重视对炮制饮片的应用；同时加强炮制对药对、复方的影响，从整体观模式上开展炮制机理和工艺研究，使中药饮片发挥特色优势，增强中药饮片服务中医临床功能，为大健康事业助力。

参考文献

[1] 龚千锋 . 中药炮制学 [M]. 北京：中国中医药出版社，2016.
[2] 王寿涛 . 历代中药炮制法汇典 [M]. 南昌：江西科学技术出版社，1989.
[3] 曹晖，吴玢，王孝涛 . 中药炮制技艺图典 [M]. 北京：中国中医药出版社，2013.
[4] 龚千锋 . 中药材炮制加工方法图解 [M]. 北京：人民卫生出版社，2009.
[5] 曹晖，付静 . 全国中药炮制经验与规范集成（增修本）[M]. 北京：北京科学技术出版社，2017.
[6] 叶定江 . 中医药学高级丛书 · 中药炮制学 [M]. 北京：人民卫生出版社，2011.
[7] 刘年华 . 中药炮制机理研究的创新思路与方法 [J]. 当代医学，2015，21（30）：5-6.
[8] 徐润生，徐锦，王欢 . 中药炮制创新思路与方法研究 [J]. 世界最新医学信息文摘，2016，16（54）：165.
[9] 李丽，刘颖，肖永庆 . 中药炮制与饮片领域科研回顾与展望 [J]. 中华中医药杂志，2015，30（9）：3053-3057.
[10] 周知午，周予禄，胥新元 . 中药炮制理论研究的思路——突破与创新 [J]. 中医药导报，2008（2）：5-7.
[11] 钟凌云，谭玲龙，何平平 . 3 种姜汁炮制后厚朴对大鼠胃黏膜损伤的抑制作用 [J]. 中成药，2018，40（9）：2062-2065.
[12] 王煊镇，史毅，张博文，等 . 柴胡不同炮制品对虚热证大鼠的干预作用 [J]. 中国实验方剂学杂志，2018，24（12）：99-106.
[13] 宁艳梅，杨韬 . 鳖血柴胡不同比例炮制品解热镇痛作用的实验研究 [J]. 甘肃中医学院学报，2014，31（6）：

5-8.
[14] 张淑洁，钟凌云.厚朴不同炮制品对胃肠运动功能的影响［J］. 中药材，2014，37（10）：1762-1765.
[15] 钟凌云，兰智慧，祝婧，等.姜制前后厚朴毒性及刺激性作用研究［J］. 中成药，2013，35（8）：1782-1785.
[16] 钟凌云，霍慧君，祝婧，等.不同姜制厚朴抗炎镇痛作用实验研究［J］. 中药材，2012，35（10）：1576-1579.
[17] 胥敏，吴纯洁，严丹，等.中药发酵技术传承与创新的探索［J］. 中国实验方剂学杂志，2015，21（23）：230-234.
[18] 丁朝柱.中药饮片炮制工艺的现代研究与创新［J］. 中国医药指南，2013，11（14）：684-686.
[19] 方洪征.蒲黄炒炭创新［J］. 时珍国医国药，2005（4）：329-330.
[20] 李景玲，林俊秀.鹿茸加工炮制方法创新［J］. 时珍国医国药，2001（1）：46.
[21] 黄坤，张陈炎，李胜蓉，等.巴豆制炭方技术的源流和创新［J］. 时珍国医国药，2005（9）：878-879.
[22] 刘艳菊.毛维伦对中药炮制的创新见解［J］. 湖北中医学院学报，2005（1）：48.
[23] 杨明，钟凌云，薛晓，等.中药传统炮制技术传承与创新［J］. 中国中药杂志，2016，41（3）：357-361.
[24] 胡彬.中药炮制学科应继承创新并重［J］. 中医药管理杂志，2014，22（9）：1508.
[25] 何晓晖，徐春娟.传承创新是盱江医学最鲜明的特征（续）［J］. 江西中医药大学学报，2014，26（3）：1-4.
[26] 李立.中药传统炮制技术传承与创新［J］. 中外医疗，2018，37（20）：190-192.
[27] 肖永庆，张村，刘颖，等.中药炮制学科和饮片产业传承与创新过程中几个值得探讨的问题［J］. 中国实验方剂学杂志，2019，25（1）：224-227.
[28] 张村，李丽，刘颖，等.中药饮片生产模式的变革与生产技术的创新——中药饮片智能化生产可行性探讨［J］. 中国中药杂志，2018，43（21）：4352-4355.
[29] 刘国信.中药饮片包装亟待科技创新［J］. 湖南包装，2011（3）：17-19.
[30] 窦志英，游强蓁，王晖，等.中药炮制的继承创新和人才培养模式的思考［J］. 中国中医药现代远程教育，2017，15（14）：24-26.
[31] 谭鹏，杜红，戴幸星，等.基于传承创新的《中药炮制学》教学策略研究［J］. 时珍国医国药，2016，27（6）：1516-1517.
[32] 钟凌云，龚千锋，张金莲，等.中药炮制学科研究生创新能力培养途径与方法研究［J］. 中国中医药现代远程教育，2014，12（3）：133-135.
[33] 姚苗.中医药老字号传统技术实施的困境与制度创新［J］. 中医药管理杂志，2013，21（2）：112-116.
[34] 王秋红，匡海学.中药炮制学课程改革研究［J］. 中医教育，2010，29（1）：40-42.
[35] 孙翼飞."入盐走肾脏仍仗软坚"初探［A］. 中华中医药学会中药炮制分会、中国医药物资协会中药饮片及生产设备协同创新联盟、中国医药保健品进出口商会中药饮片分会.2014年全国中药炮制学术年会暨中药饮片创新发展论坛及协同创新联盟会议会议讲义［C］. 中华中医药学会中药炮制分会、中国医药物资协会中药饮片及生产设备协同创新联盟、中国医药保健品进出口商会中药饮片分会：中华中医药学会，2014：1.
[36] 颜翠萍.盐制增强补骨脂抗骨质疏松药效炮制机理的研究［D］. 南京中医药大学，2014.
[37] 董媛媛，石智华，邓翀，等.从抗氧化角度评价杜仲"盐制入肾"的炮制机理［J］. 现代中医药，2013，33（1）：77-79.
[38] 李金慈.基于微透析及荧光成像技术的莪术醋制入肝效应机制研究［D］. 南京中医药大学，2014.
[39] 郑洁，张萌，邓翀，等.从抗氧化角度评价南五味子"醋制入肝"的炮制机制［J］. 中国实验方剂学杂志，2012，18（20）：189-192.
[40] 苏桃.基于代谢组学的五味子醋制入肝效应机制研究［D］. 南京中医药大学，2012.
[41] 刘晓曼.从黄柏炭止血作用及其机制研究探讨"炒炭止血"与"烧灰存性"［D］. 北京中医药大学，2018.

［42］武冰，于晓．炭药止血与烧灰存性［A］．中华中医药学会．中华中医药学会第二届岐黄论坛——血液病中医药防治分论坛论文集［C］．中华中医药学会：中华中医药学会血液病分会，2014：4.
［43］周海明．中药炒炭止血机理的概述［J］．海峡药学，2012，24（11）：56-57.
［44］吴莹，宋泽璧，徐月，等．知母盐炙前后滋阴作用比较［J］．中国实验方剂学杂志，2013，19（24）：211-214.
［45］王明芳，李坤，孟祥龙，等．款冬花炮制前后总生物碱含量比较［J］．中国药事，2015，29（2）：178-182.
［46］魏江存，陈勇，谢臻，等．中药大黄炮制品的化学成分及药效研究进展［J］．中国药房，2017，28（25）：3569-3574.
［47］李娜，颜冬梅，方建和，等．吴茱萸汁制黄连对大鼠血浆中儿茶酚胺分泌的影响［J］．江西中医药大学学报，2017，29（1）：72-73.
［48］孙媛媛．栀制人参炮制原理研究［D］．辽宁中医药大学，2010.
［49］国伟．基于物质基础研究甘草、黑豆共制附子的科学内涵［D］．北京中医药大学，2015.
［50］那红宇，鞠成国，宋巧运，等．宋至清代白矾制半夏、天南星炮制历史沿革研究［J］．亚太传统医药，2017，13（18）：51-53.
［51］张广平，解素花，朱晓光，等．附子相杀、相畏配伍减毒实验研究［J］．中国中药杂志，2012，37（15）：2215-2218.
［52］王君明，李金花，蔡泓，等．基于主成分分析和灰色关联分析方法评价雷公藤配伍金钱草相杀减毒作用的化学基础［J］．中国全科医学，2018，21（21）：2622-2626.
［53］康桥．中药炮制方法与降低中药毒副作用分析［J］．世界最新医学信息文摘，2018，18（86）：254+256.
［54］韩志强．毒性中药千金子减毒炮制方法探讨［J］．智慧健康，2018，4（26）：122-123.
［55］苏海萍，马悦宁．雷公藤减毒增效方法研究进展［J］．山西中医，2018，34（9）：55-56.
［56］魏江存，秦祖杰，谢臻，等．生、酒大黄对大承气汤小鼠泻下作用的比较研究［J］．中华中医药学刊，2019，37（2）：326-329.
［57］沈华旦．生半夏及其炮制品的差异性成分分析和抗老年痴呆作用机制初步研究［D］．湖北中医药大学，2018.
［58］张明发，沈雅琴．中药苍术炮制前后药理作用的研究进展［J］．抗感染药学，2017，14（3）：481-485.
［59］张向阳，赵如同，刘春燕，等．地榆、地榆炭对小鼠止血作用影响的实验研究［J］．河北中医，2017，39（5）：735-738.
［60］刘光明，叶建新，黄位猛．中药炭药传统炮制工艺改进探讨［J］．广东职业技术教育与研究，2019（1）：5-6.
［61］杨海玲，黄冬芳，农海妮，等．广山楂炒炭前后化学成分含量及止血作用研究［J］．中药药理与临床，2018，34（6）：129-133.
［62］蔡新杰，徐海星，林世和，等．大黄炒炭后新生物质的分离鉴定和生成变化规律［J］．中国医院药学杂志，2018，38（22）：2336-2339.
［63］吕佳美，李曦凝，王俊桐，等．艾炭炮制工艺研究［J］．长春中医药大学学报，2018，34（5）：860-863.
［64］张嘉妮，戴冰，李玉星，等．酒制山茱萸炮制研究进展［J］．中国现代应用药学，2016，33（12）：1604-1608.
［65］文喜艳，王兰霞，邵晶，等．黄芪炮制品中化学成分和药理活性研究［J］．亚太传统医药，2016，12（11）：54-56.
［66］宋艺君，郭涛，马存德，等．响应面法优化制黄精高压蒸制工艺研究［J］．世界科学技术－中医药现代化，2018，20（7）：1261-1267.
［67］莫雪林．半夏蒸制新工艺的研究［D］．成都中医药大学，2018.

［68］王永禄，王丽瑶，朱欣佚，等.常压蒸制和高压蒸制对酒黄精化学成分的影响研究［J］．中国生化药物杂志，2014，34（8）：173-175.
［69］刘世琪，王磊，越亮.高压炮制对何首乌中有效成分含量的影响［J］．中国实验方剂学杂志，2013，19（21）：37-40.
［70］王万根，张宁华，徐巧红，等.何首乌高压蒸制法蒸制时间对何首乌抗衰老活性影响的研究［J］．云南中医学院学报，2013，36（2）：1-4.
［71］申纬红，王凤兰.从鹿茸的炮制方法探讨地域性文化对中药传统炮制的影响［J］．国际中医中药杂志，2015，37（9）：772-775.
［72］王法琴，何学建.基于中医药传承育人的“中药炮制学”教学模式改革研究［J］．江苏科技信息，2017，35（12）：74-75.

撰稿人：龚千锋　钟凌云　张金莲　李伟东　赵翡翠

中药饮片创新研究进展

一、引言

中药材必须经过炮制成中药饮片才能用于临床。中药饮片体现着古老中医的精髓，其炮制质量是否合格也直接关系到临床辨证论治的效果。同时，还影响着以其为原料的中成药疗效和用药安全[1-3]。事实上，中医药历经千年并非一成不变。古人在与疾病的抗争中不断总结、提高着对疾病的认识。同时，中药饮片也在不断发展，以满足各个历史时期中医临床的需求。中华人民共和国成立后，我国中医药事业取得了长足的发展，中药饮片行业也发生了一系列变革，新的饮片形式、炮制工艺与理论不断更新。尤其是进入 21 世纪以来，伴随着中药现代化的发展以及大健康产业的兴起，中药饮片在方便消费者使用、提高饮片的质量和安全性等方面均进行了努力。冻干饮片、微型饮片、精准煮散饮片、定量压制饮片、小包装饮片等形式多样的中药饮片相继产生[4-6]；微波、冻干、膨化、发酵、高压蒸制等形式多样的技术也被用于中药饮片的炮制[7-16]；加上“四新八化”和中药炮制化学与化学炮制等炮制理论的提出[17-18]，使得中药饮片行业从理论到实践均呈现出生机勃勃的姿态，这对于推动中医药现代化的发展也具有积极的意义。鉴于此，本报告将从新型饮片发展现状及动态；中药饮片炮制新工艺、新理论发展现状及动态两个方面来阐述和分析近年来中药饮片创新的发展现状和最新成果，并对这一发展方向所面临的机遇和挑战做出总结和展望。

二、近年最新研究进展

（一）发展历史回顾

1. 中药饮片片型发展回顾

“饮片”其名，源因古人将切制后的药片加水做成“饮剂”饮用而来，最早出现在南宋著名学者周密的《武林旧事》中："熟药圆散，生药饮片"，并一直沿用至今。作为中药发展至今最成熟的一种存在形式，饮片的规格、制法却一直在不断演化。最早在《五十二病方》中关于饮片的制备，有"削杞本""剡貑膏""咀薤"等内容。实际上，在铁器尚未出现之前，饮片的制备一直在采用"咀"的方法，即用口将药材咬碎，后世将其称为"㕮咀"。随着铁器在生产领域的广泛应用，饮片的规格及其制备方法开始逐渐增多。汉代开始出现了对饮片规格的描述。至晋代葛洪的《肘后备急方》中，则"咀"与"切"法并见。南北朝时期，陶弘景还提出药材经"㕮咀"后吹去粉末会导致剂量不再准确，而把药材细切后的片形更均匀，且更有利于药力的煎出。至此，随着铁器的应用，"㕮咀"法逐渐地淡出历史舞台，取而代之的是切、剉、捣、劈等法。因此，在《雷公炮炙论》中药材切制就以切、剉、细剉法为多。唐末至五代十国时期，连年战争，生产力遭到很大破坏，药材生产供应也受到很大影响。当时医家为了充分发挥药力、节省药材，又开始提倡煮散。宋代，煮散得到广泛的推广使用，正如沈括在《梦溪笔谈》中说："古方用汤最多，用丸散者殊少。近世用汤者全少，应汤皆用煮散"。宋代后期，一些医家又对"汤散不分"提出了质疑，认为应根据不同的病情选择合适的剂型，煮散开始由盛转衰。明清时期，饮片生产供应增多，药材的加工切制质量有所提高，切制品种和规格也相继增多。加上煮散难滤过、易焦煳、不便服用，研末后无从识别性状等问题，故应用逐渐减少，"药末"逐渐被饮片取代，并一直沿用至今。在此期间，伴随着中医药流派的发展，中药饮片在保持片状的基础上，根据药材质地以及临床的需要，又发展出了诸如浙贝切成元宝片或肾形片，泽泻切成铜钱片，厚朴切成骨牌片、盘香片、瓦片或指甲片，枳壳切成纽绊片或凤眼片，川芎切成蝴蝶片，白芍切成顶头片，甘草切成柳叶片等形式多样的饮片规格[19-21]。

中华人民共和国成立后，党和国家领导人大力支持中医药事业，饮片行业得到了蓬勃的发展。为了促进有效成分煎出、便于调剂和使用，颗粒饮片及袋泡饮片相继被推出[22-23]。同时，鉴于传统饮片在调剂、煎煮过程中存在的诸多问题。我国中医药工作者还尝试了自动调剂以及煎煮设备的研制[24-27]。但是，由于当时的技术条件以及中药饮片在"形制"上存在的诸多问题，使得上述研究并未能取得实质的进展。

2. 中药饮片炮制工艺及理论发展回顾

中药炮制是随着中药的发现和应用而产生的，有了中药就有了中药的炮制，其历史可追溯到原始社会。有文字关于中药炮制工艺的记载，最早出现在《五十二病方》。到南北朝刘宋时代，随着中药炮制经验的积累以及对中药疗效的影响越来越大，人们对它的研究也越来越深，期间我国第一部炮制专著《雷公炮炙论》问世，该书对后世中药炮制工艺的发展，产生了极大的影响，某些炮制方法，现今仍有很大的参考价值。到宋代，中药炮制的基本原则、方法及适用品种已初具规模，中药炮制工艺逐渐由零散的传播转变为系统化的总结。到明代，缪希雍撰的《炮炙大法》作为我国第二部炮制专著，就将前人的炮制方法归纳为"雷公炮炙十七法"，但后来发现雷公炮炙十七法早在150多年前的《全幼心鉴》

就有记载了。与此同时，当炮制工艺积累到一定程度，并且形成一定规模时，人们又开始重视药物炮制前后的不同应用和炮制辅料的作用，并对各类炮制作用进行了总结，明代对其进行系统整理，陈嘉谟在《本草蒙筌》中就系统地论述了若干炮制辅料的作用原理。至清代，中药炮制技术基本上继承前人，但在炮制理论方面却产生了最为重要的“制药论”及“炮制论”，但在炮制品种方面多有扩大应用[28-29]。

中华人民共和国成立初期，中药炮制的研究在继承前人经验的基础上，通过现代药理的、化学的手段对其炮制原理进行检验，并以此为基础进行中药炮制工艺的改进，从而推动中药炮制工艺的规范化以及饮片质量的标准化进程。到20世纪七八十年代，随着科技水平的提升和国家生产力水平的提高，中药饮片行业的从业者们在不断规范炮制工艺的过程中，逐渐理清了部分中药饮片炮制所包含的物质基础及相关药效机制，中药炮制原理研究开始成为热点。对于部分炮制原理相对清楚的品种，并以此为基础进行炮制工艺的改革和创新[29-30]。如草乌采用润后加压蒸或常压蒸的炮制新工艺，在毒性成分酯型生物碱下降到药典规定水平的同时，其总生物碱的含量明显提高；采用远红外线加热法炮制枯矾，与传统明煅法相比，其成本低廉且质量更优等[30-32]。总体上，这一时期的中药饮片行业仍以规范炮制工艺和探索炮制原理为主，炮制工艺和理论创新体系尚处于萌芽阶段。

（二）学科发展现状及动态

21世纪，随着中药产业化和市场化的不断扩大和升级，中药饮片产业也呈现出持续发展的良好态势。目前，全国已注册从事中药饮片生产加工的企业有2000余家。2011—2016年，我国规模以上中药饮片企业销售收入复合增长率达18.02%，在我国医药工业七大子行业中名列第二。2018年，中药饮片加工行业年销售收入接近3000亿元（图3）。目前，伴随着养生热潮，国家加大了中药饮片行业的监管，中药饮片加工在未来也必将规范发展。加之当前国家政策导向利好中药饮片产业的发展。预计未来5年我国中药饮片加工行业销售收入将保持年均15%左右的市场增速，到2023年销售规模将超过5000亿元。面对如此巨大的市场，中药饮片行业开始以提高消费者的“舒适度”为前提，不断对饮片的规格、生产工艺、煎煮及调剂方式、方法等进行改革，各种新型的饮片和炮制工艺相继出现，在提升了中药饮片的质量及科技含量的同时，也有力地推动了中医药现代化的发展。

1. 新型饮片发展现状及动态

2015版《中国药典》中明确规定，饮片是药材经过炮制后可直接用于中医临床或制剂生产使用的处方药品[1]。作为中药产业的终端产品，中药饮片直接与患者（消费者）或医务工作者对接。因此，中药饮片在保证疗效的基础上，还应该满足使用者的实际需求，让中药饮片能够给患者（消费者）或医务工作者带来更好的使用体验。而饮片的片型就是影响中药饮片调剂、煎煮和药效的主要因素之一。实际上，饮片从产生开始，关于

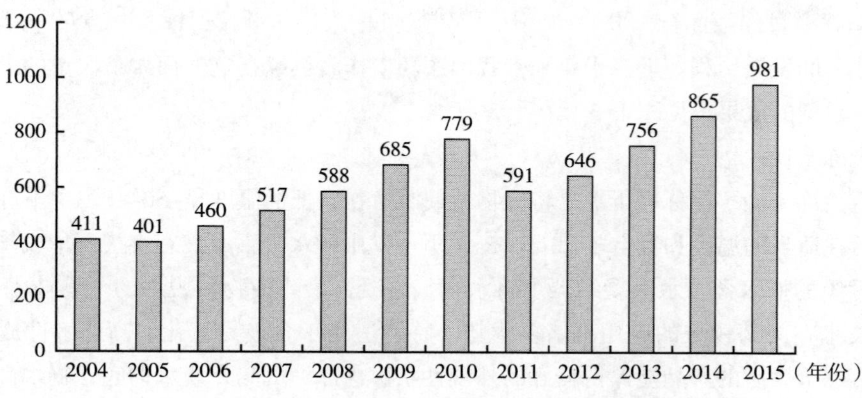

图 1　2004—2015 年全国中药饮片加工企业数量图

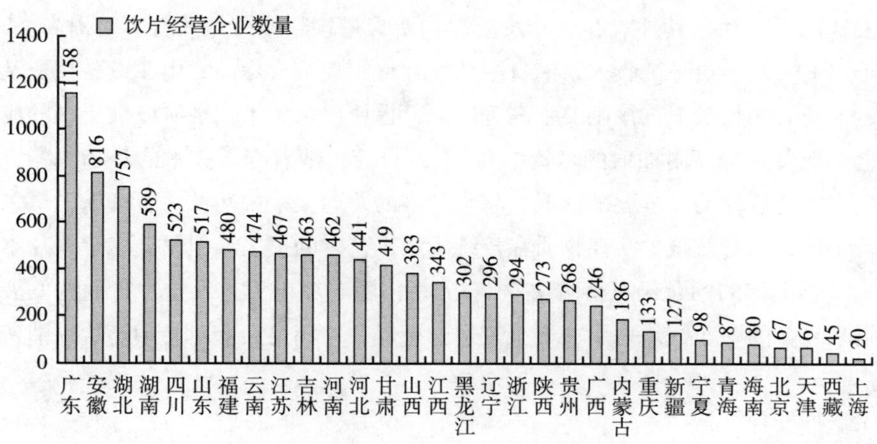

图 2　2019 年全国各省中药饮片经营企业分布图

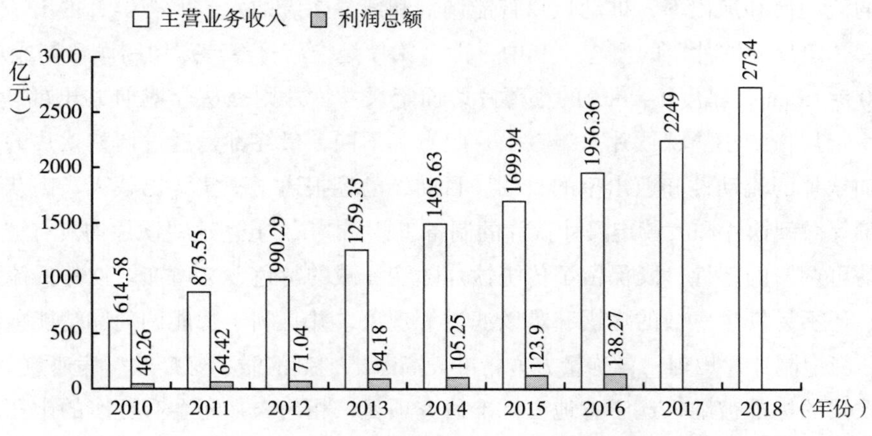

图 3　2010—2018 年全国中药饮片行业产值分析图

片型改革就一直伴随而行。并大致经历了："㕮咀—饮片—颗粒—饮片—煮散—饮片—颗粒—饮片"的发展历程。近二十年来，我国医药工作者继续在这方面做了大量的工作，并取得了一系列的成果（见图 1–3）。

（1）冻干饮片

真空冷冻干燥（简称冻干）是将湿物料或溶液在较低的温度（–50~10℃）下冻结成固态，然后在适当的温度和真空（1.3~13 Pa）下使其中的水分不经液态直接升华成气态，再用真空系统的捕水器（水汽凝结器）将水蒸气冷凝，最终使物料脱水的干燥技术[9]。冷冻干燥技术在中药领域的应用有诸多优势，特别适用于含极易氧化、高热敏性成分的中药，且冷冻干燥后的产品能保持良好的外观性状、色泽、气味，脱水彻底，复水性好，易于保存，便于粉碎[10]。由于冻干后可以直接服用，所以又称"即食饮片"。近年来，冻干技术在中药饮片的生产领域被广泛地应用，人参、三七、鹿茸、天麻、地黄等中药材都已被开发成冻干饮片，其外观、色泽及活性物质含量均较传统饮片有明显提高[33–39]。其中，冻干三七（片）更是被收入云南省中药饮片炮制规范。然而，由于设备投资及运行成本较高、干燥时间长及工艺控制要求高等问题，也使得该技术在现阶段被更多的应用于人参、三七、鹿茸这样高附加值的名贵中药[40]。目前，随着冻干技术的日趋成熟，应用冻干技术生产中药饮片的成本逐渐降低，越来越多的普通大宗中药饮片也开始尝试采用冻干技术进行干燥，以有效减少活性物质在传统干燥工艺中的损失。但是，冻干饮片本身的粉性较强、口感不佳的问题仍有待解决[41–43]。相信随着冻干工艺及饮片行业的发展，未来将会有越来越多的中药饮片采用冻干工艺进行干燥，并满足大众对于中药饮片消费的各方面需求。

（2）微型饮片

中药饮片的规格对于临床的调剂速度和有效成分的煎出率具有明显的影响。因此，也成为限制自动调剂和煎煮系统发展的关键因素。为了实现饮片规格的一致化，提高中药饮片的流动性和煎出率，推动饮片智能调剂和煎煮系统的发展。有学者提出了"微型饮片"和"定尺寸饮片"的概念。其中，微型饮片是指药材经特殊切制设备制成规格为：边长在 0.5~1.0cm、厚度 1~2mm 的小薄片；而定尺寸饮片则是从产地加工开始，将药材切制成一定规格的小块状饮片。二者虽"起点"不同，最终都是通过调整饮片的规格来达到增加饮片的流动性和煎出率的目的。目前，已经报道了枳实、巴戟天、肉苁蓉、甘草、地黄等微型饮片和大黄定尺寸饮片的制备工艺[44–49]。上述这些饮片均具有"规格划一，流动可调"的特性，既保留了传统饮片随症加减的特色，又增加了饮片的流动性和煎出率，还不易发生煮散的煳锅和难以滤过等现象，并且利于智能调剂和智能煎制，真正实现"新炮制片片均匀，自称量方方精准，高煎出剂剂清澈，好疗效病病速愈"。2017 年微型饮片的标准被纳入辽宁省地方标准研究项目，相信未来还会有更多的中药材被制备成微型饮片用于临床，从而有效解决智能调剂和煎煮设备发展的"卡脖子"问题，以助力中药现代化的发展。

（3）中药精准煮散饮片

中药精准煮散饮片是基于传统中药煮散用药方式，经标准化和规范化工艺制备、批量规模化生产、批内质量均一的中药粗颗粒或粗末饮片。中药精准煮散饮片采用中药DNA条形码鉴定体系，解决了中药饮片因切制及粉碎处理导致某些性状特征丧失产生的“辨药之难”问题，并与现有中药饮片质量评价标准、中药指纹图谱技术构成精准煮散饮片质量控制体系，实现了煮散饮片的精准化鉴定和检测。同时，中药饮片的形状规格微小化、均匀化处理，可使饮片批量规模稳定化，批内质量均一化，便于饮片分装、调剂、煎煮自动化，从而保证中药剂量和汤剂质量更加精准[50]。目前，已报道三七、丹参、淫羊藿、制何首乌、金银花、鸡血藤、枳壳、陈皮、肉桂等药材精准煮散饮片的制备工艺[51–59]。未来也将会有更多的中药材品种被制备成精准煮散饮片以满足临床的需求。

（4）定量压制中药饮片

定量压制中药饮片是采用机械压制方法，将花类、全草类、叶类等密度相对较小的、松泡难调的中药饮片，按配方所需的重量规格压缩成型的饮片。定量压制中药饮片采用紧压技术制备，使松泡饮片体积大幅缩小，压缩后的中药饮片既符合传统的中药应用要求，又有利于药效物质的溶出。该产品形状规则，可实现分装线的自动传输和包装，减少了手工操作，提高了生产效率，节约了成本，也减少了产品的二次污染。压制成块状后，不只是减小体积，还可降低饮片挥发性成分散失，药效更能得到保证。同时也避免了散装饮片易吸潮、生虫、生霉、窜味等缺点[60–61]。目前，已有红花、淫羊藿、陈皮、茵陈、野菊花和桑叶等药材被制成定量压制饮片[62–69]。未来通过对处方用量的研究，将确定和建立不同药材的规格、包装和自动识别方法，最终可达到生产、检验、包装自动化和管理条码化，以便于药房调剂和临床使用。

（5）小包装中药饮片

小包装中药饮片是指将加工炮制合格的中药饮片根据临床应用剂量，用聚乙烯塑料为包装材料，分装成不同规格小袋饮片，由药师直接调配或自动调配，而无需再称量的中药饮片[70–71]。小包装中药饮片既保持了中药的特色，又具有剂量准确，并无粉尘飞扬的特点。自2008年国家中医药管理局下发《小包装中药饮片医疗机构应用指南》以来，小包装中药饮片的使用就不断得到政策的支持，并已成为中医院考核评价的指标之一。小包装中药饮片在当前的中医药体系中已经占据了重要的地位。但是，小包装中药饮片在生产和使用过程中需要在饮片厂包装一次，到药房再调剂一遍，最后到患者手里再拆一遍，其工序过于复杂。同时，分剂量包装还会产生了大量的“白色污染”，由于塑料袋不透明，致使调剂人员不认识饮片，这些也都制约了小包装中药饮片的使用[72–75]。未来小包装中药饮片能否解决上述问题也将成为决定其发展的关键。

最后，饮片创新还应该遵循“饮者喝也，片者型也”的原则。目前市场上所流通的配方颗粒、超微饮片、破壁饮片、粉末饮片等，虽然都按饮片销售，但就其制备性质而言都已经是完整的制剂。如配方颗粒的制备过程与药剂学上的颗粒剂工艺基本一致，且属于汤剂的改革，并非饮片的改革；而超微饮片、破壁饮片、粉末饮片又都是相当程度的细粉，也与药剂学上的散剂工艺基本一致。因此，就其属性而言，这些产品均属于制剂，应该按照制剂来进行管理。上述所提的这些饮片也被称为“非饮片”。

2. 中药饮片炮制新工艺、新观点、新理论发展现状及动态

中药炮制技术是我国古代劳动人民在长期的用药实践中总结出的智慧结晶。作为一项传统制药技术，它具有独特的制备方式和完备的理论体系。因此，也成了首批国家非物质文化遗产之一。然而，这些传统炮制工艺及理论受当时社会发展条件的限制，仍存在一定的不足，仍需要不断丰富和发展。近年来，我国中医药工作者在前人的研究基础上，结合传统经验以及科学研究数据，不断对中药炮制工艺进行改革和创新，并对炮制理论进行补充和提高。

（1）中药饮片炮制新工艺发展现状及动态

中药炮制作为一项传统的制药技术，其炮制工艺是影响中药质量的重要因素。因此，历代医药学家都非常重视炮制工艺的传承和创新，以便保证和提高饮片的质量，从而更好地为临床服务。近年来，在中医药科研工作的不懈努力下，传统炮制工艺的原理日渐清晰；并且随着科学技术水平的发展，越来越多的新技术也被应用于中药炮制领域。此种背景，也推动了中药炮制工艺的创新和发展。

1）基于炮制原理研究的“增效减毒”炮制工艺创新。传统的饮片炮制以降低药材的毒副作用、增强疗效为主要目的。目前，对于部分炮制原理相对清楚的炮制品种，多有报道基于炮制原理而设计的炮制新工艺。如中药白术，现代研究认为苍术酮是其燥性成分，白术内酯类为健脾、抗炎、抗肿瘤的有效成分。传统的麸炒、土炒等工艺正是通过促进苍术酮的转化，从而降低白术的燥性，增强其健脾作用。因此，现多将白术的炮制原理总结为“减酮减燥，增酯增效”。正是基于对白术传统炮制工艺的研究，为了更好地达到“减酮减燥，增酯增效”的效果，大连民大中药饮片有限公司开发了一种新的白术炮制工艺，首先采用茯苓汁浸制白术，增强益气健脾之功，并缓和燥性；然后采用可食用级别的双氧水炮制白术，促进苍术酮转化为白术内酯；最后用玉竹汁制，从而既达到了脱毒作用，又增强了其健脾益肺的作用。这种白术炮制的新工艺，通过药汁和氧化剂的加入达到了生物转化的作用，兼具成本低、易操作、效率高等优点[76]。

另外，对于部分在临床使用中发现具有副作用或不良反应的炮制工艺。现在也多有利用这些副作用或不良反应所产生的原理来进行炮制工艺的改进。如现代临床应用和药效学实验均已证明，长期使用泽泻，其中的泽泻醇 C，16，23- 环氧泽泻醇 B 和泽泻醇 O 等三萜类成分会对肾小管和肾小球表现出一定的损害，即对肾脏有毒性作用。针对这一情况，大连民大中药饮片有限公司开发了泽泻新炮制工艺，通过使用加醋、陈皮煎汁和麦麸高温炒制来促进泽泻中毒性成分的转化，从而降低了泽泻的肾脏毒性[77]。事实上，通过炮制来达到减毒作用的情况还有很多，本书有专题进行讨论，本文不做展开。此外，还有像传统炮制的鹿茸存在口感差、腥味重、服用不方便的问题，用红枣水浸泡鹿茸并煮沸，然后取出鹿茸，沥干并进行干燥，可有效解决鹿茸口感差、腥味重的问题，制成的鹿茸可直接用作饮片[78]。未来随着对中药炮制原理研究的日渐深入，围绕“减毒增效”的中药饮片炮制新工艺也将越来越多。

2）基于新设备、新技术的中药炮制工艺创新。在科技飞速发展的当下，中药炮制工艺也在不断进步，大量实用新型技术被应用于传统中药饮片的炮制，并取得了满意的效果。相对于传统加热方式，采用微波炮制速度快，效率高。如采用微波炮制栀子炭，生产效率高，且产品质量稳定可控，其成品与传统炒制栀子炭相比，二者均能够缩短小鼠的出血时间和凝血时间，药效作用无明显区别[8]。膨化技术是指利用相变与气体的热压效应原理，使物料内部的液体快速升温汽化，通过外部能量供应，物料内部压力增加，并通过气体的膨胀力带动组分中高分子物质发生性质改变，从而使物料成为具有蜂窝状组织结构特点的多孔性物质[11]。朱舟等采用膨化炮制工艺制备的马钱子、士的宁、马钱子碱含量均较生品和砂炒品高，镇痛效果与传统工艺的砂炒品相同[12]。另外，对于一些传统的炮制工艺，对其进行改进和“发挥”也可取得了不错的效果。如传统的蒸制工艺耗时长，生产效率低。采用高压蒸制的方法，则可以缩短时间，显著提高效率。陈志敏等对传统九制黄精进行高压蒸制工艺优化，结果采用高压蒸制后，时间被大大缩短，而外观性状接近传统方法且多糖得到更多的保留[16]。发酵也是中药炮制的一项传统技术，通过发酵后，能增强药效或使药物产生新的功效。传统的发酵技术是利用自然界存在的微生物让其自然发酵，参与发酵的微生物并不明确，通过研究发酵过程中的主导菌，有用接种的方式纯种发酵，能够有针对性地提高目标产物的含量。常见的发酵品种包括六神曲、淡豆豉、红曲及建神曲等[3]。朱舟等采用双向发酵炮制工艺炮制天南星，通过接种筛选确定的白僵菌株，研究转化天南星固体发酵的条件，在很好地保存了天南星抗惊厥疗效的同时还显著降低了天南星的毒性[13]。相信随着科技的进步以及对中药炮制工艺的深入研究，还会有更多创新的方法被用于中药炮制。

（2）中药饮片炮制新观点、新理论发展现状及动态

中药炮制历史悠久，在漫长的发展进程中逐渐形成了自身独特的理论体系，并随着时代的发展而不断丰富。近年来，贾天柱教授提出“中药炮制化学与化学炮制”理论，将化学成分变化与中药炮制原理解析相关联，并用于指导炮制工艺的改革和创新。其中，中药炮制化学是研究中药炮制过程中一些化学成分量变和质变的规律与生物效应；化学炮制则是根据药材或饮片化学成分的性质及炮制过程中的变化规律，采用化学辅料或一些新辅料进行炮制，促使有效成分增加、有毒成分降低或转化为低毒、无毒或有效成分的一门科学。实际上，近年来贾天柱教授团队在化学炮制的基础上提出了“炮制转化”的新理论，

即通过控制炮制过程的化学反应和产物，来影响饮片质量。按炮制方法可将炮制转化分为四大类，即热转化、复合转化、生物炮制转化和化学炮制转化。炮制转化与传统炮制的主要区别是有目的、有选择、有方向地促使炮制过程中的化学成分发生“定向转化”，从而达到提高中药饮片质量的目的。而中药炮制的这种“定向转化”仍需要以中药功能主治和传统炮制过程中的成分变化为依据，并非只是单纯以追求某种单一成分发生改变为目的。同时，炮制转化采用饮片为原料，远比生物转化以单体为原料的成本低，其通用性和实用性也决定了炮制转化技术的可行性。相信通过中药炮制化学与化学炮制，乃至炮制转化的深入研究，必将促进传统炮制原理的解析与工艺改进和创新，并推动中药炮制学科的发展[18–79]。

此外，中药炮制要想发展就必须实现现代化。对此，贾天柱教授在 2014 年的珠江论坛上提出了炮制的“四新六化”。后经过不断凝练，于 2018 年在济南召开的中华中医药学会中药炮制年会上完善为“四新八化”，“四新”即新工艺、新辅料、新设备、新理论；“八化”即来源基地化、工艺规范化、标准国际化、原理清晰化、辅料多样化、规格一致化、产用智能化、流通网络化[17]。“四新八化”基本涵盖了中药炮制的内容，在业内形成了广泛共识，并成为炮制研究的总体目标。实际上，“四新八化”的实施仍有赖于以饮片企业为联结，集合高校科研、医疗服务、智能企业和炮制设备企业等“五位一体”开展创新研究。由此才能全方位提高饮片行业的能力水平，促进中药饮片的现代化，最终为医疗服务提供质优效确的饮片。

（三）学科重大进展及标志性成果

自宋代刘成硅发明了“戥称”以后，中药饮片便一直以此调剂。但是，戥称调剂的劳动强度大，计量不准确，效率低下。自 20 世纪 70 年代，国内各大医院便相继开展自动配方机的研制。由于受当时技术水平及饮片片型等问题的影响，投入使用后便频繁出现卡药等诸多问题，因而相继被淘汰。2014 年，北京华清科讯科技有限公司首先研制了全自动中药饮片调剂系统，通过组合秤、多传感器的应用，实现了中药饮片的智能调剂，大大地提高了调剂的速度和准确度，同时也解放了生产力；2017 年北京和利康源医疗科技有限公司开始生产该设备，并已经在中国中医科学院广安门医院得到使用，极大地推动了中药饮片智能调剂的发展。目前，尚有苏州信亨自动化科技有限公司的小包装调剂机、浙江厚达智能科技股份有限公司的自动调剂系统也都在进行研发和推广[80–84]。

汤剂是中医临床应用最多的剂型。但是，饮片煎煮却一直存在费时、费事、费力的问题。20 世纪 80 年代韩国在吸取中国传统煎煮方法的基础上发明了世界上第一台自动煎药机，并在医院投入使用。20 世纪 90 年代，中韩合资的天津三延精密机械有限公司生产了中国第一台煎药机，并在国内进行推广。此后，又有多家企业进行自动煎药机的生产和研制，但一直存在手工操作、清洗困难等问题。目前，中药汤剂代煎中心已成为发展趋势。

针对这一情况，浙江厚达智能科技股份有限公司和北京东华原医疗设备有限公司等单位成功研制智能煎制生产线，每天可以煎煮5000个处方，还同时实现了自动煎煮、灌装、封袋等工序，并能满足先煎后下等传统中药的煎制要求，既极大地解放了生产力，又提高了生产效率，特别是浙江厚达首先破除包煎之弊，改用饮片散煎，并上智能线，既提高了效率，又保证了煎药质量[85-89]。

实际上，2017年国家科技部重点研发计划“中医药现代化研究”重点专项“中药饮片智能调剂与煎煮设备关键技术研究”立项，也表明中药饮片智能调剂与煎煮已成为中药饮片发展的必然趋势。相信未来定将迎来中药饮片智能调剂和煎煮的时代。

三、本学科与国外同类学科比较

中药炮制技术作为我国的特色传统制药技术，在国外没有同类学科与之对应。同时，作为最具有自主知识产权的宝贵财富，制川乌、制草乌、熟大黄、熟地黄等21项加工技术也被列入《中国禁止出口限制出口技术目录》禁止出口。所以，国外对于中药饮片的炮制也仅限于净制和切制工艺。如日本的颗粒饮片，就是采用打颗粒的方式，该方法实际上早在汉代陶弘景的《本草经集注》中就有记载，该方法虽然增加了饮片的流动性及煎出率，但在生产过程中也会产生大量的粉末，与微型饮片相比，不具有任何优势。相较于在片型及炮制工艺研究方面的弱势，日韩在对炮制原理方面的研究则较国内起步早，也取得了一定的成果。如乌头的炮制是由毒性较强的双酯型生物碱转化为毒性较低的单酯型生物碱的过程，该发现最早就是由日本学者报道。但是，日韩学者对中药炮制的研究大多只是停留在单味药的炮制机理方面，没有进行系统的总结和归纳。经过自“十五”到“十二五”15年的努力，我国学者在对中药炮制原理的研究方面，无论是规模还是深度，均已超越了日韩，相关研究成果见综合报告。因此，就中药炮制领域的理论和技术研究而言，我国在全球处于领先的地位。

四、展望与对策

（一）建立统一、规范的饮片规格与质量标准

中药饮片规格是在长期的医疗实践中总结出来的，如“陈皮一条线，枳壳赛纽绊，半夏不见边，木通飞上天，川芎蝴蝶片，附子不见边，半夏如菱镜，苏梗飞上天，麻黄鱼子样，桂枝不见边，槟榔一百零八片”等对中药饮片规格的别致和独特的工艺要求，这不仅是为了追求美观，同时也取决于药材性质（形态特征、组织构造、质地、主要成分的溶解性、糊化度等）和临床调剂、炮制、制剂、使用的需要[90-92]。然而，目前各地中药饮片制备方法繁多，操作各异，缺乏统一的操作规范及质量标准，极大地制约了饮片产业的健

康发展。因此，未来中药饮片的发展应该在明确药材性质和临床需求的基础上，以现代科学技术与手段解析饮片加工各环节的理论意义，并进一步建立统一、规范、科学的操作流程和规格体系。具体来说，应该做好以下几方面的工作：第一，应该明确药材的药用部位，有针对性地去除杂质，保证中药饮片的品质；第二，对不同来源、属性及质地的中药材，开展软化动力学研究，确定科学、合理的软化参数；第三，明确饮片的片型与粉碎、干燥（干燥特性）、计量、包装等因素的关联；第四，不断提高饮片的流动性与煎出率，以适应自动调剂与煎煮设备需求。通过上述一系列的工作来确定科学、合理的中药饮片规格。

此外，在得到科学、合理饮片规格的同时，还应建立并完善有关饮片净度、色泽、气味、含水量、有效成分含量测定等项目的标准体系，以保证中药饮片的质量和疗效。饮片片型千年一贯制的状态必须改革，如何提高饮片的流动性，便于调剂，同时提高饮片的煎出率，是今后的研究重点。

（二）提升中药饮片全产业链智能化水平

在我国经济快速发展的今天和全球大力寻找、开发天然药物的背景下，中药产业迎来了前所未有的发展机遇。为了适应产业化浪潮的需求，中药饮片在生产、调剂及煎煮方面均向智能化方向发展，并取得了一定的成绩。未来中药饮片智能生产线的发展应以增强设备的生产效率与适应范围为目标，在大量科学实验及生产数据的支持下，不断优化和升级设备参数，提高生产能力与产品质量；中药饮片智能调剂设备的发展则应以提高仪器的精度与生产效率为目标，结合实验研究和饮片片型改革的成果来进行设备改造，生产出可满足不同规模医疗机构的高精度、高效率的饮片调剂系统；而中药饮片智能煎制系统的发展则应兼顾个性化和产业化两个方面的需求，通过考察煎煮容器、火力等因素对煎煮效率与汤剂效果的影响，明确煎煮过程中的主要因素，并以此为基础进行设备升级，生产出可满足家庭及医疗机构需求的智能化煎煮设备。

此外，未来构建智能化的中药饮片仓储及汤剂物流运输体系将成为饮片行业发展新的增长点，并将成为衔接中药饮片智能生产、智能调剂及智能煎煮的关键因素。中药饮片智能生产、智能仓储、智能调剂、智能煎煮及智能化物流体系相互融合、相互贯通，共同构成中药饮片智能制造完备的全产业链，也将全力推动中药饮片产业与应用智能化的实现。而要保证中药饮片智能生产、智能调剂及智能煎煮体系合理、有序的发展，当前，还应着手建立有关“三智”体系的科学规范的行业标准及规范，如“三智”设备的技术和生产标准、从业人员的行为和管理规范等，使中药饮片产业的智能化发展有理可依，有据可查。

相信在不久的将来，中药饮片通过片型的改革、理论的创新、设备的改进以及智能化技术的应用，必将出现飞速发展的全新局面。秉承着“传承是必要的、创新是必需的、智能化是必然的”思想。

参考文献

[1] 国家药典委员会. 中华人民共和国药典［S］. 北京：中国医药科技出版社，2015：凡例 7.

[2] 叶定江，原思通. 中药炮制学辞典［M］. 上海：上海科学技术出版社，2005：1–2.

[3] 贾天柱. 中药炮制学［M］. 上海：上海科学技术出版社，2010：3.

[4] 刘柳花，何运芳. 新型中药饮片的现代发展与趋势［J］. 亚太传统医药，2010，6（8）：4–5.

[5] 吴巧娜，徐玉萍. 新型中药饮片的发展［J］. 河北医药，2017，39（9）：1407–1410.

[6] 张爱霞，辛二旦，边甜甜，等. 新型中药饮片的发展与趋势［J］. 中华中医药杂志，2019，34（2）：474–476.

[7] 郑彧，降雪，郭忠成，等. 正交试验优选酒黄连微波炮制工艺［J］. 中国药房，2012，23（31）：2908–2911.

[8] 黄潇，刘婧，付小梅，等. 基于 CRITIC 法计算权重系数的 Box–Behnken 响应面法优化栀子炭微波炮制工艺研究［J］. 中草药，2017，48（6）：1133–1138.

[9] 任红兵. 真空冷冻干燥技术及其在中药领域的应用［J］. 机电信息，2016，（20）：12–21.

[10] 王学成，伍振峰，李远辉，等. 低温干燥技术在中药领域的应用现状与展望［J］. 中国医药工业杂志，2019，50（1）：42–47.

[11] 程芬 . 膨化炮制技术对毒性中药附子 / 半夏影响的研究［D］. 西南交通大学，2013.

[12] 朱舟，伍朝君，陈玲. 马钱子膨化炮制工艺优选［J］. 中国药业，2019，28（10）：6–8.

[13] 朱舟，伍朝君，陈玲. 天南星双向发酵炮制工艺研究［J］. 中国药业，2017，26（10）：7–10.

[14] 侯衍英，刘文忠，李存能，等. 红曲霉 – 丹参双向固态发酵工艺条件优化［J］. 化学与生物工程，2018，35（9）：55–59.

[15] 宋艺君，郭涛，马存德，等. 响应面法优化制黄精高压蒸制工艺研究［J］. 世界科学技术 – 中医药现代化，2018，20（7）：1261–1267.

[16] 陈志敏，胡昌江，胡麟 . 九制黄精炮制工艺研究［J］. 中药与临床，2019，10（1）：4–7.

[17] 贾天柱. 论中药炮制的“四新八化”［J］. 药学研究，2019，38（7）：399–402.

[18] 贾天柱. 中药炮制化学与化学炮制学的提出及研究思路［J］. 世界科学技术（中医药现代化），2010，12（3）：337–342.

[19] 陈缤，王丽娜，贾天柱. 中药饮片的历史沿革［J］. 中医杂志，2013，54（8）：640–643.

[20] 关怀，张建军，李伟，等. 中药饮片切制兴起于明代考证［J］. 中国医药学报，2004，（3）：186–188.

[21] 余香，龚千锋，朱龙涛，等. 中药传统饮片片型的研究现状与发展［J］. 江西中医学院学报，2011，23（1）：88–90.

[22] 张玉生，洪美玉，冯丽艳. 中药饮片改革研究及展望［J］. 中医药信息，1996，（5）：13–14.

[23] 方锡钧. 中药饮片改革的现状初析［J］. 中医药研究，1997，（6）：56–57.

[24] 李国桢. 圆柱形旋转式中药调剂柜［P］. 中国：CN2119146U，1992–10–21.

[25] 王季藜，杨栓成，王心东. 旋转式调剂台［P］. 中国：CN2216365Y，1996–01–03.

[26] 柳州市中医院. 多功能电热煎煮中药装置［P］. 中国：CN2119921U，1992–10–28.

[27] 广州市荔湾区广汇礼品经营部 . 全自动多用电子煲［P］. 中国：CN2174926Y，1994–08–24.

[28] 王艳. 中药炮制的历史沿革及科学文化解析［D］. 哈尔滨：黑龙江中医药大学，2007.

[29] 杨健. 中药炮制的历史沿革及存在的问题［A］. 中华中医药学会中药炮制分会 . 中华中医药学会中药炮制分会 2008 年学术研讨会论文集［C］. 中华中医药学会中药炮制分会：中华中医药学会中药炮制分会，

2008：4.
［30］王琦，孙立立，贾天柱. 中药饮片炮制发展回眸［J］. 中成药，2000，22（1）：35-60.
［31］蔡宝昌，何亚维，支敏倩. 草乌炮制新工艺的研究［J］. 中药材，1993，16（5）：21-23.
［32］史玉芬，邱坤，曲成文，等. 远红外线炮制枯矾的研究［J］. 中国药学杂志，1987，22（8）：454-456.
［33］郭树国. 人参真空冷冻干燥工艺参数试验研究［D］. 沈阳：沈阳农业大学，2012.
［34］陆国胜. 西洋参真空冷冻干燥工艺研究［J］. 食品研究与开发，2018，39（14）：115-119.
［35］王美钧. 人参、枸杞的低温真空干燥实验研究［D］. 天津：天津商业大学，2018.
［36］周国燕，张建军，桑迎迎，等. 三七真空冷冻干燥工艺研究［J］. 中成药，2013，35（11）：2525-2528.
［37］刘军，张世伟. 鹿茸的冻干新工艺及性质［J］. 真空科学与技术学报，2011，31（2）：229-233.
［38］武越. 鹿茸冻干过程的特性研究［D］. 沈阳：东北大学，2008.
［39］曾恋情，魏惠珍，刘圆，等. 天麻真空冷冻干燥粉工艺研究［J］. 时珍国医国药，2015，26（9）：2135-2137.
［40］李江映. 云南发布“冻干三七”中药饮片炮制规范［J］. 中医药管理杂志，2018，26（8）：27.
［41］杨春雨，郭凤倩，藏琛，等. 中药炮制用辅料姜汁的冻干工艺优化及冻干粉稳定性考察［J］. 中国中药杂志，2018，43（3）：520-526.
［42］李敏. 地黄冷冻干燥工艺、冻干地黄质量标准及其降糖有效部位初步筛选研究［D］. 山西中医学院，2016.
［43］饶文霞，张敏，林菁，等. 白及真空冻干法与烘干法工艺条件优化对比［J］. 黑龙江农业科学，2019，（4）：81-85.
［44］林桂梅，张天连，贾天柱. 枳实、枳壳微型饮片切制工艺优化［J］. 中成药，2017，39（11）：2396-2400.
［45］魏晓峰，任晓航，李祥溦，等. 巴戟天微型饮片工艺优选［J］. 中国中医药信息杂志，2019，26（3）：65-70.
［46］李祥溦，李喆，任晓航，等. 肉苁蓉微型饮片切制工艺优化［J］. 中成药，2019，41（2）：459-463.
［47］赵芳雪，史俊祖，刘颖，等. 地黄微型饮片制备工艺［J］. 中国现代中药，2019，21（2）：225-230.
［48］任晓航，岳英男，魏晓峰，等. 甘草微型饮片切制工艺及 UPLC 指纹图谱［J］. 中成药，2019，41（1）：124-129.
［49］谭鹏，张海珠，张定堃，等. 大黄趁鲜加工工艺：定尺寸饮片的研制及其质量评价［J］. 中草药，2017，48（12）：2407-2414.
［50］陈士林，黄志海，丘小惠，等. 中药精准煮散饮片［J］. 世界科学技术 - 中医药现代化，2016，18（9）：1430-1440.
［51］莫结丽，张靖，宫璐，等. 陈皮精准煮散饮片与市售饮片的质量［J］. 世界中医药，2017，12（11）：2786-2790.
［52］黄娟，张靖，宫璐，等. 枳壳精准煮散饮片质量的均一性［J］. 世界中医药，2017，12（11）：2791-2794，2798.
［53］徐文，雷迪，张靖，等. 鸡血藤精准煮散饮片与原饮片质量的对比性研究［J］. 世界科学技术 - 中医药现代化，2017，19（1）：83-88.
［54］任之尧，徐文，张靖，等. 花类药材金银花精准煮散饮片的质量评价［J］. 世界科学技术 - 中医药现代化，2017，19（1）：89-94.
［55］白俊其，黄志海，黄娟，等. 根茎类中药精准煮散饮片探索实例——制何首乌［J］. 世界科学技术 - 中医药现代化，2017，19（1）：95-100.
［56］张靖，徐文，宫璐，等. 叶类药材淫羊藿精准煮散饮片的质量研究［J］. 世界科学技术 - 中医药现代化，2017，19（1）：101-107.

[57] 张靖，雷迪，丘小惠，等. 三七精准煮散饮片的研制——质量均一性分析［J］. 中国实验方剂学杂志，2017，23（11）：13–17.
[58] 黄娟，丘小惠，白俊其，等. 根茎类药材丹参精准煮散饮片的质量评价［J］. 中国实验方剂学杂志，2017，23（11）：18–22.
[59] 白俊其，苏贺，黄娟，等. 肉桂精准煮散饮片与原饮片的煎煮质量［J］. 世界中医药，2018，13（2）：468–471，478.
[60] 本刊通讯员. "中药定量压制饮片"新工艺获 4 项国家专利饮片加工成果专利［J］. 中国中医药信息杂志，2011，18（6）：6.
[61] 宋英，盛蓉，谈静，等. 中药饮片的定量压制研制［J］. 中国医院药学杂志，2012，32（18）：1456–1459.
[62] 贺宝莹，王聪颖，唐安玲，等. 陈皮压制饮片的煎煮质量评价［J］. 中国药房，2014，25（47）：4467–4469.
[63] 朱聪，宋英，王聪颖，等. 定量压制对大青叶煎煮质量的影响［J］. 亚太传统医药，2014，10（21）：14–16.
[64] 王聪颖，贺宝莹，唐安玲，等. 淫羊藿压制前后不同时间点煎煮效率比较［J］. 中国实验方剂学杂，2014，20（19）：35–37.
[65] 唐安玲，贺宝莹，王聪颖，等. 红花定量压制饮片压制前后的煎煮效率比较［J］. 中国实验方剂学杂志，2014，20（15）：37–40.
[66] 曹蕾，单丽芳，杨红梅，等. 桑叶压制饮片与传统饮片的对比研究［J］. 时珍国医国药，2015，26（11）：2668–2670.
[67] 谈静，宋英，唐安玲，等. 压制中药饮片的质量稳定性评价［J］. 中国实验方剂学杂志，2015，21（12）：12–15.
[68] 林智，宋英，唐安玲，等. 野菊花压制饮片与传统饮片比较研究［J］. 亚太传统医药，2015，11（4）：32–35.
[69] 谢凡，宋英，袁燕，等. 茵陈压制饮片溶出行为的变化［J］. 中成药，2015，37（2）：379–381.
[70] 牛超，石典花，孙立靖，等. 新型中药饮片研究进展［J］. 药学研究，2015，34（2）：100–102，105.
[71] 马洁. 小包装中药饮片使用过程中的问题及建议［J］. 光明中医，2014，29（7）：1546–1547.
[72] 黄倩，徐惠芳. 小包装中药饮片应用概况［J］. 亚太传统医药，2014，10（3）：114–115.
[73] 侯玉婷，杨明华，顾维钧，等. 小包装中药饮片的利弊分析及发展对策［J］. 中医药导报，2016，22（7）：73–76.
[74] 刘慧. 小包装中药饮片存在的问题及改进分析［J］. 中医临床研究，2018，10（6）：138–139.
[75] 高世奇. 中药饮片小包装与散装优缺点分析［J］. 临床合理用药杂志，2019，（14）：103–104.
[76] 大连民大中药饮片有限公司. 一种减酮增酯的白术炮制新工艺［P］. 中国：CN103638084A，2014–03–19.
[77] 大连民大中药饮片有限公司. 一种降低泽泻肾脏毒性的炮制新工艺［P］. 中国：CN103623150A，2014–03–12.
[78] 山东东阿阿胶股份有限公司. 一种鹿茸的炮制工艺［P］. 中国：CN104127440A，2014–11–05.
[79] 许枬，贾天柱. 中药炮制转化——提高中药饮片质量的新思路［J］. 中华中医药杂志，2016，31（8）：3173–3177.
[80] 肖庚戌. 一种草类中药饮片药斗［P］. 中国：CN205932529U，2017–02–08.
[81] 苏州信亨自动化科技有限公司. 散装中药的自动发药机［P］. 中国：CN109515776A，2019–03–26.
[82] 浙江厚达智能科技股份有限公司. 中药饮片调剂机构滑移下料器及中药饮片下料方法［P］. 中国：CN109018972A，2018–12–18.
[83] 浙江厚达智能科技股份有限公司. 中药饮片调剂机构及中药饮片调剂方法［P］. 中国：CN109305540A，

2019-02-05.
[84] 浙江厚达智能科技股份有限公司. 螺旋下料式中药饮片调剂机构及中药饮片调剂方法 [P]. 中国：CN109455537A，2019-03-11.
[85] 北京东华原医疗设备有限责任公司. 中药煎药机及其控制系统 [P]. 中国：CN106389125A，2017-02-15.
[86] 天津三延精密机械有限公司. 一种基于无线射频识别技术的中药煎药管理与控制方法 [P]. 中国：CN107194172A，2017-09-22.
[87] 重庆安森药业有限公司. 一种自动煎药控制方法及控制系统 [P]. 中国：CN108670838A，2018-10-19.
[88] 易葫禄科技（苏州）有限公司. 中药自动化煎煮系统 [P]. 中国：CN108542773A，2018-09-18.
[89] 北京和利康源医疗科技有限公司. 一种中药饮片煎煮系统 [P]. 中国：CN109431807A，2018-12-18.
[90] 龙全江，常承东，张炳蓉，等. 中药饮片片型与煎出率关系的探讨 [J]. 中医药学报，1998，(5)：33-34.
[91] 方叶萍，张俊生. 中药饮片片型规格与质量的关系 [J]. 山东中医杂志，2002，(9)：562-563.
[92] 郭桂明，谢杰. 中药饮片规格对中药调剂、制剂等影响的初步探讨 [J]. 北京中医药大学学报（中医临床版），2008，(3)：32-33.

撰稿人：单国顺　刘蓬蓬　贾天柱

中药饮片炮制设备及智能化生产研究进展

一、引言

中药炮制历史悠久，作为传统制药技术，在很长一段时间里，中药饮片的生产都停留在作坊式的模式。饮片的炮制也多是药工凭借自身的经验，利用片刀、舂筒、药碾等工具，手工对中药材进行加工处理[1-2]。中华人民共和国成立后，中医药行业得到了蓬勃的发展，随着中药饮片需求量的增大，国家开始重视中药饮片的质量和生产问题。从20世纪50~70年代，炮制机械设备开始出现在中药饮片的洗、润、切、炙等工序中，经过国家“十五”“十一五”攻关课题的推动，中药炮制的机械化、可控化水平不断提高。进入21世纪以来，受国家政策以及大健康产业发展的影响，中药饮片行业成为了制药行业的盈利热点。相应的饮片炮制设备也得到了快速的发展，大量实用新型技术被应用于饮片炮制设备，饮片炮制设备逐渐向自动化方向发展。尤其是近几年，互联网技术及人工智能的发展，不断提高着各行各业的科技含量，饮片炮制设备也开始向联动化、信息化、智能化方向发展，这对于推动中医药现代化的发展具有积极的意义。

二、近年最新研究进展

（一）发展历史回顾

长期以来，传统的炮制工具多以手工设备为主，加之我国南北地理条件差异大，各地用药习惯不尽一致，在漫长的历史发展中，逐渐形成不同中药炮制流派及各自特有的炮制工具。如“樟帮”就具有铡刀、片刀、碾槽、冲钵、刮刀、铁锚、蟹钳、鹿茸加工壶、压板和硫黄药柜等不同的炮制工具。其中，又尤以刀片、铡刀面小口薄，轻便锋利最为著名，被称为“樟刀”，曾经被广泛应用于饮片的切制。中华人民共和国成立初期，中药饮片的生产和经营仍沿袭“前店后厂”的作坊式手工操作模式。虽有大品种季节性集中加工炮制，但其炮制方法不统一，生产规模有限，远不能满足人民防病治病之需。随着中医药事业的迅速发展，中药饮片用量大增，为此全国各市地药材部门，于1955年前后，陆续建立了中药饮片厂或中药饮片加工部；中药制药厂也建有前处理车间。生产上初步过渡到机械生产，扩大了生产能力，提高了饮片产量。但全国各中药饮片厂，多年普遍存在厂房简陋、设备陈旧、技术落后、饮片脚下踩、灰尘满天飞的状况，且缺乏严格的质量标准和检测方法，导致饮片质量下降。1985年2月国务院第62次常委会上特别指出，在中药饮片生产上，要有一个显著改善，这对中药饮片生产和提高质量起到了巨大的促进和保证作用。正是在这种背景下，原中国药材公司受国家委托分别在河南周口、上海、天津、吉林长春投资建立了4家中药饮片机械厂，推动了我国中药炮制机械向专业化、规模化的发展。而后在国家一系列促进中医药事业发展政策的支撑下，尤其是“九五”期间的中药现代化大行动中，又涌现了一批中药炮制设备制造企业，为炮制设备的发展增添了新生力量。“十五”以来，特别是“十一五”期间国家把中药饮片工艺规范化研究与炮制设备研制同等立项研究，从政策导向和研究经费上对炮制设备与炮制工艺的结合给予了支撑，并根据中药饮片的特点，鼓励利用多学科联合，开展饮片生产机械和相关设备研发，并给予专利保护，推动了炮制设备的发展。截至2008年年底，全国专业生产炮制设备企业约15家。他们都为中国中药饮片工业的发展，特别是为2008年1月1日前全国饮片生产企业在符合GMP条件下生产做出了贡献。但是，由于大部分炮制机械生产企业规模小、技术力量薄弱、标准化程度低等原因，制约了中药炮制机械向自动化、智能化方向的发展，也造成了中药饮片行业的生产水平及能力落后于制药行业的情况[1-4]。

（二）学科发展现状及动态

1. 饮片炮制设备发展现状及动态

中药炮制设备是在中药炮制原理指导下，结合具体炮制工艺和饮片生产特点，运用现代科技手段制造而成的机械设备。目前常用的炮制设备有60多种，其中用于药材形态加工的约占2/3，用于药材性状加工的仅有蒸煮、炒制、煅制等几类，约占1/3。实际上，炮制机械的研究也已成为中药炮制学的一门分支，它是没有化学反应、纯物理的单元加工过程所涉及的原理及装备，是中药饮片工业中不可少的部分，对中药饮片工业的技术提升和产业化起着举足轻重的作用[4]。近年来，受中药饮片生产企业实施GMP认证以及饮片产业附加值增加等内外因素的影响，大量实用的新型技术被应用于中药饮片的炮制设备，尤其是中药饮片的炮制自动化设备和生产线的研制及应用，更是极大地推动了中药饮片炮制设备向产业化、联动化、智能化的方向发展。

（1）净制设备

中药饮片的净制技术包含净选及分离技术，具体包括清除杂质、分离和去除非药用部位等[2]。中药材的种类繁多，净制方法和工艺条件各不相同。传统上多采用人工挑选的方式来进行，常用的挑选设备主要有人工挑选台、筛、簸箕等。目前，对于难以分离的药用部位，生产上仍多采用人工进行挑选，并配合挑选输送机作为运送药物的设备，以提高生产的效率。但是，对于大品种的饮片还多是依据饮片的属性，有针对性地采用筛选、风选、水选、磁选等机械设备来进行净制。近年来，随着产地加工一体化的深入推广，越来越多的净制工作以鲜药为对象。针对这一情况，“色选”技术也逐渐开始应用于中药饮片的净制，并取得了可喜的效果[5-6]。此外，为了提高净制的效率，类似超声波技术也被应用于中药材的净制工序。如新型循环水超声波药材清洗机就是通过在水槽底部加装超声波发生器对水槽内部的水及药材进行强烈震动，并由水槽中间的螺旋推进器将药材缓慢移动至出料口，在移动过程中经高压喷头反复冲洗，清洗过后的废水及泥沙从管道流入沉淀池进行沉淀，然后由水泵将沉淀过后的清水再次泵入高压喷头循环使用[7]。未来中药饮片净制设备的发展必将是以药材的属性为前提，利用多种技术进行有序的组合，以提高生产效率，保证净制效果。

（2）润制设备

中药材软化是指干燥药材吸收水分使其软化，从而达到切制要求而采取的处理过程。药材软化得当，既便于切制，又可减少有效成分损耗，确保饮片质量，故有“七分润功，三分切工”之说。传统的药材软化多采用自然浸润或者湿热软化的方法，容易造成药材有效成分的流失，影响切制饮片的片型，还增加后续饮片干燥的能耗，且兼有大量的污水排放[2]。近年来，中药饮片的生产在继承、改造传统加工工艺的基础上，多采用加温、减压的方式来提高饮片软化的效率，如高真空气相置换润药法，卧式真空（减压）加温润药机、减压冷浸软化机等，缩短了软化工艺生产周期，提高了饮片质量[8-13]。再配合可控的程序操作及有效的水分监控设备，可确保软化药材达到必要的含水率，并确保润药能达到“药透水尽”，在软化药材的同时又使药材的有效成分损失降至最低。未来再结合对药材的软化动力学研究，明确影响不同质地药材软化过程的要素，选择更合理、高效的技术用于中药材的软化。

（3）切制设备

传统的饮片切制多采用手工切药刀进行，饮片的质量受药材的软化情况影响较大[2]。目前，在不影响药效的前提下，饮片切制则基本上都采用机械化进行生产。全国各地生产的切药机种类、样式繁多，如往复式切药机（剁刀式切药机）、旋转式切药机、液压剪切机、多功能中药切药机等[13-22]。这些切药机虽然提高了工作效率，但捋顺送药还需要人工，且切制精细度不足，成品质量也良莠不齐，碎片、掉边、炸心等现象仍很严重。对于很多特殊片型、特殊质地的饮片也无法采用机械切制。因此，很多较小的厂家和医院仍然采用手工切制的方法。未来饮片切制设备应与润制设备有机结合，同时研制特殊片型切制机，以保证饮片切制的质量，并向大品种专属化和小品种多功能化两个方向发展，以满足饮片生产的实际需求。

（4）干燥设备

传统的饮片干燥以自然晒干和阴干为主。现代干燥工艺则常以蒸汽干燥、热风干燥、远红外线干燥、微波干燥、太阳能集热干燥、冷冻干燥为主[2]。当前，我国中药饮片工业常用的干燥设备主要是采用热风干燥的烘房、热风循环烘干箱等[23-26]，具有易操作、不受气候影响、适合批量生产、适应多种中药饮片干燥等优点。但也仍存在干燥效率低、能耗较高、劳动强度大等问题。此外，翻板式烘干机、网带式烘干机、隧道式烘干机等设备在中药饮片的生产中也多有应用，具有温度均匀、适合连续生产等优点[27-29]。但也存在设备的投资大、使用成本高、不易清洗、要达到一定的干燥能力所需干燥温度偏高等问题。近年来，随着红外、微波、太阳能、冻干等技术日趋成熟，相关干燥设备的生产和运行成本逐渐降低，中药饮片的干燥也逐渐采用上述技术。尤其是微波技术的运用，在起到饮片干燥作用的同时，还可以杀灭中药饮片表面的虫体和细菌，并不引起药用成分损失，应用前景良好[30-33]。另外，还有运用冲压离心空气再干燥技术，通过控制干燥间的空气相对湿度、空气压力、温度使中药饮片在接近常温的条件下快速干燥，从而获得外观性状色泽更加鲜艳、浸出物增多的饮片，该方法也为饮片干燥提供了一种新的研究方向[34]。相信未来中药饮片干燥设备的发展应是综合运用多种技术手段，在去除水分的同时，还可发挥保色、增效、杀虫及杀菌等多种作用。

（5）蒸制、煮制设备

中药饮片传统的蒸制、煮制过程多在常压下的笼屉、锅、桶等容器中手工进行操作，费工费时，且多凭主观经验判断成品质量。目前多利用压力蒸汽穿透力强的特点，研制热压蒸煮机，以实现直接蒸法、间接蒸法、直接煮法、间接煮法等炮制工艺。智能热压蒸煮机可在电脑控制下对炮制过程中的蒸汽压力、温度、时间、液位等进行程序设定，实现炮制全过程控制，从而不仅保持了传统的炮制工艺，还提高了生产效率和饮片质量[35-37]。未来智能化的热压蒸煮机也将会与净制、干燥等设备联动，并应用于中药饮片的焯制、复制等工艺。

（6）炒制设备

早期的炒制机械主要有平锅式炒药机和滚筒式炒药机。这两种炒药机均为煤火加热，大大解放了劳动力，但也存在一定的局限性，如热源比较单一、火候不易控制、锅体保温性能差、搅拌器混匀效果不好、炒制过程中易产生大量废气、没有回收装置等。为改善传统炒制设备的不足，目前多采用电磁炒药机，使炒药机的热源由原来的煤或油到天然气，克服了原来热源的污染和不安全性，可有效克服原来各种热源炒药机的温度惯性，使炒制程度更容易控制，加之当前的炒药机多采用电磁滚筒的方式进行加热，可有效避免产热时间长、传热慢、能耗高、能量浪费等缺点，使得电磁炒药机的温控能力更强、成品的质量更高[38-40]，而且这种电磁炒药炉一头进药，一头出药，更适合形成生产线。此外，还有企业研发出在炒药锅内装有搅拌装置，利用微波技术进行加热的炒药机[41]。针对传统上对炮制程度的判断多由人为主观来进行，常常出现“炮制不及”或“炮制太过”的问题，未来中药炒制设备将结合电子鼻、电子舌、近红外光谱传感器等技术来对饮片的炮制程度进行客观的评价，以保证中药饮片质量的稳定、可靠。

（7）煅制设备

煅法包括明煅法、暗煅法和煅淬法，主要适用于矿物药、贝壳类和化石类药物。目前，饮片企业生产中多使用各种型号和规格的煅药锅和煅药炉，并实现了对煅制准确有效的多段式自动化控制，使得煅制的火力满足煅制不同阶段的不同要求，提高了煅制质量[42]。除了单纯具有煅制功能的煅药炉，目前还研发出了兼顾煅制与淬制功能的一体机[43]。甚至包括兼具装料、放料、煅烧、取出、冷却和收料功能的中药煅制联动线。该装置以煅药炉为中心，放料平台是煅药炉的供应装置，装料甑是运载工具，煅药炉的后续是摊凉平台、降温通道和受料框。拾取机械手既是联动线流水作业的连接器，又是人工劳动的替换者。煅药炉内设计多点温度测量装置，采用数字模拟计算方法建立煅药炉温度场，可精确控制中药煅制工艺[44]。未来这种自动化的煅药设备也将成为煅药机械的主要发展方向。

最后，当前大量实用新型技术被广泛应用于中药饮片的炮制设备，使得中药炮制设备的生产效率和科技含量不断升高。同时，受饮片工业化、产业化发展的需求，饮片炮制设备开始向自动化、智能化的联动生产线发展。随着微波等实用技术被用于中药饮片的灭菌处理，未来建立含灭菌功能的自动化，甚至智能化饮片联动生产线也将成为可能，饮片生产终将迈入智能时代[45-46]。

2. 饮片生产智能化发展现状及动态

2016 年 11 月，“中国智慧制药 2025”高峰论坛在杭州举行，在论坛上医药学术界、企业界与政府监管部门达成共识，要大力推进我国医药产业技术创新升级，通过实施智慧制药、科技创新发展战略，实现医药工业高质、高效、绿色、安全、低耗发展，打造“中国制药”品牌，加速推动我国成为世界制药强国[47]。因此，在智能制造、智慧制药的大环境下，研究和运用现代先进的科学技术来提高中医药行业的科技含量和市场竞争力成为一种大趋势。中药饮片产业，作为我国制药工业中的一部分，整体技术水平还比较落后，在科技创新促发展的氛围下，亟待改造升级。因此，提高饮片生产的科技含量及技术水平成为中医药从业者的当务之急。实际上，近年来中药饮片行业在饮片生产的流程管控体系建设、产品溯源体系以及在线质量检测方面也都取得了一定成果，这也为未来饮片产业向智能化生产的发展提供了技术保障。

（1）中药饮片生产流程管控智能化的发展

中药饮片产业从传统的“作坊式”生产模式发展到今天，生产规模和生产效率不断增强。为了保证产出中药饮片的质量，国家有关部门推出了如中药材生产质量管理规范（GAP）、饮片生产质量管理规范（GMP）、饮片经营质量管理规范（GSP）等一系列质量管理规范。各饮片生产企业内部也建立了生产的标准操作流程（SOP）。然而，这些规范和标准完全靠人为来把控和执行，过程和程度上就有失准确性。因此，研究和运用现代先进的科学技术来保障中药饮片生产中各项制度有序执行，提高饮片的科技含量和市场竞争力已经成为一种大趋势。李林等[48]提出建立中药饮片生产信息化管控系统，利用组态技术、传感器技术、射频识别技术等物联网手段进行中药饮片生产控制，运用计算机在线控制炮制工艺参数、采集质量检验过程中实验数据，结合炮制工艺标准流程，可接受电子任务，定制操作规程，实现炮制过程的规范化操作。周金海教授等研发的 QSMES 生产执行系统，则严格按照饮片生产 GMP 的要求，控制饮片炮制过程遵循标准操作步骤（SOP）进行。生产管理人员只需事先设置好炮制流程，任务单从上端控制室下发后，便可在每个工区自动流转，各个工区人员通过终端接收任务，并可按任务单对工序的具体要求完成生产[49]。这一应用规范了饮片生产流程，在保证产品质量方面起到一定提升作用。蔡宝昌教授团队依托自身企业背景所开发的中药饮片生产执行系统（MES）包含权限管理、名称规范、饮片炮制 SOP 流程模板、任务单管理和工区操作五大功能模块，整个系统以一种固定文本方式强制规范了炮制生产的具体流程，使得饮片生产必须按照既定步骤完成，避免了在生产过程中因人为的随意性操作可能导致的饮片质量问题。并且不同饮片可以按照不同的规范要求对流程进行个性化设置。此系统运用信息化管理技术，对中药饮片炮制的全流程进行精细化的管理，从规范饮片炮制工艺流程方面保证了饮片产品的质量稳定[50-51]。目前，运用组态技术对设备的远程实时监控技术也逐渐成熟[52]，未来随着中药炮制设备自动化、智能化水平的提升及中药饮片生产流程管控系统软件的日渐成熟，中药饮片的生产在不断提升科技含量的同时，质量也将得到有效保障。

（2）中药饮片产业全过程物联溯源系统的发展

中药饮片作为一种特殊的商品，要保证中药饮片的质量，除了对中药饮片生产全过程进行质量控制，还需要建立从中药材源头开始的全过程追溯体系，包含了中药材种植、采收、产地加工、中药饮片加工炮制、中药饮片产品销售、中药饮片产品终端使用等各环节的追溯信息记录，追踪中药饮片产品在整个种植加工、生产和流通和使用阶段的流动情况，实现中药饮片产品品种、产地、采收时间、生产企业、生产批号等各环节间信息的追溯管理[53-55]。近年来，随着物联网技术的高速发展，中药饮片生产全过程追溯体系的建立成为可能。实际上，物联网指的是利用各种信息传感设备，如射频识别装置、红外传感器、全球定位系统等，将物品与网络连接，形成可以互相通信的巨大网络。通过该技术可以有效地追踪中药材种植、采收、产地加工、中药饮片加工炮制、中药饮片产品销售、中药饮片产品终端使用等各环节，从而能够有效地对中药饮片的质量进行把控[51]。如张晓炎等[56]以 RFID 技术构建规范化的仓储管理系统，此系统参与物品入库、出库和盘点操作，解决了入库验收时间长、在库盘点乱、物资跟踪困难、人力成本高等一系列问题，提高了仓储运作效率，降低了运作成本。唐瑞弦等[57]采用物联网等技术，通过对中药饮片生产加工环节重要信息的记录、查询及溯源，实现中药饮片生产加工全流程的追踪和监管。未来随着 RFID、视频摄像及传感器等物联网技术整体运用到中药产业的各个环节，必将实现中药饮片来源可追溯、去向可查证、责任可追究，从而保证中药饮片的质量安全[58]。

（3）中药饮片生产过程中在线质量检测技术的发展

中药饮片的炮制过程是影响饮片质量的重要环节之一，对炮制质量的有效控制将对整个中医药产业链的良性发展起到至关重要的作用。传统的性状检验大多依赖药师的主观经验来进行判断，缺乏客观的衡量指标，致使饮片的检测质量与实际质量存在较大的误差。因此，多对一种或某几种有效成分的含量进行测定来控制中药饮片的质量。但是，这种有效成分测定的方法比较片面，难以被中医药理论所接受。因此，建立起了包含名称、来源、制法、性状、检查、鉴别、辅料测定、含量测定、浸出物测定、用法用量、性味归经、功能主治、注意事项、有效期、包装贮藏等一系列内容的中药质量评价方法，这对于提高饮片质量，指导工业生产，保证临床用药的安全有效性都有着重要的意义[59]。然而，无论是传统的性状检验还是系统的质量评价体系，这些手段都无法满足中药饮片在线检测的需求，即快速、准确、稳定、可靠的评价饮片的整体质量变化。而随着电子信息技术、生物技术、计算机技术等相关学科的不断发展及其与饮片质量控制的交叉结合，饮片质量控制工作中出现了许多行之有效的在线检测新方法，包括电子鼻、电子舌、组织化学定位、荧光显微技术、计算机图像分析技术等[60]。如黎量等[61-63]采用 α-Astree 电子舌区分了不同炮制程度的山楂，并且能够根据炮制后“味”的不同区分炒山楂、焦山楂、山楂炭 3 个炮制品。付智慧等[64-65]利用电子舌能够对中药豨莶草的酸、苦、涩、咸、甜味值进行准确的辨识，结合统计方法，可以从数值上体现豨莶草炮制前后滋味的改变。黄学思等[66-67]应用色彩色差计和电子鼻采集槟榔炮制过程中颜色特征参数和气味特征参数，通过统计分析总结炮制经验，建立“火候”判别的数学预测模型和参考值范围，实现槟榔炒制“火候”判别的客观数量化，为研究中药炮制共性技术问题提供一种新的方法及思路。此外，针对传统经验鉴别法缺乏客观量化指标的缺点，有研究人员利用机器视觉方法，模拟人的视觉，构建中药饮片“辨色论质”体系，使色泽作为客观量化指标用于中药的质量评价和监测[68]。相信随着中药饮片质量智能化检测技术的发展，构建中药饮片生产质量智能管控系统将成为可能，这也将为全面提升中药饮片生产质量、提高饮片企业生产效率、增强企业市场竞争力提供强有力的技术支持。

（三）学科重大进展及标志性成果

随着大量实用新型技术被应用于中药饮片加工设备，使得中药饮片生产各工艺的设备日趋完善，加之我国机械化及信息化水平不断提高，这些都促进了中药饮片“净－润－切－干燥－炮制”成套联动生产线设备的研发。目前，安徽普仁中药饮片有限公司、安徽沪谯中药饮片有限公司、安徽源和堂药业股份有限公司、石家庄以岭药业股份有限公司等均装备了中药饮片联动生产线，进一步说明了中药饮片的联动化、自动化生产具有广阔的市场需求[69-70]。2018年，国家科技部重点研发计划“中医药现代化研究”重点专项“中药饮片智能化生产模式及一致性评价研究”立项，标志着从国家层面上对于中药饮片生产现代化的重视和支持。其研究成果也将极大地推动中药饮片智能生产的脚步，从而带动中药饮片产业快速发展。将来饮片的智能生产是必由之路，也是发展方向。

三、本学科与国外同类学科比较

中药炮制技术作为我国的特色传统制药技术，在国外没有同类学科与之对应。同时，也是《中国禁止出口限制出口技术目录》的保护技术。因此，日、韩等他国的饮片基本是从我国进口或采用独资、合资等形式建立饮片企业进行生产。如深圳津村药业有限公司就是在1991年由日本津村制药在深圳独资建立的中药饮片生产企业，且只允许其搞切制。为了保证所生产饮片的规格及质量符合本国市场的需求，日韩利用在机械制造方面的优势，开发了一系列中药饮片的加工设备，在设备的科学性、稳定性以及操作性方面较国产饮片炮制设备领先，还由此形成了一批饮片炮制设备的生产企业。如日本专机和朝日株式会社就从事研究生产像风力选别机、重力选别机、铡刀式剪断机等与中药饮片炮制相关的设备。还有像日本太阳株式会社研制生产的CW型强力喷射式洗净机；日本朝日与高桥制作所研制生产的回转式剪断机，此类设备主要在日本用于蔬菜和食品的精加工，也可用于中药材的净选、切制等加工生产。由此可见，受饮片使用习惯及我国对中药炮制技术的保护，国外对于中药的炮制仅限于净制及切制两种工艺，相关设备的研发也以此为主。对于蒸、煮、炒、煅等工艺设备的研发和使用仍以我国为主。此外，近年来制药工业的信息化、智能水平不断提升，尤其化药生产方面，西方发达国家如美国、德国于20世纪90年代便已经运用信息化技术来规范药品生产、监管药品质量。发展至今，围绕现代药品生产及质量控制的相关技术已比较成熟。而对于整个中药产业，当前的信息化建设仍相对薄弱，我国中医药工作者仍需要根据实际情况来学习和借鉴。

四、展望与对策

2015年3月，李克强总理在政府工作报告中首次提出了“互联网+”行动计划，此计划将重点促进以物联网、大数据、云计算为代表的新一代信息技术与现代制造业、生产性服务业的融合创新。同年5月，李总理又签批了《中国制造2025》行动纲领，也被称为中国版的“工业4.0”规划。在这份规划中明确要深入推进工业化和信息化的“两化”深度融合，最终实现我国由制造大国向制造强国迈进。在这种背景下，“中国智慧制药2025”高峰论坛于2016年1月在杭州举行，本次论坛上与会专家就未来我国制药工业的发展达成共识，即要通过实施智慧制药、科技创新发展战略，打造“中国制药”品牌，加速推动我国成为世界制药强国[47]。在如此大环境的带动下，中药饮片的生产设备及生产方式必然向智能化、信息化方向发展。为了达到这一要求，中药饮片产业需要做好以下两个方面：①加速工程学与信息学在炮制设备中的融合应用，中药饮片的生产实际上需要多个环节、多种手段共同来完成，其中既涉及工程学上的知识，又需要信息学的助力。由于当前中药饮片生产设备的发展起步较晚，在自动化及信息化方面均处于起步阶段，仍有很多问题需要解决。而要在短期内取得一定的突破，尚需借鉴食品、化学药品等相关产业的实际经验。②利用大数据及人工智能技术加强中药饮片生产质量的管控，中药饮片产业是中医药产业的根基，其种植、生产、商业的规范化和标准化是中药饮片质量保证的关键。这其中所覆盖的面广，涉及农业、工业和商业等多个领域，由此所产生的问题和关系也十分复杂，为了能更有效地解决当前中药饮片产业中所遇到的各项问题，可运用大数据技术来整合中药饮片产业链中的信息，构建基于大数据的中药质量量度，从而进一步改进和完善中药质量控制和质量风险管理体系。同时，为了提高中药饮片生产的效率，保证中药饮片的质量，可在大数据分析基础上，通过人工智能技术来进一步优化中药饮片生产执行系统的方案，并对生产过程产生的知识、操作工人或专家等经验的提取与重用，实现生产过程的最优计划与调度、饮片批次的跟踪、设备的预测性维护等功能，以提高企业的生产执行能力和管理水平，使中药饮片企业由经验为基础的生产模式转向了以经验加知识为主的生产模式，进一步推动中药饮片生产智能化的发展。

相信不久的将来，随着现代科学技术与中药饮片产业各环节的广泛、深入融合，必将带动中药饮片生产装备的升级换代，推动中药饮片产业数据采集、分析、挖掘、利用等关键技术研究的突破，使得中药饮片产业的智能化生产成为中国制造的名片。

参考文献

［1］叶定江，原思通. 中药炮制学辞典［M］. 上海：上海科学技术出版社，2005：1-2.

［2］贾天柱. 中药炮制学［M］. 上海：上海科学技术出版社，2010：3.

［3］任玉珍. 中药炮制机械的现状与发展方向［J］. 中国现代中药，2010，12（1）：40-41.

［4］王琦，孙立立，贾天柱. 中药饮片炮制发展回眸［J］. 中成药，2000，22（1）：35-60.

［5］河南尚华堂药业有限公司. 一种中药饮片光电色选装置［P］. 中国：CN206882199U，2018-01-16.

［6］安徽宏实光机电高科有限公司. 一种根类中药材净选方法及装置［P］. 中国：CN109622380A，2019-04-16.

［7］湖北神农本草中药饮片有限公司. 循环水超声波药材清洗机［P］. 中国：CN206763502U，2017-12-19.

［8］芜湖张恒春药业有限公司. 中药材的气相置换润药机［P］. 中国：CN205411676U，2016-08-03.

［9］江西顺福堂中药饮片有限公司. 一种气相置换式控温型润药机［P］. 中国：CN205268603U，2016-06-01.

［10］民乐县方盛生物科技有限公司. 一种控制中药加工水分的润药机［P］. 中国：CN206151872U，2016-05-10.

[11] 湖南药圣堂中药科技有限公司. 一种中药饮片加工的快速润药软化灭菌方法及其装置［P］. 中国：CN108703884A，2018-10-26.
[12] 曹闯. 一种中药饮片生产用浸润软化设备［P］. 中国：CN109646302A，2019-04-19.
[13] 亳州华宇中药饮片有限公司. 一种中药材切制前的软化方法［P］. 中国：CN109893447A，2019-06-18.
[14] 中山市仙逸堂中药饮片有限公司. 一种剁刀式中药饮片切制机［P］. 中国：CN207448560U，2018-06-05.
[15] 九珍堂健康药业（苏州）股份有限公司. 直线往复式切药机［P］. 中国：CN208880803U，2019-05-21.
[16] 江西金顶药业有限公司. 一种新型直切式切药机［P］. 中国：CN207448560U，2017-12-26.
[17] 湖北荆江源制药股份有限公司. 一种旋转式切药机［P］. 中国：CN205201632U，2016-05-04.
[18] 安徽科创生产力促进中心有限责任公司. 一种旋转式切药机［P］. 中国：CN208468497U，2019-02-05.
[19] 江苏宝威机械科技有限公司. 中药材液压剪切机［P］. 中国：CN208323474U，2019-01-04.
[20] 广东龙晟制药有限公司. 一种多功能切药机［P］. 中国：CN208629567U，2019-03-22.
[21] 徐州中健药业有限公司. 一种多功能立式切药机［P］. 中国：CN207954010U，2018-10-12.
[22] 北京盛世龙药业有限公司. 便捷式多功能变频中药饮片切药机［P］. 中国：CN208133035U，2018-11-23.
[23] 北京同仁堂（亳州）饮片有限责任公司. 一种中药饮片生产用热风循环烘房［P］. 中国：CN208901755U，2019-05-24.
[24] 陇西县通源药业有限责任公司. 一种中药饮片太阳能烘房［P］. 中国：CN208920733U，2019-05-31.
[25] 山东博奥克生物科技有限公司. 一种热风循环烘干箱［P］. 中国：CN207123138U，2018-03-20.
[26] 四川飚毅中药材科技有限公司. 一种高效的热风循环烘干箱［P］. 中国：CN107664400A，2018-02-06.
[27] 江西金顶药业有限公司. 一种新型翻板式烘干机［P］. 中国：CN206959529U，2018-02-02.
[28] 河北华都药业有限公司. 一种中药材网带式烘干机［P］. 中国：CN207649310U，2018-07-24.
[29] 浙江大学. 隧道式中药材微波干燥设备及控制方法［P］. 中国：CN102735036A，2012-10-17.
[30] 亳州市国一堂中药饮片有限公司. 一种中药饮片微波灭菌烘干设备［P］. 中国：CN206739812U，2017-12-12.
[31] 四川仟源中药饮片有限公司. 一种中药微波干燥装置［P］. 中国：CN208312910U，2019-01-01.
[32] 广州市药材公司中药饮片厂. 一种中药饮片的干燥加工技术［P］. 中国：CN104406367A，2015-03-11.
[33] 山东康源堂中药饮片股份有限公司. 一种中药饮片的微波炮制装置［P］. 中国：CN207125899U，2018-03-23.
[34] 广州市药材公司中药饮片厂. 一种中药饮片的干燥加工技术［P］. 中国：CN104406367A，2015-03-11.
[35] 杭州富阳康华制药机械有限公司. 一种中药网板式智能蒸煮机［P］. 中国：CN206026699U，2017-03-22.
[36] 湖北金贵中药饮片有限公司. 一种新型中药蒸煮机［P］. 中国：CN206714959U，2017-12-08.
[37] 重庆市康万佳中药饮片有限公司. 一种智能中药蒸煮机［P］. 中国：CN208274753U，2019-12-25.
[38] 周口制药机械厂有限公司. 一种红外测温智能电磁炒药机［P］. 中国：CN205598236U，2016-09-28.
[39] 安国市普天和中药饮片有限公司. 一种中药材节能电磁炒药机［P］. 中国：CN208541581U，2019-02-26.
[40] 天津鑫利恒科技有限公司. 一种电磁炒药机［P］. 中国：CN208274755U，2018-10-25.
[41] 天津中瑞药业股份有限公司. 一种电热可控温度炒药机［P］. 中国：CN107773425A，2018-03-09.
[42] 杭州海善制药设备有限公司. 一种高温温控中药煅药炉［P］. 中国：CN201727740U，2011-02-02.
[43] 北京康仁堂药业有限公司. 一种中药煅制后的淬制设备［P］. 中国：CN106924044A，2017-07-07.
[44] 杭州智徽医药科技有限公司. 一种机器人辅助作业中药煅制联动线装置及其应用［P］. 中国：CN109806167A，2019-05-28.
[45] 高元琦. 中药饮片烘干灭菌设备［P］. 中国：CN208688158U，2018-06-29.
[46] 成都本珍元药业有限公司. 一种中药粉灭菌工艺及装置［P］. 中国：CN108434485A，2018-08-24.
[47] "中国智慧制药 2025"杭州宣言发布［J］. 天津中医药，2017，34（2）：81.
[48] 李林，陆兔林，周金海，等. 物联网技术在中药饮片生产信息化管控系统中的应用［A］. 中华中医药学

会中药炮制分会．中华中医药学会中药炮制分会 2011 年学术年会论文集［C］．中华中医药学会中药炮制分会：中华中医药学会，2011：8.
［49］张季，周金海．基于模型驱动的中药饮片企业信息系统开发［J］．中国现代中药，2013，15（12）：1089–1092.
［50］申刚磊．基于中药企业 QSMES 的商业智能研究［D］．南京：南京中医药大学，2012.
［51］周明．基于人工智能及大数据技术对中药饮片生产质量管控的研究［D］．南京：南京中医药大学，2018.
［52］孙式运，蒋伟，杨清志．MCGS 组态控制技术在中药炮制控制系统中的应用［J］．商丘师范学院学报，2018，34（3）：36–39.
［53］徐雪松，徐佳，郭立玮，等．基于商务智能的中药饮片生产质量控制技术［J］．数学的实践与认识，2015，45（5）：138–145.
［54］郑晓梅，谢佳东，胡晨骏．基于物联网的中药饮片质量追溯系统的架构［J］．福建电脑，2013，29（6）：14–16.
［55］秦昆明，蔡皓，李伟东，等．优质中药饮片质量控制体系的构建与产业化应用示范研究［J］．世界科学技术 – 中医药现代化，2018，20（3）：383–389.
［56］张晓炎，曹岗，张云，等．中药饮片现代物流中心的仓储管理体系建设［J］．中国民族民间医药，2011，20（3）：18–19.
［57］唐瑞弦，施明毅，温川飙，等．基于物联网技术的中药饮片生产质量追溯系统设计与实现［J］．科技创新导报，2018，15（20）：144–146，148.
［58］王瑞娟，胡晨骏，翟双灿．中药饮片条码识别移动客户端系统［J］．计算机与现代化，2014，（5）：156–158.
［59］陆兔林，李金慈，于江泳，等．中药标准物质在中药饮片质量控制中的应用［J］．中国中药杂志，2014，39（1）：149–152.
［60］龙芳，李会军，李萍．新技术和新方法在中药性状与显微鉴别中的应用［J］．中国中药杂志，2012，37（8）：1076–1080.
［61］黎量．基于“辨状论质”的山楂饮片性状客观化及质量评价研究［D］．成都：成都中医药大学，2015.
［62］黎量，杨诗龙，胥敏，等．基于电子鼻、电子舌技术的山楂气、味鉴别［J］．中国实验方剂学杂志，2015，21（5）：99–102.
［63］黎量，杨诗龙，胥敏，等．基于颜色及成分动态变化的山楂炮制机理初探［J］．中成药，2015，37（7）：1530–1533.
［64］付智慧，李淑军，胡慧华，等．基于电子舌技术的豨莶草炮制前后滋味比较［J］．中草药，2017，48（4）：673–680.
［65］付智慧．酒蜜制豨莶草前后滋味及化学成分的变化研究［D］．北京：北京中医药大学，2016.
［66］黄学思，李文敏，张小琳，等．基于色彩色差计和电子鼻的槟榔炒制火候判别及其指标量化研究［J］．中国中药杂志，2009，34（14）：1786–1791.
［67］黄学思．槟榔炒制“火候”量化及其规律研究［D］．成都：成都中医药大学，2009.
［68］徐曼菲，吴志生，刘晓娜，等．从辨色论质谈中药质量评价方法［J］．中国中药杂志，2016，41（2）：177–181.
［69］杭州金竺机械有限公司．通用型中药饮片联动生产线成套装备［P］．中国：CN207858984U，2018–09–14.
［70］杭州金竺机械有限公司．一种中药饮片联动生产线［P］．中国：CN106176233A，2016–12–07.

撰稿人：单国顺　刘蓬蓬　贾天柱

中药炮制化学研究进展

一、引言

中药的化学成分既包括糖类、脂肪酸、蛋白质等初生代谢产物，还包括生物碱、黄酮、皂苷、强心苷、蒽醌、挥发油等具有显著生理活性的次生代谢产物，这些成分尤其是次生代谢产物是中药发挥疗效的物质基础。中药化学成分是复杂的，不仅功效不同的中药成分不同，即使功效相近的中药甚至同种植物的不同部位成分也不相同，含量和组成都有差异。更重要的是，同一味中药经过炒、炙、煅、蒸、煮、焯、发酵、发芽、制霜、干馏等炮制处理后，其药性得以增强、缓和乃至改变，其功效和主治症也发生变化，不仅提高了中药的疗效，而且增加了临床使用的中药品种，这是中药炮制的精华与奥秘。

随着现代科学技术的迅速发展，中药化学、分析化学、有机化学及分离、分析、鉴定技术在炮制研究中的应用，饮片炮制前后化学成分变化研究逐步深入。中药炮制的核心就是通过化学成分的增加、减少或转化来实现其减毒、增效作用，而成分变化的实质是炮制过程中发生化学反应所致。中药炮制是创造新活性物质或实现了物质转化，使中药的药性增强、缓和乃至改变的神奇科学。2015 年首部《中药炮制化学》的出版，标志着本学科正式将“中药炮制化学”列为中药炮制的重要学科分支[1]。首次从化学反应机理角度揭示了中药炮制改变性味、归经、作用趋势的科学内涵，实现了中药炮制的理论性突破。炮制过程化学成分的“量变”或“质变”实际上是借用炮制手段提供了反应条件，使化学成分中某些活泼基团和化学键被“激发”，从而发生了相应的化学反应。中药炮制过程中发生变化的不仅是一种或几种成分，还是一类或多类成分同时发生着复杂的变化。炮制的实质就是促进化学成分转变的过程，我们称之为“炮制转化”。故通过中药炮制化学的深入研究，必能从更深层次揭示中药炮制的原理，同时指导建立新的炮制工艺[2]。

中药炮制化学是运用现代科学技术，研究中药炮制过程中化学成分量变和质变规律与生物效应相关性的一门学科。它的研究任务是研究中药炮制过程中各类成分变化、变化机理与炮制技术的关系，以及成分变化与炮制增效、减毒的相关性，从而为寻找、发现新的炮制辅料与促进炮制过程中化学成分转化的新方法、新技术提供依据。目前，由于中药炮制化学与药代动力学、代谢组学、肠道菌群学及化学计量学的交叉，为成分转化作用的研究提供了有效手段，使炮制前后中药活性组分改变与其作用机制差异关联性得到深入揭示。炮制化学研究成果的应用也为采用炮制技术促使活性成分发生定向转化或促使中药的药性发生定性转化奠定了良好基础。

二、近年最新研究进展

（一）发展历史回顾

1. 炮制过程的化学研究

中药炮制历史悠久，毋庸置疑是公认的古老制药技术。先有炮制后有制剂，炮制过程中蕴含着很多化学内容。中药炮制化学可以追溯到春秋战国时期，古代炼丹术就是最早的炮制化学。英国李约瑟博士提出：制药化学源于中国，其根据就是中国古代的炼丹术。古代炼丹术多用矿物药鼎罐升煅，也就是矿物药炮制的前身。现今仍在应用的红升丹、白降丹，藏药佐太都是炼丹术产物。百药煎是由五倍子发酵而成，发酵过程中出现的“生白”“长霜”是由于发酵过程鞣质类成分大量转化为没食子酸，析出结晶所致，该法较瑞典药学家舍勒氏制备没食子酸的工作早 200 多年，是炮制过程新化学成分产生的经典标志。

国家“七五”到“十一五”期间的研究，以及国家中医药行业专项课题和国家自然科学基金课题等的研究，极大地推动和促进了中药炮制学科的发展。真正从分子结构变化认识炮制前后化学变化的工作主要从 20 世纪 80 年代开始。槐米炒炭后，槲皮素含量显著增加，芦丁含量急剧下降[3]。因槲皮素的止血作用强于芦丁，提示“槐米炒炭止血”的机理可能是炒炭后止血作用成分的增加或产生。附子蒸制后毒性降低与酯类乌头碱水解为原碱有关[4]。延胡索、大黄、何首乌等研究也都证实炮制前后成分发生显著变化，且成分变化与药效改变相关[5-7]。人参蒸制后，生成麦芽酚葡萄糖苷[8]，说明炮制过程中除了发生某类化学成分的自身反应外，还发生多种成分参与的复杂合成反应。

采用炮制方法除了可以促进活性成分增加、毒性成分降低，还可以抑制活性成分转化或损失。很多苷类成分活性较强，如天麻的镇静成分天麻苷、苦杏仁的止咳成分苦杏仁苷、人参的提高免疫力成分人参皂苷、黄芩的抗菌抗炎活性成分黄芩苷等。含苷类成分的药用植物细胞中往往同时含有能分解这种苷的酶。酶在潮湿、温度适宜条件下，比如在煎煮或提取之初的浸泡、低温加热过程中，会将苷类成分快速分解成苷元和糖两部分，使苷失去原有的药理作用。故中药黄芩、苦杏仁、槐花、白芥子等含活性苷类成分的中药常需要经过加热达到杀灭苷的水解酶，保护活性苷类成分的目的[9]。抑制苷类成分转化主要是通过蒸、燀、炒、焙等加热的炮制方法实现，常称为“杀酶保苷”，这一过程也被称为

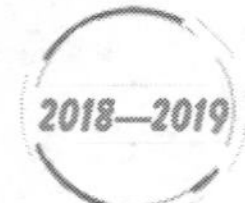

"抑酶炮制"。

有些酶类也是中药的活性成分，炮制可增强其活性。一般酶的最适 pH 在 6~8 之间，但也有例外，如胃蛋白酶最适 pH 为 1.5。所以鸡内金经醋制法炮制能大大升高蛋白酶活力，增强疗效[10]。对于神曲、麦芽等健胃消食药来讲，现代有观点认为其中的消化酶是有效成分，因炒黄、炒焦等加热炮制会使其中的消化酶活力大大降低，故认为加热炮制会降低药效，主张生用。但传统理论却认为炒制能够增强神曲、麦芽健胃消食的作用，现代药理实验也证明了其炮制后的确能够增效。所以不能单靠消化酶活力来评判炮制的作用[11]。这可能与一定温度和少量水分存在条件下，氨基酸与单糖产生复杂环合、脱氢等化学反应，生成具有特异香味的环状化合物有关。如缬氨酸和糖能生成味香可口的褐色类黑素，亮氨酸和糖类能产生强烈的面包香味。依据中医的"焦香醒脾""脾胃相表里"观点推测，神曲、麦芽等炒制后变香可能是其健胃消食作用增强的原因之一。

2. 中药炮制化学的形成

基于炮制过程的成分变化与药效相关性、炮制作用关系的深入挖掘，2004 年贾天柱在全国中药炮制年会上首次提出了"中药炮制化学与化学炮制学研究"的观点。之后随着炮制化学方面的深入研究，很多学者致力于从化学成分转化的角度对炮制原理进行解析，并认识到成分的变化与化学反应有关。如狗脊烫制过程中发生梅拉德反应及苷键水解反应，促使烫制狗脊的抗骨质疏松作用显著增强[12]。仙茅、白术、知母等中药在炮制过程中，苷类成分也发生了苷键水解、氧化反应等，使药效发生了相应的变化[13-15]。何首乌蒸制过程中成分变化与梅拉德反应有关，促使制首乌的补肝肾作用显著增强[16]。地黄炮制前后，环烯醚萜苷类成分显著下降，生成苷元聚合物，寡糖类成分在酒蒸过程中逐渐水解或分解成单糖。地黄长时间蒸制后，伴随美拉德反应（也称非酶褐变反应）的发生，糖类成分变化显著，其标志性产物低聚糖与 5- 羟甲基糠醛大量生成，药效发生变化，从化学成分的变化上揭示了生地黄性凉，用于清热凉血；熟地黄性温，用于滋阴补血的原因，同时也解释了熟地黄性状为"黑如漆，甘如饴"的化学本质。大黄、茜草、柴胡、淫羊藿等中药的炮制过程中也均发现苷类成分、糖类成分的显著变化。2012 年，蔡宝昌等学者对中药炮制过程中可能发生的 7 种化学反应进行了归纳总结[17]。2015 年，贾天柱、许枬等学者依据化学成分及其在炮制过程中可能发生的化学反应，以及药效药理变化及临床使用差异性，著成《中药炮制化学》专著。明确提出中药炮制转化是指中药成分在炮制过程中发生转化，并引起中药药效作用发生变化，是"中药炮制化学"的核心内涵。研究中药炮制（水制、火制或水火共制）过程中成分转化研究即为炮制化学。

3. 化学炮制的提出

中药防治疾病的活性成分种类和结构类型各不相同，性质也不同。每味中药本身就是一个复方，化学成分非常复杂，有的活性强、有的活性弱，有的具有毒性、有的无毒，有的成分表现为酸性、有的成分表现为碱性，如何使这些成分在临床应用时"趋利避害"，发挥中药应有的功效，是中药炮制学研究的重点。传统炮制有“热者寒制”“寒者热制”的制药原则，即借助某些辅料的作用，改变中药的原有功效，缓和其药性，降低对机体的刺激。同样，利用现代化学理论，中药炮制可以实现酸者碱制、碱者酸制，通过生物利用度的改变，实现药物作用部位和作用强度的变化，二者有异曲同工之妙，均可称为“反制”。传统的“相为资制”“相畏为制”“相杀为制”等理论也可以通过现代化学机理实现。

由于炮制可通过促使有效成分或有毒成分的转化，增强中药的疗效或降低毒性，因此，将传统的中药炮制技术与现代化工制药及新辅料技术相结合，建立化学炮制的新技术，将是中药炮制现代化的必由之路。因米醋中的主要成分乙酸对植物细胞的穿透力较强，故中药经过醋制后发生相应的物理和化学变化，有利于化学成分的浸出、溶解、置换、扩散等过程的进行，提高了有效成分的利用率。延胡索经传统的醋炙操作后，因游离生物碱转化成离子型的盐，溶解度增加，止痛作用增强。有学者利用此原理，采用不同类型、不同浓度的有机酸来处理延胡索，发现多种酸可以促使活性成分发生反应，引起其结构发生转变，继而药效也发生了变化。斑蝥是常见的毒性中药，其毒性成分为斑蝥素。传统的炮制方法为米炒斑蝥，通过加热促进斑蝥素的升华，降低毒性。现代依据斑蝥素的酸酐结构与毒性的构效关系，酸酐环开裂后毒性降低，采用低浓度氢氧化钠水液浸泡斑蝥后，促使斑蝥素生成斑蝥素钠，毒性降低，创制了碱制斑蝥技术。由此，根据饮片化学成分的反应特性，以得到高活性或低毒性成分饮片为目的，设计炮制工艺，进而完成预期化学成分转化任务，我们称为化学炮制。在这样的炮制过程中，施加了特定的因素，目的是诱导某个或某类特定化学成分发生转化，是一种被动转化过程，又称为定向转化或定向炮制。此外，还可以通过改变药性，实现定性转化。这是最有潜在创新能力的领域，只要炮制过程中活性成分增加、毒副作用成分降低的机理明确，即可创新炮制技术，提高中药饮片的临床有效性和安全性。

（二）学科发展现状及动态

20 世纪 70 年代之前，中药界多数认为炮制后化学成分普遍降低了，很少有从化学成分变化方面去解释炮制作用的。但随着研究的深入，尤其近些年的研究发现，炮制过程不仅发生了化学成分量的变化，也发生了质的变化，炮制后化学成分不仅有降低，也有升高，更有新化学物质的产生。

1. 炮制化学

（1）中药成分在炮制过程中的变化研究

1）苷类成分的变化研究。中药的苷类成分主要包括黄酮苷、三萜皂苷、甾体皂苷、香豆素苷、木脂素苷、二苯乙烯苷、蒽醌苷、环烯醚萜苷等，还包括含杂原子的苷和一些可水解性鞣质。

黄酮苷类成分在加热时易发生苷键水解反应，多直接转化为苷元，少数转化为稳定的次生苷或苷元。生侧柏叶中可检出杨梅苷、槲皮苷、杨梅素、穗花杉双黄酮及扁柏双黄酮成分，但检不出槲皮素、山柰酚等成分。经过炮制，侧柏叶的炒焦与炒炭品中均可检出7种成分。与生品比，侧柏炭的成分变化最为明显，其杨梅苷、槲皮苷、穗花杉双黄酮和扁柏双黄酮成分含量均下降，穗花杉双黄酮和扁柏双黄酮成分含量下降显著，而杨梅素、槲皮素、山柰酚成分含量上升显著[18]。槐米炒炭后槲皮苷的含量降低，苷元槲皮素的含量升高[19]。大蓟炒炭后柳穿鱼苷和蒙花苷含量降低而其苷元柳穿鱼黄素以及刺槐素的含量明显增加[20]。含有黄酮苷类成分的中药经炒炭后止血作用明显增强，原因可能与黄酮苷元类成分含量升高有关，槲皮素、柳穿鱼黄素、刺槐素等成分均有较强的止血、抗炎作用。淫羊藿的黄酮类成分主要以多糖苷的结构形式存在，羊脂油炙后，黄酮多糖苷转化成单糖苷或苷元。淫羊藿中含有的多种C- 8异戊烯基的黄酮类化合物，炮制后发生了双键取代、双键迁移或与7位羟基结合成呋喃/吡喃环等化合物[21]。

三萜皂苷类成分中的达玛烷型四环三萜皂苷类成分，C-3、C-6、C-20位的羟基与糖结合成氧苷。生晒参中存在天然的20-（S）-原人参二醇型皂苷，C-3位结合有丙二酸单酰基（malonyl），分别为丙二酸单酰基-人参皂苷Rb_1，丙二酸单酰基-人参皂苷Rb_2，丙二酸单酰基-人参皂苷Rc，丙二酸单酰基-人参皂苷Rd；经过炮制后，红参含有的人参皂苷种类和相对含量要多于生晒参，但共有成分含量差异不大。红参特有皂苷有16种，分别为20（R）-人参皂苷Rg_3、人参皂苷Rg_5、人参皂苷Rg_6、20（R）-人参皂苷Rh_1、20（S）-人参皂苷Rh_1、20（S）-人参皂苷Rh_2、人参皂苷Rh_4、人参皂苷Rf_2、人参皂苷Rk_1、人参皂苷Rk_2、人参皂苷Rk_3、人参皂苷F4、人参皂苷Rs_4、人参皂苷Rs_5、人参皂苷Rs_6、人参皂苷Rs_7[22]。从结构上看，这些成分可能是原生苷的脱糖链或侧链异构产物。三七皂苷R1和人参皂苷Rg1、Rb1为生三七的主要活性成分，常作定量测定指标性成分。三七经蒸制后，皂苷类成分的种类和含量发生了显著变化，原有三七皂苷R1和人参皂苷Rg1、Re、Rb1、Rd的量降低，新生成人参皂苷F4、Rh1、Rk3、Rh4、Rg3、Rk1、Rg5、Rh2等成分；蒸制三七及新生成Rg3、F4等具有增强免疫、提高记忆、抑制肿瘤的生物活性[23]。柴胡在炮制过程中加入了米醋等辅料，并且加热，导致柴胡皂苷a、d结构中C-13、C-28间的氧醚环开环降解，分别生成次生柴胡皂苷b_1和b_2所致；但柴胡皂苷b2的增加量与柴胡皂苷d的减少量并不成比例，可能是因为酸性、加热等条件下，柴胡皂苷a、d的糖苷键易水解，使得柴胡皂苷d降解为其他产物并不完全转化为b_2，或是柴胡皂苷b_2的来源并不一定局限于柴胡皂苷d，有可能是由柴胡皂苷a或是其他途径转化而来[24]。商陆醋炙后，正丁醇部位中除商陆皂苷甲以外，其余皂苷类成分含量均不同程度下降，皂苷组分变化显著。生商陆中商陆皂苷C和商陆皂苷B的质量分数分别为0.12%、0.20%，醋制后下降为0.048%、0.094%[25]。

二苯乙烯苷主要由二苯乙烯苷元侧链结合一个或多个糖基构成，如2，3，5，4′-四羟基-二苯乙烯-2-O-β-D-葡萄糖苷，该类成分多具有降血脂、抗衰老、抑制肿瘤等活性。黑豆汁制何首乌的过程中二苯乙烯苷类成分降低17%左右。虎杖中的白藜芦醇苷经盐炙、酒炙和醋炙后含量明显降低。二苯乙烯苷水溶液在高温下不稳定，80℃即可水解，其含量与温度呈负性相关；在酸性溶液中更易水解，在4%硫酸溶液中，室温放置12 h后含量可降为原来的31.67%，在80℃下放置4 h几乎全部水解，水解产物为二苯乙烯苷元，可进一步降解为酚类成分。

大黄、何首乌、决明子等中药中含有蒽醌苷类成分，结合蒽醌有很强的泻下作用。炮制时间对何首乌中的结合蒽醌类成分含量影响很大，随着炮制时间的延长，其结合蒽醌含量明显降低，研究发现炮制约4~5h时，结合蒽醌类成分降低幅度最大[26]。大黄中的结合蒽醌番泻苷A和B的量随炮制时间的增加而降低，在蒸制12 h时间点已检测不到。而芦荟大黄素、大黄素、大黄酸、大黄酚、大黄素甲醚的量在蒸制0~6 h逐渐升高[27]。决明子炮制品中苷类成分含量降低，苷元类成分含量升高，可能是由高温下苷键断裂引起的[28]。巴戟天和茜草中含有的蒽醌类成分主要为茜草素型蒽醌[29]。通过比较不同炒炭程度茜草炭中总蒽醌、大叶茜草素含有量的变化，发现炒炭后总蒽醌、大叶茜草素均下降，炒炭温度越高则越明显，这是因为茜草中蒽醌类成分具有升华性，而大叶茜草素可能受热而导致结构发生改变或升华[30]。1，8二羟基蒽醌苷类成分在炮制过程中易水解，水解产物为相应的游离苷元，水解程度与炮制温度、时间有关。

补骨脂中含有苯丙素苷类物质，炮制后补骨脂苷、异补骨脂苷、补骨脂酚在酒炙品和盐炙品中含量下降，盐炙品中补骨脂素和异补骨脂素含量显著升高[31]，这与补骨脂盐炙后温肾助阳作用增强相关。其原因可能是加热炮制过程促使苷键水解，脱去糖基，然后侧链发生环合反应，生成补骨脂素和异补骨脂素。牛蒡子炮制过程中牛蒡苷含量下降，牛蒡素含量明显升高。杜仲盐炙和炒炭后松脂醇二葡萄糖质量分数约分别下降30%与85%，而游离木脂素类成分，如（–）-medioresinol、中脂素、松脂素和表松脂素的含量显著增加。木脂素苷类成分在炮制过程中也易发生苷键水解反应，促使木脂素苷含量下降而苷元含量增加[32]。

鲜地黄及地黄主要以梓醇及毛蕊花糖苷成分作为其质量评价指标，而由地黄炮制为熟地黄的过程中，以梓醇为代表的环烯醚萜类成分损耗殆尽，毛蕊花糖苷含量略有降低[33]。杜仲的环烯醚萜苷类成分盐炙后京尼平、京尼平苷和京尼平苷酸质量分数分别降低25%、40%、40%，炒炭后京尼平、京尼平苷和京尼平苷酸质量分数分别降低98%、70%、70%[32]。栀子炒焦后，为栀子苷、京尼平-1-β-D-龙胆双糖苷、山栀子苷、绿原酸、西红花苷峰面积降低，京尼平苷酸、藏红花酸峰面积增高[34]。环烯醚萜苷结构中C-3和C-4位的双键由于受邻位氧原子的影响，性质活泼，易发生加成、氧化、聚合反应，加热和酸性条件可加快反应进行。

甾体皂苷为基本母核含27个碳与糖连接形成的糖苷类成分，包括螺甾皂苷和呋甾皂苷两类，主要分布在薯蓣、百合、玄参、菝葜科植物中。知母盐炙后知母皂苷AII、知母皂苷 AIII 量变化不明显，知母皂苷 E_1、知母皂苷 BII、知母皂苷 I 量下降，知母皂苷 BIII 量上升[35]。知母盐炙过程中，知母皂苷 E 的 C–22 位的甲基发生裂解反应，脱掉甲基，生成羟基化产物知母皂苷 BII，继续进行脱水反应，生成知母皂苷 BIII；知母皂苷 BII 还可脱掉 C–26 位的糖基，继而发生环合反应，生成螺甾烷型的知母皂苷 AIII。葫芦巴在盐炙过程中也发生相似的反应，盐炙后螺甾烷型薯蓣皂苷元的含量显著增加。

白芥子、黄芥子和莱菔子均来源于十字花科，是含硫代葡萄糖苷类活性成分的代表性中药。这 3 种药材的生品具有较强的刺激性，一般不内服；炒制后均具有较好的镇咳、祛痰及平喘作用。生品饮片在存放或煎煮时，水解出具有显著刺激性和特殊气味的异硫氰酸酯类成分，经炒制后的莱菔子和芥子恶心、呕吐和刺激性等副作用大幅降低，这是因为植物体内同时存在着可以水解硫苷的水解酶，炒制过程可杀死水解酶，保存硫苷类成分[36]。苯乙醇苷类成分包括苯乙醇如酪醇和羟基酪醇及其衍生物与糖基缩合而成的糖苷，如松果菊苷和毛蕊花糖苷等；以及苯乙醇与环烯醚萜类成分及糖基缩合成的糖苷，如特女贞苷、女贞苷等。肉苁蓉酒蒸不同时间（0、4、8、12、16、20 h）的炮制品中松果菊苷、肉苁蓉苷 A、毛蕊花糖苷、异毛蕊花糖苷、肉苁蓉苷 C、2’–乙酰基毛蕊花糖苷的量。随炮制时间的延长，肉苁蓉苷 A 的量先升高后降低，其余 5 种成分的量逐渐降低[37]。酒女贞子饮片中特女贞苷和橄榄苦苷的含量均明显降低，红景天苷、酪醇和羟基酪醇的含量有不同程度的升高；其中红景天苷、酪醇及羟基酪醇的质量分数分别升高了 200%、5%、40% 以上[38]。

2）挥发油类成分的变化研究。挥发油类成分大多属于单萜和倍半萜类成分。姜中挥发油的主要成分为萜类物质，如单萜类的 α–派烯、莰烯，倍半萜类的 α–姜烯、金合欢烯等。姜中含有许多辣味物质，称为姜辣素，均含有 3–甲氧基 –4–羟基苯基官能团，炮姜中的 6–姜辣素、8–姜辣素，10–姜辣素的量明显低于干姜，而 6–姜烯酚的量明显高于干姜[39]。香附–艾叶（生品）挥发油中共鉴别出 54 种化学成分，而香附–艾叶（醋品）挥发油中共鉴别出 52 种化学成分。在醋香附–醋艾叶药的挥发油中，多数低沸点化合物的含量降低，而高沸点化合物无明显变化，且大部分低沸点化合物主要归属于艾叶，大部分高沸点化合物主要归属于香附，α–香附酮的相对含量也有所增加。在醋香附–醋艾叶药的挥发油中含量明显增加的化合物多为去氧倍半萜类化合物、长链脂肪醇和长链脂肪酮，而萜类氧化衍生物的含量则有所降低[40]。川芎中的倍半萜类物质藁本内酯在炮制后生成（Z）–6，7–表藁本内酯、川芎内酯 I、川芎内酯 H 和丁基苯酞等成分[41]。

脂肪油和脂肪总称为油脂，主要成分为长链脂肪酸的甘油酯，大多存在于植物的种子中，通常具有润肠通便或致泻等作用。油脂类成分在空气中久放或处于湿热条件下易发生氧化反应，产生的过氧化物、酮酸、醛等成分，使油脂具有特殊的臭气和苦味，我们称之为“泛油”或“走油”。苦杏仁走油后颜色由黄白变棕黄，出现酸味；苦杏仁苷含量下降，酸值、过氧化值显著增高，脂肪酸成分发生变化。苯甲醛具有特殊的杏仁气味，走油样品未检测到苯甲醛，同时消失的成分还有十五烷、扁桃酸甲酯、甘油单油酸酯[42]。薏苡仁是临床常用中药，其抗肿瘤的活性成分为甘油三酯类，平均分子量为 870.97，其中包括甘油三油酸酯、甘油三亚油酸酯、1，2- 油酸 -3 亚油酸 - 甘油三酯、1，2 亚油酸 -3 - 油酸 - 甘油三酯等，薏苡仁经不同方法炮制后甘油三油酸酯的含量较生品均有明显提高，土炒品＞麸炒品＞ 清炒品＞生品[43]。有些油脂具有滑肠、致呕等毒副作用，需经去油制霜法去除过多的油脂。瓜蒌仁去油制霜可去除令人恶心、呕吐之弊，适用于脾胃虚弱的患者；巴豆去油制霜后峻泻作用缓和，毒性降低。

3）萜类成分变化研究。二萜类物质结构复杂，常与酰基缩合成酯。芫花中三环二萜类成分，结构中含有原酸酯，称为“二萜原酸酯”，是芫花的主要毒性成分，在醋炙过程中，5 种毒效成分均发生了一定程度的变化。3 种黄酮类有效成分木犀草素、羟基芫花素以及芫花素炮制后含量升高，二萜原酸酯甲代表成分芫花酯甲炮制后含量降低，黄酮类成分芹菜素经炮制后含量也发生了下降。芫花酯甲在酸性环境下发生酯键断裂，毒性也随之降低。假白榄烷型二萜类成分甘遂萜酯 A 和甘遂萜酯 B 经炮制后均有所降低，其质量分数高低顺序为生品＞清炒品＞醋润品＞醋炙品[44]。甘遂中的巨大戟二醇型和假白榄酮型二萜中含有多个羟基，常与乙酰基、苯甲酰基等形成单一酯基或多个酯基的二萜酯类产物。醋炙后，含有酯键的二萜成分含量大大降低，标志着毒性也大大减弱[45]。

三萜类成分的基本母核热稳定性较好，如果母核上连有活泼基团时，那么炮制过程中也可发生相应的化学反应。如连有羟基可能发生脱水反应，形成具有双键的产物；具有醚环基团的可进行醚环开裂反应，继而发生脱水反应；具有乙酰基基团的三萜可能发生脱乙酰基的反应，还原为醇羟基。泽泻药材加工成生泽泻饮片的烘干（70℃）过程中，有少量 23- 乙酰泽泻醇 B 转化成了 24- 乙酰泽泻醇 A 和泽泻醇 B，而在泽泻盐（190~200℃）及麸制（160~170℃）过程中，23- 乙酰泽泻醇 B 则大量转化为 24- 乙酰泽泻醇 A 和泽泻醇 B，两者又进一步转化成了泽泻醇 A[46]。川楝子中的川楝素具有较好的杀虫作用，但也具有较大的肝毒性，既是其药效成分又是毒性成分。生川楝子中川楝素含量在 0.0753%~0.0920%，焦川楝子中川楝素含量在 0.0476%~0.0575%，含量大致下降 34.4%~46.03%[47]。这种含有酯基的三萜类成分在加热过程中发生酯键水解反应，含量降低，实现了川楝子的炮制减毒的目的。

4）生物碱类成分的研究。植物体内的生物碱大多以叔胺型生物碱的形式存在，水溶性较差。叔胺类生物碱的化学结构中有一个结合在环内的氮原子，可以提供未共用电子对，来作为质子的接受体。当与酸作用时，质子与氮原子结合，使其转化为生物碱阳离子，即生物碱盐，其亲水性强，在水中的溶解度增大。延胡索醋炙后，辅料米醋中的乙酸与叔胺型生物碱反应成盐，水溶性增强，使制品水煎剂中延胡索乙素等溶出增加，止痛作用明显增强。马钱子砂烫后，士的宁和马钱子碱在高温条件下发生了氧化反应，生成了异士的宁、异马钱子碱、士的宁氮氧化物、马钱子氮氧化物。经炮制以后，士的宁氮氧化物由 0.0033 mg/g 上升到 0.0044 mg/g，上升率为 133%，马钱子碱氮氧化物由 0.0025 mg/g 上升到 0.0033 mg/g，上升率为 132%[48]。

毛茛科乌头属植物如川乌、草乌、附子中主要含有 C19 型二萜型生物碱，这类生物碱大多具有较好的镇痛、消炎等药理活性，但对中枢神经系统毒性极强。在炮制过程中，这类生物碱易发生水解反应，毒性较大的双酯型生物碱水解脱去乙酰基，生成毒性较小的苯甲酰单酯型生物碱，再水解脱去苯甲酰基，生成毒性更小的醇胺型乌头原碱，同时还可能伴随脱氧，生成塔拉乌头胺。这种生物碱 C-8 位上乙酰基在加热过程中可被一些脂肪酰基置换，生成脂碱，最终达到炮制减毒增效的目的。炮制使川乌中的化学成分变化较大，炮制后新增成分 53 个，消失成分 46 个，焦乌头碱类成分是川乌炮制后出现的一类成分，推测其可能为川乌加热后产生的中间产物[49]。

黄连、黄柏中含有大量小檗碱型季铵碱，如小檗碱、掌叶防己碱、药根碱等，在加热过程中可脱去一个甲基，生成红色物质，如小檗碱生成小檗红碱，掌叶防己碱生成 Pamatrubine，黄连碱、药根碱等也会发生类似的结构变化，导致饮片炮制后颜色加深或变红，药性及炮制作用也发生了改变。分子量较小的生物碱往往具有挥发性，如槟榔中杀虫的有效成分槟榔碱分子量小、沸点较低，易挥发，加热炮制后含量下降，毒性也有所缓和；同时槟榔碱在一定的剂量内表现明显的促胃肠动力活性，炒焦除去了一部分槟榔碱而使其在槟榔炮制品中的含量更为合理[50]。麻黄中的麻黄碱是仲胺型生物碱，也具有挥发性，蜜炙后含量降低，发汗作用也相应地减弱了。麻黄的不同炮制品中生物碱类成分含量均明显下降，这与麻黄经炮制可缓和药性相一致，可缓解中枢神经系统兴奋和周围的拟肾上腺素作用的麻黄碱中毒症状。不同于麻黄碱、伪麻黄碱等有机胺类生物碱，具有抗炎药效的噁唑酮类生物碱，麻黄噁唑酮的含量在蜜炙和醋制两种炮制品中显著增加。在这 4 种炮制品中，生物碱类成分在蜜炙麻黄中相对含量最大[51]。

5）糖类成分的变化研究。糖类是多羟基醛或多羟基酮及其衍生物、聚合物的总称，根据是否能水解和水解后生成单糖的数目分为单糖、低聚糖、多聚糖三类。低聚糖的基本组成往往是在蔗糖的基础上增加糖取代基而成，地黄中含有大量的水苏糖、棉子糖；巴戟天中主要含蔗果三糖、耐斯糖、蔗果五糖等低聚果糖。多糖分子量的分散性以及结构的微观不均一性使多糖的一级结构相当复杂，难以得到完全准确的结构式。糖类成分在炮制过程主要发生梅拉德反应、水解反应和糖焦化反应，梅拉德反应是氨基化合物与还原糖之间发生的非酶催化的褐变反应。因一些氨基化合物（来源于动植物中的有机胺、氨基酸、蛋白质、生物碱）和羰基化合物（如还原糖、脂质以及由此而来的含醛、酮、多酚、抗坏血酸、类固醇、蒽酮、黄酮、环烯醚萜、挥发油及甾酮类）之间也可以发生此反应，故也称其为羰氨反应。梅拉德产物影响着中药及食品的气味和颜色，也会影响炮制后中药的药性及功效。初级阶段和中间阶段产物糖类、酐类，最终阶段产物类麦芽酚等多具有抗氧化和清除自由基活性。但也有些物质是有害的，如生成的醛类物质和丙烯酰胺等。炮制过程也会发生糖类成分的水解反应，含有多糖的中药中多糖含量随炮制程度加深逐渐降低，分解成低聚糖，甚至是单糖。焦糖化反应是糖类成分在没有氨基化合物存在的情况下，经直接加热发生的脱水以及热分解反应。加热温度一般需要 140~170℃之间或者更高。单糖在酸性的条件下，可脱水为糠醛及其衍生物，六碳糖的裂解反应终产物为羟甲基糠醛，它们与氨基化合物能继续反应，并参与美拉德反应后阶段的缩合反应，形成类黑精色素，羟甲基糠醛等裂解产物的含量高低与食品风味改变有显著相关性，可视为非酶褐变的指标。焦糖化过程也发生了一些氧化降解作用，产生挥发性醛、酮类化合物，可影响香气品质[24]。

6）蛋白质类成分的变化研究。蛋白质是由 α-氨基酸按一定顺序结合形成一条多肽链，多肽链之间按照特定方式结合而成的高分子化合物，每一条多肽链含有按一定的顺序排列的多个氨基酸。蛋白质分子中同时存在氨基和羧基，是两性物质，在动物类中药中含量较高，是一类大分子物质。在酸、碱或酶的作用下蛋白质可发生水解反应，生成多肽，进一步水解生成 α-氨基酸，水解后其活性会有所改变。蛋白质经加热后会凝固变性，一些盐类能够促进蛋白质加热凝固。某些富含蛋白质类成分的中药以生用为宜，避免加热炮制，如雷丸。含有毒性蛋白质的中药常常通过加热炮制，使毒性蛋白变性来降低毒性，如苍耳子、巴豆、白扁豆、蓖麻子等。以 SDS-PAGE 分析巴豆炮制前后蛋白成分变化，以相同蛋白量上样，巴豆、冷压巴豆霜、稀释巴豆霜三者中总蛋白条带相对分子质量分布基本一致，集中在 10~72 kDa（千道尔顿），其中含量较高的为 55、40、15 kDa 左右的蛋白。热压巴豆霜，大部分条带显著消失，只剩 3 条带，分别位于 40、10 kDa 左右。制霜炮制的加热过程显著改变巴豆总蛋白组成，加热过程减毒作用更显著，表明加热是巴豆制霜过程中的关键步骤[53]。

有些中药的蛋白质经加热可水解生成小肽和氨基酸，更利于人体吸收而发挥生理活性。如蛤粉烫阿胶珠、蒸制桑螵蛸[54]，其中的蛋白质肽键断裂生成氨基酸，从而使氨基酸含量提高。蛋白质加热处理过程中，还可因发生分解、氧化、异构化反应，产生新的成分，从而增强或产生新的治疗作用。如鸡蛋黄、黑大豆经过干馏处理，产生新成分，具有解毒、镇痉、止痒、抑菌、抗过敏等作用。蛋白质在酸、碱及某些化学试剂存在下极易变性，生成难以溶解的沉淀性络合物，如鞣酸、重金属盐都可以与蛋白质结合成不溶于水的沉淀。

7）无机类成分的变化研究。矿物药是以无机化学成分为主的中药，是中药的重要来源之一。矿物药按阴离子可以分为碳酸盐类、硅酸盐类、硫酸盐类、磷酸盐类、硫化物类以及氧化物类等；按阳离子又可以分为铁化物、镁化物、钙化物、铝化物和锌化物等。矿物药在临床上多以炮制品入药，其化学成分因溶解被机体吸收、络合、交换，或通过表面吸附等物理作用和复杂的生理作用而达到预防或治疗疾病的目的。矿物药在炮制过程中可发生脱水、氧化或分解等化学反应，还可发生晶型结构、物态结构、粒径大小、密度、溶解度等物理性状的变化，最终影响矿物药的生物利用度和临床疗效。煅法、煅淬法能除去矿物药粒间吸附的水、自身的结晶水和部分硫、砷等受热易挥发物质，促使无机类成分发生脱水、氧化、分解和复分解等反应。自然铜在煅制过程中主要物相变化规律是 FeS_2 先分解为 Fe_7S_8，至 600℃分解为以 Fe_7S_8 为主的混合物相，在 600℃下煅制 4 h 醋淬 3 次，自然铜将被氧化成以 Fe_2O_3 为主要物相，煅制温度为 800℃时自然铜从 Fe_7S_8 氧化为 Fe_2O_3[55]。

8）其他类型化学成分的变化研究。蟾酥中含有一类称为蟾蜍二烯内酯类（也称“蟾毒内酯”）的化合物，根据是游离型或结合型又可分为蟾毒配基和蟾蜍毒素。蟾毒配基包括蟾毒灵、蟾毒它灵、华蟾毒精、沙蟾毒精等。蟾蜍毒素（结合型类）多为蟾毒配基 3 位被精氨酸、二碳酸酯、硫酸酯等取代的衍生物。蟾毒配基类成分中华蟾酥毒基和脂蟾毒配基在其结构的 14、15 位之间含有 1 个三元含氧环，而该结构不稳定受热后容易开环生成对应的蟾毒它灵和蟾毒灵，蟾毒配基类成分蟾毒它灵和蟾毒灵的细胞毒性要远大于华蟾酥毒基和脂蟾毒配基。有学者比较鲜蟾酥和干蟾酥化学成分的差异。结果表明，与干蟾酥相比鲜蟾酥在蟾毒配基类成分上的含量低、种类少，推测经过加工特别是经过常温放置后再加工的蟾酥，结合型蟾蜍甾减少，游离型蟾蜍甾种类和含量增加[56]。

火麻仁中毒性成分萜烯酚类成分，是萜类和酚类化合物缩合而成的，称大麻酚，对中枢神经具有强烈的致幻作用，是毒品大麻中的主要致幻成分和成瘾成分。采用 HPLC 法分析炮制前后 Δ^9—四氢大麻酚（THC）、大麻酚（CBN）、大麻二酚（CBD）三种主要大麻酚类物质的含量变化，均有明显降低[57]。推测原因为该类成分对热不稳定，可发生氧化、降解、羟基化等复杂反应，导致炮制后含量的有效降低，这也是火麻仁炮制减毒的主要机制。

有机酸类成分的结构较复杂，因具有羧基，可以解离出氢质子，故显酸性。五味子中具有抗氧化作用的原儿茶酸含量在炮制后明显增加，被认为是五味子“入补药熟用”的可能物质基础之一。山楂有机酸含量先升后降，在炒制 14 min 时有个高点，与炒山楂的炮制性状终点相对应，随后下降，19 min 左右进入中间的平台期，与焦山楂的炮制性状终点相对应，22 min 以后下降幅度增大，但至部分炭化时仍保存一定的有机酸。绿原酸也属于有机酸类化合物，其在炮制过程中的变化规律与有机酸基本一致，在炮制性状终点前后均有一个平台期，平台期前后均下降明显。齐墩果酸和熊果酸同属于三萜酸，其中齐墩果酸在炮制过程中相对稳定而熊果酸在 14 min 时升至高点，随后下降，至 19 min 后基本不变，与有机酸和绿原酸部分规律相近[58]。

（2）炮制品化学成分的转化机制研究

炮制过程中化学成分转化主要为去糖基化、异构化、氧化、酯解和酶转化等化学反应。结构中具有糖链的中药成分在蒸、煮、燀等火制或水火共制的加热过程中，易发生糖苷键的断裂，脱去糖基，生成次级苷或苷元，为去糖基化反应。某些中药成分在长时间蒸制、煮制等炮制过程中，结构中的基团发生空间排列改变，产生立体化学构型不同的异构现象，生成了生理活性更强的异构体，为异构化反应。在烫、煅等火制加工过程中，有些成分可以发生羟基氧化，或生成氮氧化物等氧化反应。具有酰胺键或酯键的成分在炮制过程中，常发生酯键的断裂，生成相应的醇和酸，或酸和胺，即为酯解反应。

炮制过程中成分转化效率，尤其是活性成分的转化效率尤为受到研究者的关注。研究表明，不同中药炮制过程成分转化差异较大。葶苈子中芥子酸及其苷类成分经炒制后含量约降低 72% 和 39%。补骨脂炮制后 4′ -O- 甲基补骨脂查尔酮在炮制品中含量显著升高，而补骨脂二氢黄酮甲醚含量显著降低，转化率约 10%。女贞子炮制后低分子糖含量明显增加，其转化率与炮制时间呈正相关。采用模拟炮制方法验证女贞子炮制前后环烯醚萜苷类成分转化机制，结果表明 oleopolynuzhenide A、oleonuezhenide、女贞苷 G13、女贞次苷性质不稳定，加水、加热可使其水解生成其次级苷和苷元[59]。由此证实，女贞子炮制后苷元含量增加与炮制过程中的水解反应有关。基于决明子炮制过程中蒽醌苷及萘骈喃酮苷的含量变化，对可能引起成分变化的因素考察发现，糖苷酶对苷类成分变化并未发挥作用，温度是其变化的主要因素[60]。

炮制过程中，无论是干热法还是湿热法均可发生热转化。酒炙法、醋炙法、复制过程中，在加热的同时还加入了特定的炮制辅料，共同促使化学成分转化。影响化学成分变化的因素主要包括：饮片中化学成分结构中含有的活泼化学键或基团在特定的炮制条件下，发生与结构相关的特定化学反应，生成引起炮制前后饮片药效变化的一系列产物；化学反应的发生一般需要跨过一定的能垒，炮制过程中的加热处理过程可为反应提供所需的能量，故传统炮制技术常在较高温度下操作进行。如炒、炙、煅等干热法，以及蒸、煮、燀等水火共制法（湿热法）；某些化学反应过程中，水作为反应介质或底物可参与反应，蒸、煮、燀、复制法等水火共制的炮制技术中常发生有水参与的相关化学反应；有些化学反应的发生需要质子的催化，酸性条件利于此类反应发生，饮片的醋炙过程常诱导这类化学反应进行；法半夏的炮制过程中需加入一定量的生石灰，用于维持体系的 pH>12，保证饮片颜色为金黄色；中药炮制的常用固体辅料，主要起到中间传热体的作用，如河砂、灶心土、蛤粉等；液体辅料则会渗入到饮片内部，参与饮片成分反应，起到协同增强疗效或降低毒性的作用，如黄酒、米醋、食盐、姜汁、甘草汁、白矾及药汁。目前，研究多关注炮制过程中的饮片的化学成分变化，而对辅料本身的变化与作用以及辅料与饮片化学成分之间相互作用的报道较少。

2. 化学炮制

化学炮制是根据药材或饮片化学成分的性质及炮制过程中的变化规律，采用化学辅料或新辅料来炮制，促使其化学成分增加或降低，或转化成新的成分，或转化成低毒乃至无毒的成分，从而更好地发挥中药炮制减毒增效作用的一种新的炮制技术。采用化学炮制的方法，有目的地促进饮片化学成分发生变化，其方法要比传统炮制更加实用，且提高了炮制工艺的科技含量。

基于炮制会引起人参炮制过程中活性成分的产生，依据炮制过程中人参皂苷产生机理研究，不仅创新了饮片而且创新了一些新产品。韩国与美国联合制备出人参的新饮片——黑参，其抗癌、抗氧化等活性良好，引起国内外很多学者的关注。经过反复蒸制和烘干等加工处理后，黑参中产生了多种活性稀有皂苷，这些皂苷的含量随着炮制温度与炮制时间的不同而有所差异[61]。

（1）化学炮制之酸制

生物碱类成分大多具有明显的生理活性，但是游离生物碱一般都不溶或难溶于水。延胡索的化学成分主要是生物碱类成分，按氮原子的成键方式，主要为叔胺碱和季铵碱两大类。叔胺型生物碱的水溶性较差，醋制后，该类生物碱可与醋中的乙酸发生反应生成生物碱盐，增强水溶性，使水煎剂中的溶解度增加。采用传统的醋炙法，在米醋的作用下，延胡索中生物碱类成分，如延胡索乙素等止痛的有效成分与醋酸结合生成盐，水溶性增强，其水煎液的药效得以增强。采用非挥发性的多元羟基酸酒石酸、柠檬酸、枸橼酸代替易于挥发的醋酸来炮制延胡索，使酸在炮制过程中不致挥发而损失，能够充分的与生物碱发生反应生成盐，增强其水溶性，从而增强疗效。

苷类成分是由糖或糖的衍生物通过半缩醛或半缩酮羟基与苷元脱水形成的一类化合物。中药中的苷类成分在自身存在酶的作用下，易水解成次生苷或苷元。如果苷类成分为中药中的有效成分，可采用适当的炮制手段去破坏酶的活性，阻止水解反应的发生；如果次生苷或苷元为中药中的有效成分，就可以采用醋炙或酸制的方法来促进苷类成分水解反应的发生，最终实现增强药效或改变药效、降低毒性的目的。如芫花在醋炙过程中，在加热以及大量米醋的存在环境下，芫花苷发生水解反应，使芫花苷元（羟基芫花素、芫花素）的含量增加，从而芫花的毒性降低，镇咳作用增强。

（2）化学炮制之碱制

“龙胆泻肝丸”事件的“元凶”——马兜铃酸类化合物，在结构中具有羧基，可与碱、强碱盐反应成离子，增加水溶性，即水洗可去除残余的碱液及饮片中残余的马兜铃酸盐。王智民采用碱制法将肾毒性较强的马兜铃酸转化为盐，实现了毒性的降低和活性的保留，获得 2007 年中华中医药学会科技进步奖一等奖。其课题组将含有此类成分的中药可采用碱制法来去除毒性成分。如采用低浓度的 $NaHCO_3$ 来炮制细辛，对毒性成分马兜铃酸的去除率可达到 57.12%，大大提高了饮片的安全性。对采用低浓度的 $NaHCO_3$ 来炮制含有马兜铃酸成分的中药青木香，可达到降低毒性成分含量的目的[62]。

窦德强课题组利用牛蒡炒制后牛蒡苷大量转化为抗癌活性更强牛蒡苷元这一结果，创制了酶法制备牛蒡苷元技术[63]。也有学者利用发酵过程中活性成分的转化，开展了很多中药发酵研究，力图寻找增强中药活性的方法[64–67]。

（3）化学炮制之氧制

中药中的萜类化合物一般含有双键及活泼氢原子，易发生加成及氧化脱氢反应。通常对高温、光照和酸碱较为敏感，易发生氧化或重排，引起结构的改变。对于萜类成分含量较高的中药，采用传统的加热炮制方法可以促进氧化反应的发生，使部分萜类成分的结构发生变化，进而对药效产生影响。采用加入特定的氧化剂作为炮制辅料，促使中药在炮制过程中定向的发生这样的氧化反应，完全可以简化饮片的炮制工艺。如中药白术麸炒过程，加热可以促进倍半萜类成分苍术酮向白术内酯类成分的转化，使麸炒白术对胃肠的调节作用增强。通过传统的麸炒法或土炒法可以促进氧化反应的进行，同样采用 H_2O_2，臭氧等氧化剂来加工处理白术，制备氧制白术，也可以诱导氧化反应的发生，健脾作用也得到了增强[68]。

3. 中药炮制化学研究中新方法、新技术的应用现状

炮制前后成分变化分析发展较快，多种快速分析、整体识别技术已被应用，包括一测多评法、LC–MS、GC–MS、近红外（NIR）技术等。一测多评法（QAMS）同时检测多种成分在炮制过程中发生的质变与量变，不仅方法简单，而且结果也具有很好的平行性。如采用 UPLC-ELSD 技术，以知母皂苷 A– Ⅲ为内参物，分别测定其与新芒果苷、芒果苷、知母皂苷 B– Ⅱ、知母皂苷 B– Ⅲ、宝藿苷 – Ⅰ、菝葜皂苷元的相对校正因子，并计算含量。结果表明，QAMS 法与外标法所测得的结果无显著性差异[69]。此外，也有学者测定了丹参酒炙前后二氢丹参酮Ⅰ、丹参酮Ⅰ、丹参酮ⅡA、隐丹参酮 4 种脂溶性成分的含量。很好地揭示了酒炙对这 4 种成分的含量均有影响[70]。

质谱技术最大的优势就是其高效分离分析能力。采用超高效液相色谱 – 四级杆 – 飞行时间质谱联用技术（UPLC–Q–TOF/MS）分析猪心血炮制丹参前后的化学成分变化情况的研究，通过对照品比对、质谱数据、数据库匹配和文献参照对各离子峰进行归属，从猪心血炮制丹参前后的饮片中共鉴别出 59 个成分，未发现有新的成分产生。但炮制后，共有 25 种化学成分峰面积发生显著变化，其中丹参水溶性成分原儿茶醛，丹酚酸 C、F、G 和脂溶性成分丹参醛，丹参二醇 A，丹参酮Ⅰ和氨基酸类成分 L– 苯丙氨酸峰面积显著增高[71]。采用 UHPLC–Q–TOF– MS/MS 技术定性分析方法探讨厚朴姜制前后以及不同姜制方法化学成分变化时共鉴定出 35 种成分，结合 MarkerView1.2.1 软件进行主成分分析和 *t* 检验，发现厚朴经过姜炙之后厚朴酚、厚朴三酚、十四烷酸、十六烷酸等 6 种成分含量增加，蓝桉醇含量减少[72]。采用液相色谱 – 离子阱 – 飞行时间质谱技术（LCMS–IT–TOF），考察栀子炮制前后的化学成分变化情况时共鉴定出了 38 个化合物，炮制后未产生新的化合物。但炮制一定时间后，主要化合物栀子苷、京尼平 –1– β –D– 龙胆双糖苷、山栀子苷、绿原酸、西红花苷峰面积降低，京尼平苷酸、藏红花酸峰面积增高。提示这可能与焦栀子的止血活性和心脑血管保护作用有关[73]。

采用超高效液相色谱 – 四级杆串联飞行时间质谱，结合 PeakView 软件、在线数据库等进行马钱子油炸炮制前后提取物的差异进行定性、定量分析，发现马钱子的成分类别主要包括生物碱、糖苷、脂肪酸酯和醇类，检测到已知成分共 29 个，未曾报道的化合物达 13 个；OPLS–DA 分析显示，士的宁、麦芽糖、Dattelic acid 和油酸为炮制前后显著变化成

分[74]。马钱子碱和士的宁的含量炮制后有所降低，且士的宁的下降幅度略大于马钱子碱。为马钱子炮制机理解释及药效物质基础阐明提供新的思路和数据参考。

新型基于核壳技术（表面多孔填料技术）的色谱柱通过独特的填料结构（由实心核和包裹实心核的多孔壳层组成），可获得与 UPLC sub-2 μm 全多孔色谱柱媲美的柱效性能，但因其柱压要低约 40%~60%，且具有明显的抗污染性能，可以使得其在常规 HPLC 上也能实现与 UPLC 媲美的快速、高效分离效果，是一种新兴的极具应用前景的快速色谱分析方法。基于核壳色谱技术，可同时快速测定黄芪中毛蕊异黄酮苷、芒柄花苷、（6αR，11αR）-9，10- 二甲氧基紫檀烷 -3-O-β-D- 葡萄糖苷、毛蕊异黄酮、3R）-7，2- 二羟基 -3，4- 二甲氧基异黄烷 -7-O-β-D- 葡萄糖苷、芒柄花素、（6αR，11αR）-9，10- 二甲氧基紫檀烷、（3R）-7,2- 二羟基 -3,4- 二甲氧基异黄烷 8 个异黄酮活性成分含量[75]。与常规 HPLC 进行对比，采用核壳色谱技术具有快速、柱压低及灵敏度高等优势，且适用于常规液相色谱系统。

GC-MS 法分析炮制前后挥发油的成分变化效率较高。如从不同批次佛手及其制品挥发油中共鉴定出 58 个成分，统计筛选出了 27 个差异性成分，其中有 15 个共有性差异成分呈现出不同的变化规律。α- 蒎烯，β- 蒎烯，对伞花烃，β- 芳樟醇，L-4- 松油醇，α- 松油醇，橙花醇，β- 环柠檬醛，香叶醇，α- 柠檬醛 10 个成分的相对质量分数在生佛手中较高；β- 石竹烯，顺式 -α- 香柑油烯，γ- 衣兰油烯，γ- 榄香烯和 β- 红没药烯 5 个成分的相对质量分数在制佛手较高[76]。对京大戟和醋京大戟脂肪油进行 GC-MS 分析，从京大戟和醋京大戟中分别鉴定出 24 种和 22 种化学成分，占脂肪油总量的 44.49% 和 69.33%，并确证三萜类化合物含量较高。由此说明，京大戟醋制后使脂肪油发生了明显的变化，有量变，也有质变[77]。对续断及其炮制品挥发性成分进行 GC-MS 分析，从生品中共鉴定出 31 种成分，主要为酚类、烯类、醇类和醛类。并确定含量最高的是丁香酚，占总挥发性成分的 28.37%，从酒炙品中分离出 23 个峰，鉴定出 17 种成分，占总挥发性成分的 85.92%，含量最高的为壬醛，占总挥发性成分的 9.66%[78]。

近红外光谱技术（NIRS）在炮制前后成分分析发展也很快，有望在未来应用于生产线上的快速检测。采集野菊花药材的 NIRS 图谱，运用偏最小二乘法（PLS）建立河南不同产区不同加工方法野菊花药材中木犀草素的定量分析模型，测定河南产不同加工方法（直接晒干、蒸后晒干和炒后晒干）野菊花药材中木犀草素的含量。结果表明，对该方法可高效、快捷、准确测定样品中木犀草素含量[79]。另有研究表明，运用傅立叶变换近红外光谱技术并结合偏最小二乘法（PLS），以“二阶导数 + 标准正则变换”对原始光谱进行预处理建立定量分析模型，可用于乌药中乌药醚内酯和去甲异波尔定 2 种主要成分的同步快速测定[80]。

NMR 技术因具有对复杂成分的良好分析能力也被用于炮制前后成分变化分析。采用 NMR 技术，从六神曲发酵后产物中见多出多种糖、有机酸等类成分。

尽管中药炮制过程中成分变化研究的相关成果日益增多，但因中药成分的复杂性，中药炮制过程的成分变化机理研究依然欠缺。因中药炮制化学的研究目的是利用炮制过程中降低毒性、增强活性的反应及产物，创建新技术，故其面临的最大挑战是揭示炮制过程中变化成分与药效作用改变的相关性。近年来，各种新方法和新技术已探索性应用于这方面研究中。如利用灰色关联、回归分析等统计学技术，结合主效成分群筛选，以及酶与底物结合力评价等技术，已初步揭示了中药的活性成分或活性组分，为炮制前后活性物质基础变化揭示提供了依据。

鉴于多种成分比例、组成的综合变化才是中药炮制前后活性物质基础变化的本质。这种变化可能涉及酶、中间产物、外加条件、辅料等诸多因素，因此已将揭示复杂关系的代谢组学技术引入了炮制前后的化学成分变化的研究，用以全面监测机体代谢物的改变。通过高通量检测和化学计量学的数据处理，为炮制前后化学成分变化与药效、功效变化关系揭示提供了新的方向和技术手段（非靶向 / 植物代谢组学）。通过监测饮片炮制前后所引起对机体的药效、代谢网络以及代谢途径的变化，考察与疗效相关的特定代谢途径及潜在生物标志物的变化，靶向性揭示炮制前后成分调控机体代谢的机理（靶向代谢组学）也已开展[81–83]。

饮片炮制前后药性和功效发生改变与其体内代谢过程和入血成分变化关系研究也逐渐开展。如利用中药血清药物化学的研究方法，通过探察血清中的成分及其变化，确定真正的有效成分，以及利用关联度分析方法，将血中移行成分与代谢组学研究获得的潜在生物标记物进行关联，开展了中药炮制前后成分转变与活性变化的关联性解析，及炮制前后药效变化与哪些成分有直接关系的揭示研究[84–88]。

中药的多靶点、多途径特点不仅表现为对具体脏器的作用，还表现为肠道菌群环境的调控。肠道菌群的种类和数量对饮片中的化学成分在病理状态下的吸收代谢情况有着重要影响，通过干预代谢路径和代谢速率影响饮片药效，因此肠道菌群调节研究也被引入中药炮制的成分变化与临床应用的关联性研究[89–90]。

（三）学科重大进展及标志性成果

中药炮制过程中成分转化分类、影响因素、反应类型及成分变化与药效作用的关联性的揭示是中药炮制化学的重大进展。基于炮制内涵的深入揭示，提出了一些新的炮制理论。

1. 中药炮制化学的反应机理研究

中药炮制过程中的化学反应极其复杂，涉及多种反应类型。化学成分结构、性质相近的同类型结构成分在相同或相近的炮制过程中可能发生同类化学反应，引起饮片的药效和功效发生相应的改变。故掌握反应机理和产物特征对研究中药炮制过程的成分变化至关重要，目前已经明确的反应类型有如下 9 类：

（1）水解反应

水解反应是水与另一个化合物之间反应，使化合物分解为两部分的化学反应。在反应过程中，水的氢原子加合到化合物的结构中，而羟基基团则加合到化合物的另一部分，从而得到两种或两种以上新成分。中药中一种或多种成分发生苷键或酯键水解断裂，形成相应的次生产物是炮制过程较常见的水解反应。苷键的水解过程中，水分子的氢给了苷原子，生成苷元，羟基部分给了糖基，生成糖。具体过程如下：

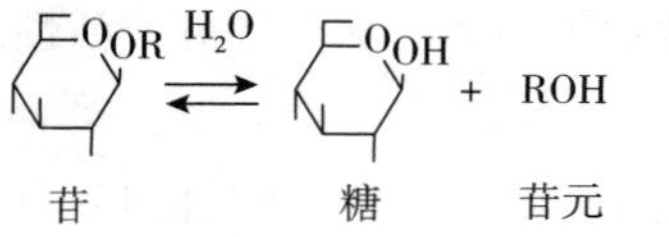

苷 ⇌(H_2O) 糖 + ROH 苷元

三萜皂苷、甾体皂苷、黄酮苷等苷类成分在炮制过程中易发生苷键断裂。如甘草蜜炙过程中，其所含甘草酸可能因水解为 18*β*- 甘草次酸，使甘草酸含量降低。相同炮制温度下，蜜炙甘草中 18*β*- 甘草次酸含量较清炒品高，可能是因为蜜炙过程中，有水的参与，促进了反应的发生。这一转化与蜜炙甘草抗炎作用增强密切相关。

有些苷键裂解反应是由中药自身所具有的某种酶催化发生的。在某种特定酶的作用下，中药中的苷类成分可水解为相应的苷元和糖，如苦杏仁苷酶可促进苦杏仁苷水解，这就是典型的酶作用的苷键水解。含有苷类成分的种子类中药、含有强心苷类成分的中药等常常含有能水解其植物体内苷类成分的酶，甚至在贮存过程中即可造成苷键断裂，使苷类成分含量显著下降，导致饮片活性降低。故采用清炒、蒸、焯或煮法等加热炮制手段，抑制此类反应发生。如黄芩产地加工时常采用蒸法或煮法处理，目的就是杀酶保苷，杀灭能促进黄芩苷发生水解的黄芩苷酶，防止有效成分黄芩苷的结构破坏。

酯水解反应主要涉及含有酯键成分的中药。在炮制过程中，成分水解生成相应的醇和酸。

反应机理：

$$RCOOR' \rightarrow RCOOH + R'OH$$

乌头炮制时，毒性较大的双酯型生物碱水解掉 C-8 位乙酰基，生成毒性较小的单酯型生物碱，再水解掉 C-14 位苯甲酰基生成毒性更小的乌头胺（乌头原碱），是典型的炮制过程的酯键水解反应。

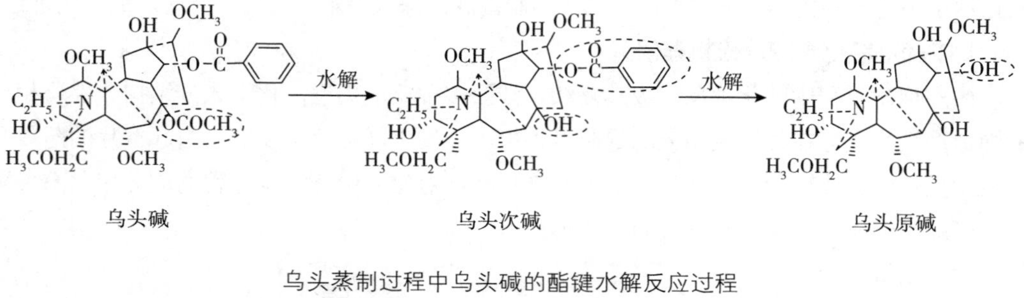

乌头碱 →(水解) 乌头次碱 →(水解) 乌头原碱

乌头蒸制过程中乌头碱的酯键水解反应过程

（2）脱水反应

脱水反应是在特定条件下，成分脱去水分子，形成新成分的反应。柴胡醋制时，柴胡皂苷 a 和柴胡皂苷 d 结构中的醚环开裂，发生脱水反应，生成柴胡皂苷 b_1、b_2 是典型的脱水反应。这与柴胡醋炙后，疏肝解郁作用明显增强有直接关系。

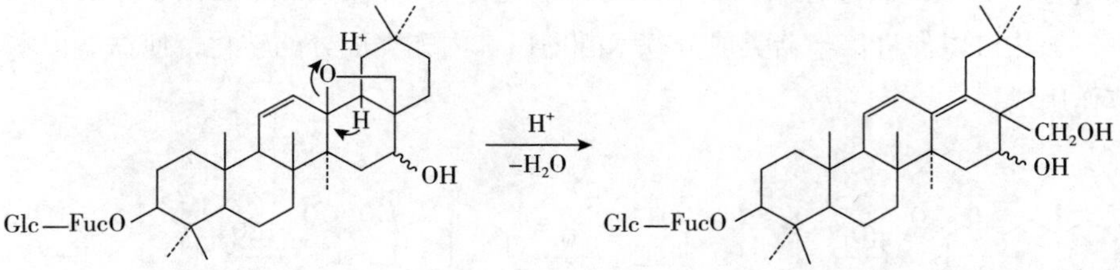

柴胡皂苷aβ-OH
柴胡皂苷dα-OH

柴胡皂苷b1β-OH
柴胡皂苷b2α-OH

柴胡醋制过程时的水解反应过程

（3）异构化反应

异构化反应也称异构化，是指某种化学成分在特定条件下，改变自身的结构组成，生成新物质的反应。产物通常是反应物的异构体。许多异构体的键能相差不大，因此在常温下可相互转化。中药炮制的异构化反应是指在炮制过程中，中药中的成分在炮制条件下所发生的简单结构异构。如红参在蒸制和干燥过程，部分天然 S- 构型的人参皂苷可转变为 R- 构型。再如人参皂苷 Re 在水中（或酸性条件下）加热处理，脱去 C-20 位葡萄糖及 C-3 位末端鼠李糖，生成人参皂苷 Rh_1，同时 C-20 位的原 S 构型转变为 R 构型，可生成 20-R- 人参皂苷 Rh_1。

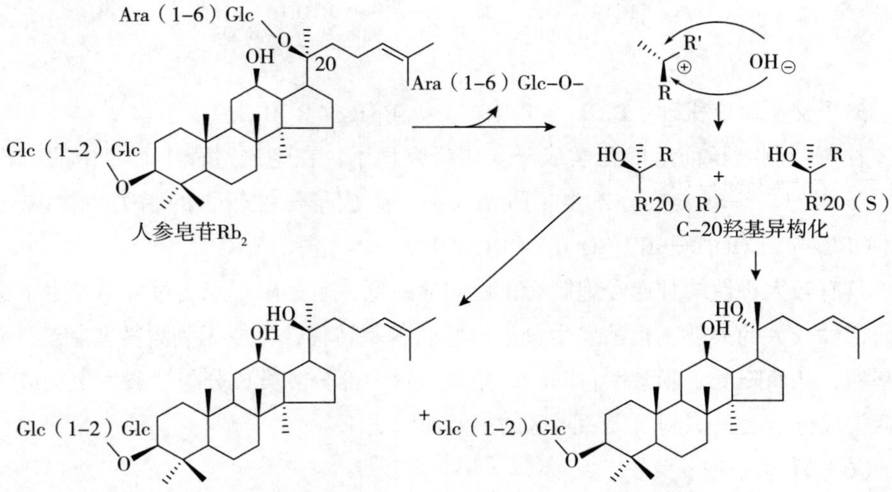

人参皂苷Rb_2

20（S）-人参皂苷Rg_3

20（R）-人参皂苷Rg_3

人参炮制时达玛烷型人参皂苷的异构化反应过程

（4）氧化反应

氧化也称氧化作用或氧化反应。氧化是指反应物（分子、离子或原子）。有机物反应时把有机物引入氧或脱去氢的作用叫氧化。广义的氧化，是指物质失电子（氧化数升高）的过程。中药炮制的氧化反应是指在中药炮制过程中，药物的化学成分发生氧化，生成新成分的过程。白术炮制过程中，苍术酮可以氧化为白术内酯 II 和白术内酯 III。白术麸炒过程中，加热可以促进倍半萜类成分苍术酮向白术内酯类成分的转化，使麸炒白术对胃肠的调节作用增强。

白术内酯II ←[O]— 苍术酮 —[O]→ 白术内酯III —$-H_2O$→ 白术内酯I

白术麸炒时苍术醇转化为白术内酯类成分的过程

（5）交换反应

交换反应，又称置换反应。交换反应主要包括酯交换反应和离子交换反应两种类型。在有机化学中，酯交换是指：酯的基团（R″）被醇的基团（R′）取代的过程，因此酯交换反应又称酯的醇解反应。这些反应通常在酸或碱催化剂进行催化下发生。反应同样可以通过酶尤其是脂肪酶进行反应。通过交换反应，两个反应物交换离子部分或酯基部分形成两个新化合物。酯交换反应机理：

$$R'OH + R''OC(=O)R \longrightarrow R''OH + R'OC(=O)R$$

离子交换反应机理：$B_1^+R_1^- + B_2^+R_2^- \rightarrow B_1^+R_2^- + B_2^+R_1^-$

甘草汁制附子前后的化学成分变化研究显示，在炮制过程中甘草中的有机酸类成分与附子中的乌头碱类成分发生了酰基交换，生成了毒性较小的脂类生物碱。反应机理：RCOOR′ +R′′ COOH → R′′ COOR′ + RCOOH。

具有较大毒性的甘遂经炮制后毒性明显减低，也是由于炮制过程中发生了交换反应使部分毒性较大的大戟二萜酯发生分子内脂肪酰基转移，生成无刺激性或刺激性较小的 20–酰基酯，从而降低了刺激性。同时，醋制过程中部分醇类成分与醋酸发生反应，生成酰化二萜类成分也是其炮制后毒性降低的主要原因之一。

（6）裂解反应

裂解反应是指一种化合物在特定条件下，分子中的化学键发生断裂，分解成两种或两种以上化合物的反应。断裂往往发生在化学键能较低、稳定性差的化学键上。中药所含化学成分极其复杂，在加工炮制过程中，有些成分受热容易发生分解反应，C–O 键常是比较易发生断裂的化学键之一。

在人参炮制过程中，丙二酸单酰基人参皂苷发生裂解脱羧反应，生成脱丙二酰基化合物，如丙二酸单酰基人参皂苷 Rb_2 和 Re 分别生成 Rb_2 和 Re。生品黄连中几乎检测不到小檗红碱，它是在加热过程中生成的。加热还可使黄连中其他的原小檗碱型生物碱，如掌叶防已碱、黄连碱、药根碱等也发生类似的结构变化。掌叶防已碱大部分转变成 Pamatrubine 的机理相同。还有研究显示，β- 胡萝卜素在加热过程中也能断掉部分碳链，氧化为 β- 紫罗兰酮，进而发生异构化，生成 β- 大马酮，导致颜色变浅。

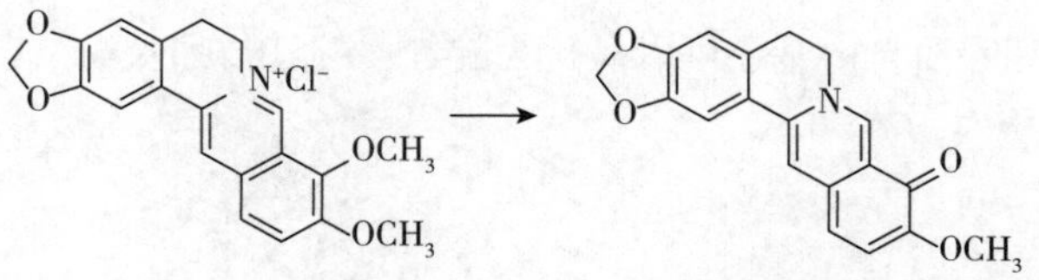

盐酸小檗碱　　小檗红碱

小檗碱加热转化为小檗红碱的过程

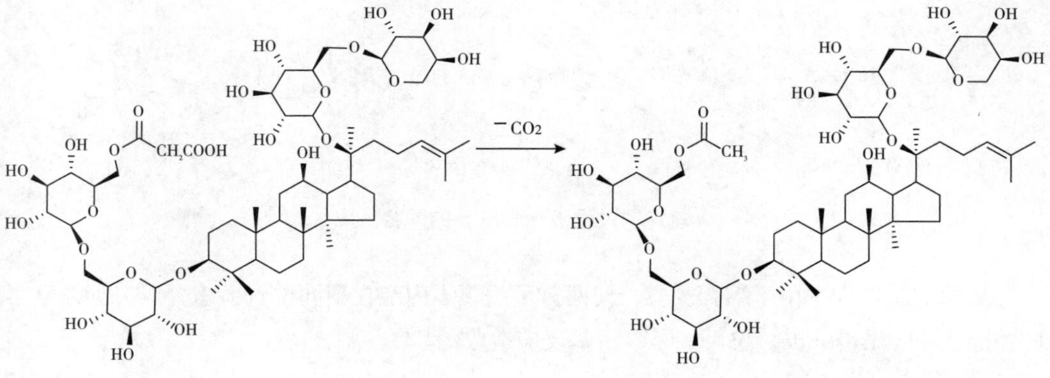

丙二酰基-人参皂苷Rb_2　　人参皂苷Rb_2

人参炮制时丙二酸单酰基人参皂苷 Rb_2 的脱羧基反应

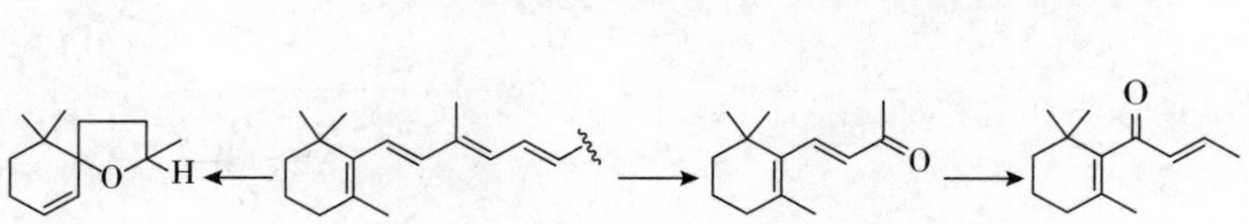

β-胡萝卜素　　β-紫罗兰酮　　β-大马酮

β- 胡萝卜素成分在炮制过程中的转化途径

（7）缩合反应

缩合反应是指两个或两个以上有机分子相互作用后以共价键结合成一个大分子，并常伴有失去小分子（如水、氯化氢、醇等）的反应。中药炮制过程中的缩合反应主要是自由基缩合反应。化学成分在炮制条件下先生成自由基，然后自由基再与分子或自由基与自由基缩合成新的化合物。反应机理：

$$R\cdot + R\cdot \rightarrow R\text{–}R$$
$$R\cdot + R' \rightarrow R\text{–}R'$$

中药青黛的制备过程中伴有缩合反应。含有吲哚母核生物碱的青黛叶子浸泡于温水中时，其中酯类成分（靛红烷 B）在碱性条件下或苷类（吲哚苷在内源酶）在酶的作用下分解出吲哚酚，部分吲哚酚可以转化为吲哚酚阴离子。吲哚酚阴离子在氧气存在的条件下生成吲哚酚自由基，生成的吲哚酚自由基可与吲哚酚缩合成无色靛蓝（也称靛白），继续氧化形成蓝色靛蓝。吲哚酚自由基还可以氧化为靛红，靛红与吲哚酚结合形成的产物就是靛玉红。

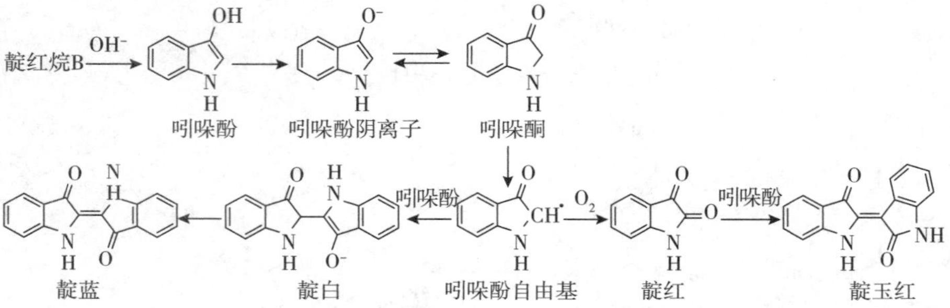

青黛炮制过程中化学成分的缩合反应

川芎炮制过程中由于缩合反应，使两分子的藁本内酯在不同位置上缩合成二聚体欧当归内酯 A 和 riligustilide。也可能是自由基反应造成的。

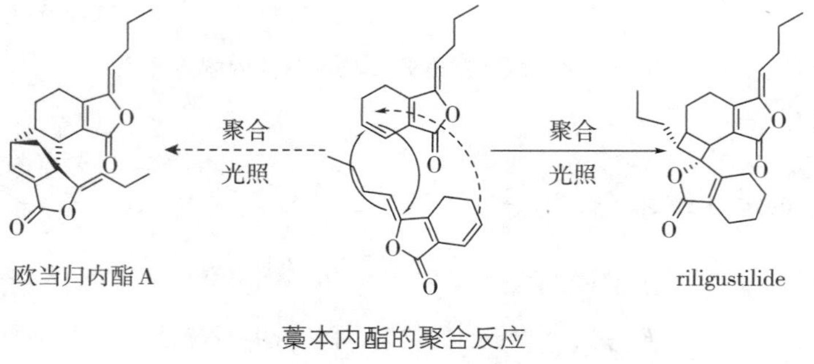

藁本内酯的聚合反应

（8）中和反应（成盐反应）

中和反应是指酸或酸酐与碱反应生成盐的反应过程。延胡索醋制时，延胡索中具有止痛作用的生物碱，如延胡索乙素可以与米醋中的乙酸发生中和反应生成生物碱醋酸盐，增加了其在水中的溶解度，从而提高了醋制品的止痛作用。斑蝥采用氢氧化钠炮制的过程中，斑蝥素结构中的酸酐与氢氧化钠反应生成相应的钠盐的过程也是中和反应。

OH^- → Na^+ →

斑蝥素　　斑蝥酸钠

斑蝥用氢氧化钠炮制时斑蝥素的转化

（9）梅拉德反应

梅拉德反应（Maillard Reaction）是氨基化合物与还原糖之间发生的非酶褐变反应（Non-enzymatic browning），其化学原理极其复杂。迄今为止，人们只是对该反应产生低分子化合物的化学过程比较清楚，而对高分子聚合物的生成的机理仍属空白。公认梅拉德反应分为初级阶段和高级阶段。在初级阶段，还原糖的羰基与氨基酸或蛋白质中的游离氨基发生缩合，产物迅速失去一分子水，转变为希夫碱（Schiff Base），再经环化形成相对应的N-取代葡萄糖基胺，然后经阿马多利（Amadori）重排，转变成1-氨基-1-脱氧-2-酮糖。主要标志是由醛糖转变到酮糖衍生物。梅拉德反应高级阶段的反应历程目前虽还处于假说阶段，但3-二氢-3，5-二羟-6-甲基-4氢吡喃-4-酮被认定为闭环反应路线的重要的稳定中间体，进而生成小分子产物。

梅拉德反应的小分子产物可以分为三类：第一类，呋喃环类。主要包括：α-呋喃甲醛、α-呋喃甲醇、α-乙酰呋喃、5-甲基呋喃醛、5-甲基-2-乙酰基呋喃酮、2，3，5-三甲基呋喃、α-呋喃甲醛、五-羟甲基糠醛、五-羟甲基糠醛甲醚等；第二类，含氮杂环化合物。主要有：甲基吡嗪、2,5-二甲基吡嗪、三甲基吡嗪、2,3-二甲基-5-乙基吡嗪、α-甲基吡咯醛、4-吡咯甲醇等；第三类，γ-吡喃酮类。即麦芽酚、去甲基麦芽酚、五羟基-麦芽酚等。

多种中药炮制过程都涉及梅拉德反应。麦芽酚为红参加工过程的梅拉德反应产物。由何首乌制品蒸制后产生的DDMP和5-羟甲基糠醛其含量随时间变化，且伴随pH值和糖及氨基酸类成分含量的变化，证实何首乌炮制过程产生了梅拉德反应。熟地炮制研究表明可能是因发生了梅拉德反应而造成功效和颜色的变化。由于梅拉德反应生成的γ-吡喃酮和糠醛类成分具有明确的抗氧化、抗炎、抗衰老等药理作用，致使发生此类反应的中药经炮制后补益作用增强。

除了上述介绍的主要化学反应类型，中药炮制过程还涉及去乙酰化、水合反应、脱羧反应等。中药炮制过程中的化学反应往往不是单一类型反应，而是多种反应同时发生，机理更加复杂。

2. 中药炮制转化与原理解析的相关性

炮制转化是中药炮制前后功效变化的实质。中药炮制转化的内涵就是在炮制过程中化学成分转化清楚的基础上，解析炮制前后的药效变化及临床功用变化的机制，即为什么炮制的原理所在。

柴胡主要含挥发油和皂苷类成分，其中挥发油具有解热、抗炎、镇痛等作用，生品中含量较高，故用其解表退热时多用生品。《雷公炮炙论》提出的“勿令犯火，立便无效也”即是指用柴胡解表时勿高温炒制。柴胡醋炙后挥发油含量显著降低导致其解热、抗炎和镇痛作用明显弱于生柴胡，抗炎保肝的活性成分柴胡总皂苷溶出量增加，且柴胡皂苷 a 、d 部分转化为次柴胡皂苷和皂苷元，致使促进胆汁分泌、调节雌激素 E_2 和抗抑郁作用增强。这些研究深入揭示了柴胡“入解表药生用，清肝炒熟用”的传统理论。据此贾天柱、许枬等提出“生解表，原油原苷；制疏肝，减油转苷”新的炮制理论。

白术性燥而祛湿利水，麸炒后燥性减缓而健脾作用增强。苍术酮为白术的主要燥性成分之一。主要表现在苍术酮可抑制中国白兔唾液腺分泌，增加昆明种小鼠饮水量，且有很强的利尿作用。白术经炒制后，其所含的苍术酮可转化为具有抗炎、抗肿瘤、调节胃肠功能及抗菌等作用的白术内酯Ⅰ、Ⅱ、Ⅲ等成分，对胃肠蠕动及营养物质的吸收作用增强。白术炮制的原理可阐释为“减酮减燥，增酯增效”，即通过炮制来增加白术中的内酯类成分含量，从而增强炮制品的补益作用。

肉豆蔻中挥发油少量服用能增进胃液分泌及胃肠蠕动，有促进食欲、消胀止痛的功效。若大量服用则有抑制作用，即“燥性”“酷性”。采取煨、炒等法，可使挥发油部分发生异构化反应，或受热挥发，或被辅料吸附而减少，避免服用量大产生毒副反应。另外本品还含有脂肪油，具有滑肠作用，通过“煨”“去油”，含量相对减少，涩肠止泻作用的有效成分、含量相对增大，故谓“煨熟又能实大肠、止泻痢”。现代研究从化学和药效学角度较好地揭示了肉豆蔻炮制后的“减毒存效”。炮制后，具有滑肠作用的脂肪油降低，从而减少滑肠副作用；具有毒性的肉豆蔻醚、黄樟醚含量降低，从而减毒；具有止泻作用的甲基丁香酚和异甲基丁香酚含量增加，从而增效。贾天柱提出肉豆蔻“降醚减毒、增酚增效”的新炮制理论。

茜草中含有大量的以 1,3,6– 三羟基 –2– 甲基蒽醌为苷元的蒽醌苷类成分，如 1,3,6– 三羟基 –2– 甲基蒽醌 –3–*O*–（*O*–6– 乙酰基）新橙皮苷、1,3,6– 三羟基 –2– 甲基蒽醌 –3–*O* 新橙皮苷、1，3，6– 三羟基 –2– 甲基蒽醌 –3–*O*–（*O*–6– 乙酰基）– β –D– 吡喃葡萄糖苷、1，3，6– 三羟基 –2– 甲基蒽醌 –3–*O*– β –D– 吡喃葡萄糖苷、1，3，6– 三羟基 –2– 甲基蒽醌 –3–*O*– β –D– 吡喃木糖（1–2）– β –D（6–*O*– 乙酰基）吡喃葡萄糖苷等[3]。茜草在炒炭过程中，由于温度不断地升高，造成糖苷键的断裂，释放出大量的 1，3，6– 三羟基 –2– 甲基蒽醌，对人脐静脉内皮细胞（HUVEC）具有一定的保护作用，该成分可通过保护血管内皮细胞的途径促进茜草炭发挥止血功能。异茜草素在茜草生品中含量极微，炮制成茜草炭以后，异茜草素含量增加，异茜草素有明显缩短小鼠凝血时间的作用，是茜草炭主要止血成分之一。茜草生用具有活血化瘀之功，炒炭后止血作用增强、化瘀能力减弱，这与具有止血作用的 1，3，6- 三羟基 -2- 甲基蒽醌含量升高，具有活血作用的大叶茜草素和茜草素含量降低有密切的关系，符合茜草中医“生行熟止”的理论。丁安伟据此提出“生活血苷之用，炭止血转苷元”的新理论。

生何首乌主要用于润肠通便，制何首乌主要用于补肝肾，强筋骨，益精血，乌须发。何首乌中结合型蒽醌类化合物含量较高，故其泻下作用较强；二苯乙烯苷含量较高，故其抗氧化作用强于制何首乌。制何首乌中结合型蒽醌类成分转化为游离型蒽醌类，减轻了其致泻的作用，增强了滋补肝肾、养肝益血、乌须发、强筋骨之功。制何首乌总糖含量明显升高，故制何首乌的调节免疫作用增强。何首乌经炮制之后，新发现了 5- 羟基麦芽酚和 5- 羟甲基糠醛，所以制何首乌能降低心肌缺血小鼠血清中乳酸脱氢酶（LDH）含量，降低心肌缺血小鼠心肌组织中丙二醛（MDA）含量。大黄的主要化学成分为蒽醌苷类、苯丁酮类以及鞣质类，其中番泻苷以及蒽醌苷为泻下的主要有效成分。炮制后，蒽醌苷转化为蒽醌苷元，其泻下成分明显减少。酒蒸熟大黄后总蒽醌的减少超过 25%，其中结合型蒽醌减少 50%；酒炒后总蒽醌减少 10%，其中结合型蒽醌减少 25%；缓和了生大黄苦寒峻下的副作用，增加活血化瘀作用，故临床上常用于治疗产后腹痛，瘀血内停、凝积，月经停闭，脘腹痞满，尤其是年老体弱或久病患者。炒炭后大黄的蒽醌类成分被大量破坏，结合

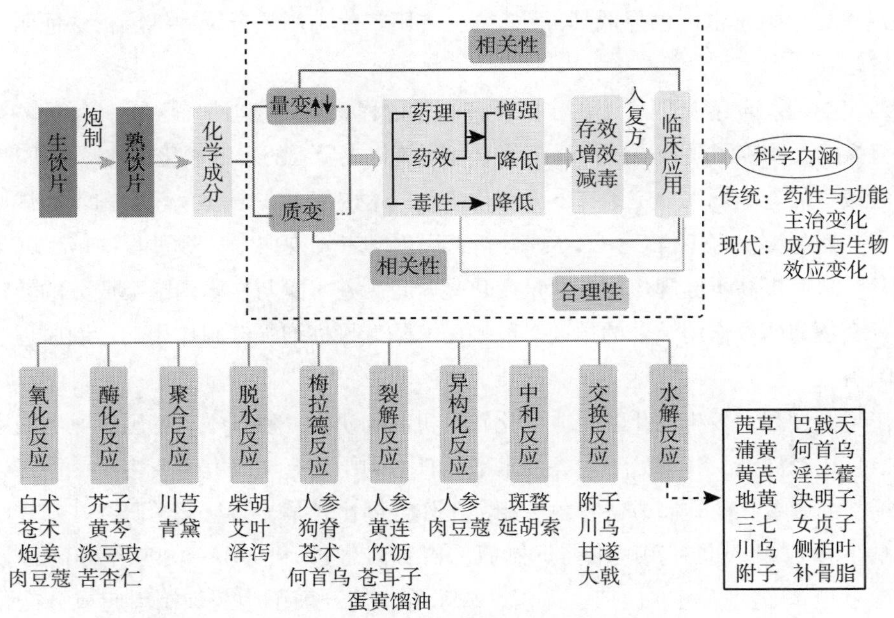

炮制转化及其化学反应类型与科学内涵关系图解

型蒽醌仅为生品的10%，游离型蒽醌大黄酚、大黄素甲醚、鞣质的含量增加。由此形成大黄“入泻下药生用，活血止血蒸熟或炒炭用”理论。

炮制转化是中药炮制前后功效变化之源。通过炮制转化可对中药炮制科学内涵加以阐释，可以从更深层次认识理解中药炮制过程中成分转化的作用，具体关系图解见上页。

三、本学科与国外同类学科比较

中药炮制是我国独有的制药技术，国外无此学科，是区别中药与天然药物的重要标志。由于单体成分的化学性质与分离鉴定技术、有机反应研究基础雄厚，国外学者对天然产物在加工过程的转化研究比较深入，这些研究为我国学者在中药的炮制过程中单体化学成分变化研究打下很好的基础，这其中最典型的当属乌头碱和士的宁的转化规律研究。

关于乌头类包括附子的炮制研究多集中在乌头碱的水解减毒方面。这些研究均是基于英国学者邓斯坦1894年进行的乌头碱化学性质及水解的研究结果，包括其衍生物制备、热稳定性等。根据乌头碱的热不稳定性，将单体乌头碱在有水条件下于189~190℃下进行水解（此温度为乌头碱的熔点），反应结束后以滴定手段对前后的质量进行分析，发现反应前后产物的质量差为一分子醋酸的质量，推测其在加热过程中脱掉一个乙酰基，生成苯甲酰乌头原碱。在温度250℃条件下，继续加热水解，还可脱掉一个苯甲酰基，生成乌头原碱。在无水条件下，乌头碱也会发生热解反应。采用石蜡浴的方式对乌头碱进行加热，按照质量差异及化学性质分析，终产物为焦乌头碱[91]。日本学者高桥真太郎等发现，用高压加热法处理附子也可以降低其毒性[92]；吉田初代等用复合缓冲纸层析法证明了乌头碱的水解过程[93]。

1922年，德国学者证明了士的宁的开环氧化过程。据此我国学者对马钱子的砂烫炮制原理进行探索，明确了马钱子砂烫后士的宁开环氧化成异士的宁氮氧化物的减毒机理[94]。国外学者报道的苍术酮在一定条件下会氧化生成白术内酯II的氧化反应为白术麸炒原理研究提供了一定思路。经HPLC、LC-MS分析，国内学者发现白术麸炒过程中倍半萜类成分变化显著，从而提高了健脾作用，含量变化显著者为苍术酮与白术内酯类成分的转化，由此从成分变化与药效作用结合的角度对麸炒白术降低燥性增强健脾作用的炮制原理进行了深层次阐明。

关于炮制过程中发生的化学成分变化及其机制的研究，以日本、韩国等亚洲国家开展的较早，且比较深入，一直处于领先的水平。日本的中药炮制研究主要遵从《伤寒论》所载复方项下的中单味药炮制方法。由于相关工作开展比较早，并且化学研究基础较好，取得了一些突出成果，也对我国中药炮制研究有很多促进。1990—1999年期间，日本主要就人参、地黄、吴茱萸、白芍、泽泻、槐米等中药开展了中药炮制引起成分变化的相关研究。鲜参和红参中富含半乳糖甘油酯和酯基人参皂苷，但白参中二者含量极低。鲜参和白参中人参炔醇和人参环氧炔醇含量较高，红参中除含有上述两种成分外，还含有人参炔三醇和羟基人参炔醇。人参环氧炔醇水解实验证实其水解后可产生人参炔三醇及其含氯原子的乙酰化物。提示红参中人参炔三醇可能是加工过程中人参环氧炔醇的水解产物。北川勋[95]从红参中分离到特有成分人参皂苷 Rh_2，20（R）– 人参皂苷 Rh_1，20（S）– 人参皂苷 Rg_3 和 20（R）– 人参皂苷 Rg_2。小田岛肃等对 Rh_2 进行一系列体外细胞培养的抑瘤抗癌试验，发现对癌细胞具有显著的特异性的抑制作用，而与 Rh_2 分子结构相似的 20（S）– 人参苷 –Rh_1 则无此作用。

日本学者[96]研究发现地黄的干燥和蒸制过程中糖类和环烯醚萜类成分均有明显改变。熟地变黑是因为糖类水解产生的果糖或 5– 羟甲基糠醛与氨基酸结合生成类黑精所致。蒸制时，三糖苷 – 地黄苷 D 几乎不分解，而双糖苷 – 地黄苷 A 和地黄苷 B 含量降至 1/3，单糖苷 – 桃叶珊瑚苷及梓醇约减少至 1/10。糖类成分变化复杂，主要表现为鲜品中水苏糖含量极高，（干）地黄和熟地黄中含量显著下降，而甘露三糖的含量明显升高。因这些变化与其血液流变学活性有一定的关联，故日本在控制（干）地黄和熟地黄的质量时常以糖类成分和环烯醚萜中的梓醇含量为综合指标控制其质量。低聚糖类成分发生苷键裂解的可能变化过程如下：

低聚糖降解过程中，两侧均可能脱去单糖，产物复杂[97]。

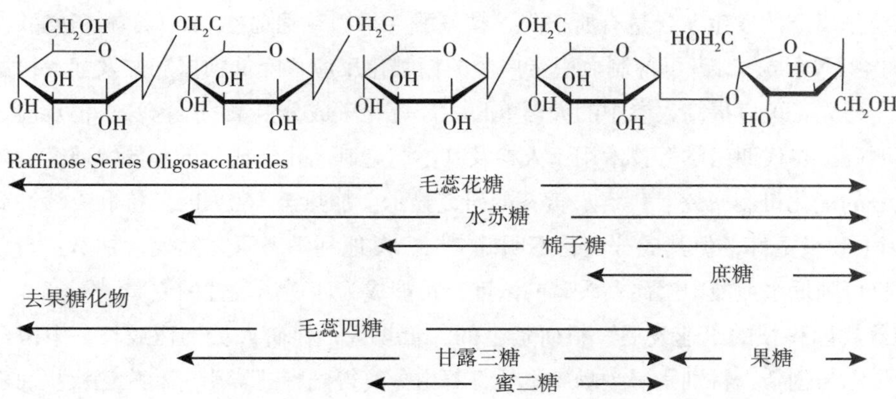

吴茱萸的烫、盐制等过程中羟基吴茱萸碱、吴茱萸碱、吴茱萸次碱、吴茱萸卡品碱含量变化明显。吴茱萸碱与吴茱萸次碱较稳定，羟基吴茱萸碱在炮制过程中含量降低 0.55 倍，而吴茱萸卡品碱的含量升高 1.3 倍之多。炮制后的吴茱萸水溶物及总提取物约降低 1/3。提示除生物碱外，其他水溶性成分在洗、烫过程中也有明显流失。这些成分变化可能与炮制后吴茱萸苦味降低，毒性缓和有一定关系[98]。

乌头的研究表明，附子的蒸、炮过程中，成分变化明显，由于酯键水解，乙酰基、苯甲酰基乌头碱含量急剧下降，温度和时间是主要影响因素。但对毒性影响较小的 C3– 脂肪酯几乎不发生水解[99]。

甘草的炮制研究显示，在炒制过程中，甘草中的黄酮苷、三萜皂苷均产生了糖链降解过程。鲜牡丹根 4℃贮藏可以防止变色，而且可微量提高芍药苷含量，沸水煮后没食子酸葡萄糖苷发生水解，没食子酸含量增加。泽泻的干燥过程中，泽泻醇 A、泽泻醇 B、泽泻醇 F、泽泻醇 G、24- 乙酰泽泻醇 A、23- 乙酰泽泻醇 B、23- 乙酰泽泻醇 E、13，17- 环氧 - 泽泻醇 A、11- 去氧 - 泽泻醇 B、11- 去氧 -23- 乙酰 - 泽泻醇 B 等成分的含量有较大变化，其中泽泻醇 A 与 24- 乙酰泽泻醇 A 是鲜泽泻加热过程中的产物。据此，我国学者通过深入研究对比，提出了泽泻加工过程中泽泻醇 A 的转化过程[100]。

日本学者对中药炮制辅料，如对炼蜜的炼制过程中糖类成分的变化也进行了考察研究。认为炼蜜的活性成分是分子量为 730 KDa 的一种物质，水解后可生成半乳糖、鼠李糖、葡萄糖，α -ribofuranose，β -ribofuranose，1, 5′: 1′, 5- 二酸酐以及 5- 羟甲基糠醛[101]。

韩国、美国、德国、加拿大、奥地利等国家也有关于各种加工处理引起中药或天然药物化学成分变化的报道，主要涉及干燥加工过程，尤其是干燥、煮、烫过程。这些研究的相关化学反应过程和机理虽未明确，但对深入研究中药炮制化学成分变化有很好的启迪。韩国学者对人参的炮制加工的研究比较深入。红参蒸制过程中可以产生多种活性较强但是含量较低的人参皂苷，可能与异构化和水解反应有关。对于人参蒸制过程中精氨酸和糖类成分的变化及与药效相关性也进行了研究，新鲜人参经蒸制成红参后，氨基酸及糖类成分由于美拉德反应的发生，含量有所下降，精氨酸 - 果糖 - 葡萄糖（AFG）和精氨酸 - 果糖（AF）的含量增加，二者可抑制血中蛋白质的糖基化反应，降低糖尿病并发症，缓解高血糖症状。建立了可以提高人参中的人参 Rd、Rg_1 等化学成分含量的发酵法，但反应过程和机理不明确。将代谢组学等技术用于人参及其不同炮制品化学成分的差异性研究、体内外化学成分的变化机制研究[102-103]。黄芩的研究显示，加热至 160℃时其抗肝炎活性高于生品，180℃效果更好，但其成分变化不明确[104]。奥地利学者研究发现，甘草苷与乌头碱的复合物可降低水煎液中游离乌头碱的浓度，可能成为四逆汤改性的方向[105]。

随着我国科技的迅速发展，科研资金的大量投入，科研人员迅速成长，中医药理论的大力传承与创新，特别是屠呦呦先生从青蒿中分离得到青蒿素用于治疗疟疾从而获得诺贝尔奖之后，我国的中药炮制化学科研水平，无论在数量还是质量上，都逐步赶超上述国家，而且后续力量十分强劲。目前我们已经对常用的中药饮片炮制前后化学成分变化及其引起的药效学变化机制均进行了较为深入的研究，取得了一系列的研究成果。

四、展望与对策

未来中药炮制化学的发展趋势

炮制化学是中药炮制技术创新的基石，化学炮制是中药炮制技术创新的手段。阐明中药炮制过程的化学反应机理是一个复杂的工作，随着现代分析、分离、组学技术的引入，相关研究已经取得了较大发展，未来应在中药炮制化学的深入研究基础上，充分进行中药炮制原理解析，改进并创新工艺；深入阐释促使饮片化学成分发生反应的诱因，为新活性物质的开发找到快捷途径，对成分转化机理进行有效验证，将使中药炮制的开发利用拥有广阔的前景。

1. 饮片性状与化学成分相关性研究

中药炮制后很多在外形上都发生了较大的变化 如阿胶制成阿胶珠后由原来的棕色丁块变成了黄白色圆球状；穿山甲制成炮山甲后，则由原来的灰色片子变成了金黄色卷曲的甲珠；王不留行炒制后则由原来的黑色种子变为白色的爆花；煅制品都改变了外形，由大块变小块或颗粒。一生一熟，性状迥异，疗效各异。中药炮制后可改变药材或饮片的色泽。如炒炭者则变为黑色，麸炒、砂烫、蜜炙后多变为焦黄之色；固体辅料炒由于温度较高，多数变为焦黄之色；液体辅料炙温度较低，多变为浅黄色或黄色。种子类药材有的本身颜色就比较深，光看表面很难判断炒制程度，要看断面颜色，白色的炒后变为浅黄色，是黄色的变为深黄色即可。饮片颜色、性状的变化实际上就是化学成分转变的标志，由性状变化指示化学成分的转化程度，实现二者的有效相关，是我们今后研究工作的重点。

2. 饮片质量标准与化学成分的相关性研究

炮制是中医用药两大特点之一，能减毒增效、缓和或改变药性，更好地满足临床需要。单纯经净制或切制的饮片称为生饮片，进一步经过加热或不加热（如水飞、发芽等）等处理的饮片称为制饮片。生制饮片的差异性是临床区别用药的依据。其差异性的研究，包括药性变化、功用差异、成分转化、药理作用等多方面，并应在其质量标准上体现出差异。生制饮片成分不同，这种成分的差异性与其功用、临床疗效密切相关，对生制饮片的质量标准的制订应根据其所含成分的差异而体现出差异性。2010 版《中国药典》已经将部分中药炮制品质量标准单列，但是大多数的标准是药材、生片、炮制片以同样的内容进行质量评价的方法，不能区分生制饮片的差别，研究差异性、专属性标准迫在眉睫，有利于进一步实现饮片的标准化。

3. 饮片药效与化学成分的相关性研究

药性是中药最大特色，包括四气五味、升降浮沉、归经、补泻、有毒无毒等。正常情况下可直接利用中药的这些特性来治病，但当嫌其药性太过或不足时则需用炮制的方法来解决。以制其太过、扶其不足，利于临床应用。中医在遣药组方时非常讲究“药之生熟”，生熟效异，各有其功，用法不同，生制饮片疗效存在差异，如何首乌生泻熟补、地黄生寒熟温，以及同一品种的多种炮制品各有不同，如酒大黄引药上行、熟大黄活血化瘀、大黄炭凉血止血等，药性的差异和临床功效密切相关，归根结底是炮制过程中化学成分的变化导致的。

4. 饮片炮制原理与化学成分的相关性研究

化学组分是中药功效、性味的物质基础。中药炮制的本质是通过改变中药的化学组分以适应疾病治疗对中药功效、性味需要的制药技术。从活性成分和药效作用角度说明炮制所引起的生制饮片在临床应用上的差异，有效地指导中药饮片的临床应用，发挥更好的疗效。中药在炮制过程中可以发生各种变化，发挥减毒增效的作用。通过炮制可以使化学成分发生水解、裂解、氧化、聚合等反应，促使毒性成分转化为低毒乃至无毒成分，降低饮片的毒性；使无效或低效成分向高效成分转化，从而增强疗效。中药炮制过程中，可导致化学成分的质变和量变，引发多种成分同时发生复杂的化学反应，这些变化的研究正逐步揭示中药炮制的“逢子必炒”“盐制入肾”“醋制入肝”“炒炭止血”等传统理论所具有的深刻内涵。炮制虽传统，内涵却深刻。从炮制前后化学成分的转变，可以揭示中药炮制的原理，说明临床功用不同的原因。

5. 定性与定向炮制研究

中药药性是中药的一大特色，具有独特的理论体系和应用形式。独特的理论体系就是中药的药性理论，应用形式则是复方配伍和辨证施治。药性有太过和不及，这时就要通过炮制的手段来解决。在炮制中一般顺其药性而制者是谓从制，意在增强药性；逆其药性而制者是谓反制，意在缓和或改变药性。根据中药材或饮片的药性不同所采取的炮制技术为定性炮制。通过炮制的方法来改变、缓和、增强寒热温凉及升降浮沉之性，也是制药论的“相资为制、相反为制，制其性”之意。

炮制机理基本清晰的基础上实现定向炮制。采用定向炮制技术建立新的炮制工艺，如氧化炮制、酸性辅料炮制、碱性辅料炮制、发酵炮制、酶促炮制等技术。采用定性炮制技术调整饮片的药性，适应临床的不同需求。采用生物炮制技术，促进或灭活微生物及酶的作用来保存饮片的有效成分或促进有效成分的增加与转化，或使有毒成分降低乃至转化为无毒成分。

6. 新型饮片与化学成分的相关性研究

中药饮片在加工过程中始终以简陋、粗放的形式呈现，以戥秤调剂的天女散花式分拣方式进行调剂。近年来，在饮片的“形”上进行相当的改进，市场上出现了小包装饮片、压缩饮片、微型饮片、膨化饮片等新型饮片，饮片智能配方机研制已初具规模，“规格划一，流动可调”的新型饮片，由于其流动性好且有效成分浸出率高，便于调剂和煎煮，较好地保留了饮片特色，具有良好的发展前景。科学合理地选择有特色的、专属性的指标物质，向饮片要更多的成分，制订合理可行、专属性强的质量标准，对于促进饮片行业的发展，实现中医药现代化都具有非常重要的意义。同时清宁片、黑参、胆南星等饮片的炮制品，由于其独特的复杂的炮制工艺，也可制备成创新饮片，甚至新的高效药物。

中药饮片的炮制过程根本就是化学成分的变化过程，继而导致药理作用和临床功效的变化，最终解析炮制机理。在原理清晰的基础上，进一步改进并创新炮制工艺，实现定性炮制到定向炮制，达到精准炮制。

参考文献

[1] 贾天柱，许枬．中药炮制化学［M］．上海：上海科技出版社，2015.

[2] 许枬，贾天柱．中药炮制转化——提高中药饮片质量的新思路［J］．中华中医药杂志，2016，31（8）：3173-3177.

[3] 赵新芝，郭长强，韩莉，等．槐米炮制研究进展［J］．时珍国医国药，2000，11（2），183-186.

[4] 陈东安，易进海，黄志芳，等．附子煎煮过程中酯型生物碱含量的动态变化［J］．中国实验方剂学杂志，2011，17（3）：64.

[5] 杨波，纪宏宇，郑东友，等．中药延胡索的炮制工艺和药理作用的研究进展［J］．药学实践杂志，2017，35（2）：112-116.

[6] 魏江存，陈勇，谢臻，等．中药大黄炮制品的化学成分及药效研究进展［J］．中国药房，201，28（25）：3569-3575.

[7] 王亭，龚千锋．何首乌炮制后化学成分及药理作用的研究进展［J］．中国实验方剂学杂志，2017，23（2）：220-225.

[8] 张淼，秦昆明，李伟东，等．人参炮制过程中化学成分变化及机制研究［J］．中国中药杂志,2014,39（19）：3701-3710.

[9] 李丽，张村，肖永庆，等．黄芩饮片的产地加工方法研究［J］．中国实验方剂学杂志，2011，17（8）：1-6.

[10] 孙爱萍，袁波，杨玉军，等．鸡内金炮制的现代研究进展［J］．中南药学，2018，16（6）：807-812.

[11] 张露蓉，江国荣，王斐，等．六神曲生品与炒制品的消化酶活力与胃肠动力比较［J］．中国临床药学杂志，2011，20（3）：148-152.

[12] 许枬，贾天柱．烫狗脊炮制过程的化学反应及产物研究［J］．中国中药杂志，2011，36（15）：2066-2070.

[13] 陶益，黄苏润，杜映珊，等．仙茅及其炮制品质控指标的比较研究［J］．中药新药与临床药理，2017，28（5）：678-682.

[14] 赵文龙，吴慧，单国顺，等．麸炒白术“减酮减燥，增酯增效”炮制理论的再印证．中国中药杂志，2013，38（20）：3493-3500.

[15] Liu zhirui.Plasma pharmacochemistry combined with microdialysis to screen bioactive components and their metabolites in Anemarrhenae asphodeloides saponin extract［J］．J Sep.Aci.，2013，36：1659．

[16] Zhenli Liu，Zhimao Chao，Yuanyan Liu，et al. Maillard Reaction Involved in the Steaming Process of the Root of Polygonum multiflorum［J］．Planta Med，2009，75：84-88.

[17] 蔡宝昌，秦昆明，吴皓，等．中药炮制过程化学机理研究［J］．化学进展，2012，24（4）：637-648.

[18] 谭晓亮，李瑞海，贾天柱．侧柏叶炮制前后成分的对比［J］．实用药物与临床．2015，18（11）：1359-1362.

[19] 阮氏霞，崔玲玲，袁永亮，等．不同产地槐米炮制前后主成分的含量变化对 α－葡萄糖苷酶活性抑制的影响［J］．海峡药学，2016，28（3）：48-50.

[20] 陈泣．大蓟炭止血药效物质基础及止血增效作用机制研究［D］．北京中医药大学，2014.

[21] 周义．淫羊藿炮制过程中物质基础的转化研究［D］．昆明理工大学，2016.

[22] 张淼，秦昆明，李伟东，等．人参炮制过程中化学成分变化及机制研究［J］．中国中药杂志，2014，39（19）：3701-3709.

[23] 黄永亮，余志杰，黎江华，等．熟三七饮片 HPLC 指纹图谱的建立及多成分定量测定［J］．中草药，49

（3）：589-594.
［24］侯会平，赵士博，于康平，等. 北柴胡不同产地、不同采收期和不同炮制品中6种柴胡皂苷的含量测定［J］. 药学学报，2018，53（11）：1887-1893.
［25］郁红礼，张程超，吴皓，等. 醋制对商陆及商陆正丁醇部位中皂苷类成分含量的影响［J］. 中国中药杂志，2017，42（1）：125-130.
［26］赵梦杰，龚小红，党珏，等. 炮制时间对何首乌16个成分含量变化影响的研究 . 中国中药杂志，2017，42（7）：1344-1350.
［27］卫昊，冯改利，郑洁，等. 清蒸和酒蒸对大黄中9种化学成分的影响分析［J］. 中成药，2013，35（4）：777-782.
［28］唐力英，徐义龙，周喜丹，等. 炮制对决明子中萘并吡喃酮苷及蒽醌苷元类成分含量的影响［J］. 中国实验方剂学杂志，2015，21（18）：69-75.
［29］史辑，崔妮，景海漪，等. 炮制对巴戟天中茜草素型蒽醌类成分的影响 . 中成药，2015，37（6）：1294-1299.
［30］王海丽，单鸣秋，张丽，等. 茜草炭的研究进展［J］. 中成药，2016，38（6）：1367-1370.
［31］陶益，蒋妍慧，李伟东，等. 炮制对补骨脂中12种化学成分含量的影响［J］. 中国实验方剂学杂志，2016，22（21）：6-11.
［32］陶益，盛辰，李伟东，等. 杜仲不同炮制品化学成分研究 . 中国中药杂志，2014，39（22）：4352-4356.
［33］于文娜，张振凌，张颖，等. 地黄炮制过程中异毛蕊花糖苷含量的动态变化［J］. 中国实验方剂学杂志，2017，23（18）：22-26.
［34］雷磊，王玉，霍志鹏，等. LC/MS-IT-TOF 分析栀子炒焦前后化学成分的变化［J］. 中国实验方剂学杂志，2019，25（17）：88-93.
［35］季德，苏晓楠，黄紫炎，等. HPLC-MS 法测定知母盐炙前后8种成分量变化［J］. 中草药，48（9）：1784-1788.
［36］苏慧，岳琳，刘颖，等. 芥子及莱菔子饮片炮制前后物质基础变化规律分析［J］. 中国实验方剂学杂志，2018，24（7）：23-28.
［37］马志国，谭咏欣 . 酒蒸不同时间肉苁蓉中6种苯乙醇苷类成分的变化［J］. 中成药，2011，33（11）：1951-1955.
［38］霍雨佳，岳琳，刘颖，等. 酒制对女贞子饮片主要化学成分含量的影响［J］. 中国实验方剂学杂志，2018，24（1）：26-30.
［39］何平平，钟凌云 . 干姜、生姜及其炮制辅料姜汁的研究进展［J］. 中国实验方剂学杂志，2016，22（6）：219-223.
［40］范恺磊，蔡皓，段煜，等. 基于 AMDIS 和保留指数结合的 GC-MS 技术定性鉴别醋炙前后香附—艾叶药对中挥发油化学成分的变化［J］. 南京中医药大学学报，2017，33（3）：301-306.
［41］Yi T，Fang JY，Zhu L，et al. The variation in the major constituents of the dried rhizome of Ligusticum chuanxiong（Chuanxiong）after herbal processing［J］. Chin Med，2016 May 24;11：26.
［42］拱健婷，赵丽莹，Rudolf Bauer，等. "辨状论质"看中药材苦杏仁走油［J］. 中国中药杂志，2016，41（23）：4375-4380.
［43］沈莎莎，张振凌，吴若男，等. 不同炮制方法对薏苡仁抗肿瘤成分甘油三油酸酯含量的影响［J］. 时珍国医国药，2015，26（9）：2138-2142.
［44］李林，关洪月，殷放宙，等. HPLC-MS 测定芫花炮制前后5种成分含量变化［J］. 中国实验方剂学杂志，2013，19（24）：66-70.
［45］李征军，李媛，高兰，等. 甘遂不同炮制品中二萜类成分的变化研究［J］. 中成药，2011，33（12）：2122-2125.

[46] 郑云枫，朱玉岚，彭国平．泽泻炮制过程中23-乙酰泽泻醇B的转化[J]．中草药，2006，37（10）：1479-1482.

[47] 艾莉，陈君程，张继良，等．基于色彩色差计的川楝子炮制前后含量和颜色变化[J]．成都中医药大学学报，2011，34（4）：81-85.

[48] 王丹丹，李俊松，蔡宝昌．马钱子炮制前后士的宁及马钱子碱氮氧化物的含量变化研究[J]．中华中医药学刊，2009，27（2）：435-439.

[49] 秦语欣，张先灵，王蕾，等．HPLC-MS法研究川乌炮制前后化学成分的变化[J]．北京中医药大学学报，2016，39（4）：298-302.

[50] 彭伟．焦槟榔"长于消食导滞"的炮制机制及其槟榔碱适宜含量的研究[D]．成都中医药大学博士学位论文，2017.

[51] 李晗芸，苏丹，部爱贤，等．UPLC-Q-TOF-MS^{E}与镜像对比分析四种麻黄炮制过程的成分变化[D]．质谱学报，2017，38（6）：630-637.

[52] Xue S，Wang L，Chen S，Cheng Y. Simultaneous Analysis of Saccharides between Fresh and Processed Radix Rehmanniae by HPLC and UHPLC-LTQ-Orbitrap-MS with Multivariate Statistical Analysis [J]．Molecules，2018，28；23（3）.

[53] 单雪莲，郁红礼，吴皓，等．巴豆不同炮制品肠道毒性差异及炮制对巴豆脂肪油、总蛋白的影响[J]．中国中药杂志，2018，43（23）：4652-4660.

[54] 贾坤静，艾雪，贾天柱，等．桑螵蛸炮制前后蛋白质和多糖及脂类成分比较[J]．亚太传统医药，2015，11（23）：15-18.

[55] 赵根华，翁泽斌，高倩倩，等．自然铜煅制过程物相动态变化规律[J]．中国实验方剂学杂志，2015，21（18）：1-6.

[56] 陈瀛澜，郭夫江，卞雪莲，等．蟾酥干燥炮制前后化学成分和药效学变化考察[J]．中草药，2018，49（8）：1816-1822.

[57] 夏林波，郭莹，邓仕任．硅胶柱层析-RP-HPLC法同时测定火麻仁中3种大麻酚类化合物的含量[J]．中国药房，2011，22（27）：2557-2560.

[58] 张洪坤，郭长达，黄玉瑶，等．山楂炮制过程中药效物质成分的变化规律研究[J]．中药材，2017，40（4）：811-815.

[59] 张学兰，宋梦晗，姜秋，等．女贞子炮制前后环烯醚萜苷类成分转化机制研究[J]．辽宁中医杂志，2017，44（12）：2602-2608.

[60] 郭日新，于现阔，张晓，等．决明子炮制过程化学研究[J]．中国中药杂志，2018，43（15）：3145-3150.

[61] Na Guo，Lianlian Zhu，Jun Song，et al.A new simple and fast approach to analyze chemical composition on white，red，and black ginseng.Industrial Crops and Products [J]．2019，134：185-194.

[62] 王智民，由丽双，姜旭，等．利用炮制技术去除关木通毒性成分的方法学研究[J]．中国中药杂志，2005，30（16）：1243-1248.

[63] 姜洪帅，窦德强．肠道微生物对牛蒡苷的转化及转化酶的初步研究[J]．中国现代中药，2014，16（1）：9-13.

[64] 曹美娇，张婷婷，许枬，等．NMR法分析鉴定神曲的发酵产物[J]．中国现代中药，2017，（2）：183-187.

[65] 李粟琳，张翔宇，王洋，等．可发酵三七等中药材的食用菌种筛选和皂苷生物转化产物的分析[J]．食品与发酵工业，2017，43（12）：164-167.

[66] 林艳，肖榕，李春，等．生/制/发酵何首乌化学成分、药理作用及肝毒性研究进展[J]．中药新药与临床药理，2018，29（5）：661-665.

［67］张森，潘华奇，胡江春，等．转化牛蒡子苷牛蒡内生菌的分离及L2菌株的鉴定［J］．药物生物技术，2010，17（2）：111-116

［68］贾天柱，吴慧，赵文龙，等．一种减酮增酯的白术炮制新工艺.CN103638084A.

［69］黄琪，贾鹏晖，吴德玲，等．一测多评法结合UPLC-ELSD技术同时测定.知母中7个成分的含量［J］．中华中医药杂志，2018，3（7）：3143-3149.

［70］李慧芬，宋梦晗，崔伟亮，等．一测多评法测定丹参酒炙前后4种丹参酮类成分的含量［J］．山东中医杂志2018，37（5）：416-420.

［71］颜晓静，郑博文，张毅达，等，张琪.UPLC-Q-TOF/MS分析孟河医派特色猪心血丹参炮制前后化学成分的变化［J］．中国实验方剂学杂志，2019，25（9）：109-115.

［72］孙戡平，秦昆明，李伟东，等．基于UHPLC-UV-Q-TOF-MS/MS的厚朴不同方法姜制前后化学成分定性研究［J］．世界中医药，201914（2）：287.

［73］雷磊，王玉，霍志鹏，等．LCMS-IT-TOF分析栀子炒焦前后化学成分的变化［J］．中国实验方剂学杂志，2019，25（17）：88-95.

［74］秦伟瀚，阳勇，李卿，等．基于植物代谢组学方法的马钱子油炸炮制前后化学差异研究［J］．天然产物研究与开发，2019，31：240-249

［75］汤丹，曹东敏，谭兰芳，等．基于核壳色谱技术的黄芪中8种异黄酮活性成分的快速定量分析［J］．中国中药杂志，2019，44（7）：1410-1416.

［76］汪金玉，张秋霞，陈康，等．基于GC-MS技术分析广佛手蒸制前后挥发性成分的差异［J］．中国实验方剂学杂志，2019，25（13）：126-132.

［77］朱建光，葛秀允.京大戟醋制前后脂肪油GC-MS分析［J］．中华中医药杂志，2018，33（11）：5198-5201.

［78］卢化，张义生，易晨，等．气相色谱-质谱联用技术分析续断及其酒炙品中挥发性成分［J］．中国药师，2018，21（10）：1738-1742.

［79］周琳琳，王艳慧，龚海燕，等．NIRS快速测定河南产不同加工方法野菊花中木犀草素的含量［J］．天然产物研究与开发，2017，29：610-615.

［80］杜伟锋，吴瑶，岳显可，等．近红外光谱法快速测定乌药中乌药醚内酯和去甲异波尔定含量［J］．中国新药杂志，2017，26（6）：709-713.

［81］Zhong L J，Hua Y L，Ji P，et al.Evaluation of the anti-inflammatory effects of volatile oils from processed products of Angelica sinensis radix by GC-MS-based metabolomics.Journal of Ethnopharmacology，2016，191：195-205.

［82］Tan Y，Liu X，Lu C，et al.Metabolic profiling reveals therapeutic biomarkers of processed Aconitum Carmichaeli Debx，in treating hydrocortisone induced Kidney-Yang deficiency syndrome rats［J］．Journal of Ethnopharmacology，2014，152（3）：585-593.

［83］DONG Hui，YAN Guang-Li，HAN Ying，et al.UPLC-Q-TOF/MS-based metabolomic studies on the toxicity mechanisms of traditional Chinese medicine Chuanwu and the detoxification mechanisms of Gancao，Baishao，and Ganjiang［J］．Chinese Journal of Natural Medicines，2015，13（9）：687-698.

［84］董巍，郝修洁，王超众，等.基于UHPLC-QTOF/MS和MetaboLynx分析的蜜炙对叶百部血清药物化学研究［J］．药学学报，2016，51（9）：1458-1463.

［85］Huang Juan，Zhang Ju-ping，Bai Jun-Qi，et al.Chemical profiles and metabolite study of raw and processed Polygoni Multiflori Radix in rats by UPLC-LTQ-Orbitrap MS^n spextrometry［J］．Chinese Journal of Natural Medicines，2018，16（5）：0375-0400.

［86］Yi Tao，Yingshan Du，Weidong Li，et al.Integrating UHPLC-MS/MS quantification and DAS analysis to investigate the effects of winw-processing on the tissue distributions of bioactive constituents of herbs in rats：Exemplarity shown for Dipsacus asper［J］．Journal of Chromatography B，2017，1055-1056：135-143.

[87] Yi Tao, Yingshan Du, Weidong Li, et al.Development and validation of an UHPLC-MS/Ms approach for simutaneous quantification of five bioactive saponins in rat plasma: Application to a comparative pharmacokinetic study of aqueous extracts of raw and salt-processed Achyranthes bidentata [J]. Journal of Pharmaceutical and biomedical Analysis, 2018, 151: 164-169.

[88] Jianbo Chen, Meijia Li, Lixue Chen, et al.Effects of processing method on the pharmacokinetics and tissue distribution of orally administered ginseng [J]. Journal of Ginseng Research, 2018, 42: 27-34.

[89] 孟欣桐，乐世俊，杨智睿，等.黄芪皂苷类成分在人源肠道菌群中生物转化特征研究 [J]. 食品与药品，2018，20（3）：161-165.

[90] Zhou GS, Peng Y, Zhao L J, et al.Biotransformation of total saponins in siraitia fructus by human intestinal microbiota of normal and type 2 diabetic patients: comprehensive metabolite identification and metabolic profile elucidation using LC-Q-TOF/MS [J]. J Agric Food Chem, 2017, 65 (8): 1518-1524.

[91] Wyndham R.Dunstan, Francis H.Carr.XXX.—Contributions to our knowledge of the aconite alkaloïds.Part X.Further observations on the conversion of aconitine into isaconitine and on the hydrolysis of aconitine [J]. J.Chem.Soc. Trans., 1894, 65: 290-292.

[92] 高桥真太郎.生药乌头的减毒处理实验 [J]. 日本东洋医学会杂志，1961，2：1.

[93] Yoshida H, Kuwano S, Tamura T, et al.Micro-determination of Aconitine in tubers of Aconitum Spp. [J]. Yakugaku Zasshi, 1965, 85 (8): 709.

[94] Leuchs H, Nitschke R.Strychnos alkaloids.XXXIV.Preparation of isostrychnine [J]. Chem.Ber, 1922, 55: 3171-3174.

[95] ISAO KITAGAWA, TOSHIO TANIYAMA, HIROTAKA SHIBUYA, et al.Chemical Studies on Crude Drug Processing.V.On the Constituents of Ginseng Radix Rubra (2): Comparison of the Constituents of White Ginseng and Red Ginseng Prepared from the Same Panax ginseng Root [J]. YAKUGAKU ZASSHI, 1987, 107 (7): 495-505.

[96] Misato Ota, JunkoNakazaki, Yoshiaki Tabuchi, et al.Historical and pharmacological studies on rehmannia root processing- Trends in usage and comparison of the immunostimulatory effects of its products with or without steam processing and pretreatment with liquor [J]. Journal of Ethnopharmacology, 2019, 242: 112059

[97] Wen-Te Chang, Young Hae Choi, Rob Van der Heijden, et al.Traditional Processing Strongly Affects Metabolite Composition by Hydrolysis in Rehmannia glutinosa Roots [J]. Chem.Pharm.Bull, 2011, 59 (5): 546-552.

[98] Yoshihiro Kano, Zong Qine, Ken-ichi Komatsu.On the Evaluation of the Preparation of Chinese Medicinal Prescriptions VI.The changes of the alkaloid contents by processing of Evodia Fruit [J]. Yakugaku zasshi : Journal of the Pharmaceutical Society of Japan, 1991, 111 (1): 32-35.

[99] ISAO Kitagawa, Zhao Long Chen, Minoru Yoshihara, et al.Chemical Studies on crude drug Processing III, Aconiti Tuber (2) .On the constituents pf Pao Fu-zi, the processed Tuber of Aconitum carmichaeli Debx.And Biological Activities of Lipo-alkaloids [J]. Yakugaku ZaSSHI, 1984, 104 (8): 858-866.

[100] Masayuki Yoshikawa, Shoko Yamaguchi, Nobuyasu Chatani, et al.Crude drugs from Aquatic plants III, Quantitative analysis of triterpene constituents in Alismatis Rhizoma by means of high performance liquid chromatography on the chemical change of the constituents during Alismatis Rhizoma Processing [J]. Yakugaku ZASSHI, 1994, 114 (4): 241-247.

[101] Misato Ota, Kan'ichiro Ishiuchi, Xin Xu, et al.The immunostimulatory effects and chemical characteristics of heated honey [J]. Journal of Ethnopharmacology, 2019, 228: 11-17.

[102] Gyo In, Nam-Geun Ahn, Bong-Seok Bae, et al.In situ analysis of chemical components induced by steaming between fresh ginseng, steamed ginseng, and red ginseng [J]. Journal of Ginseng Research, 2017, 41: 361-369.

[103] Cho EJ，Piao XL，Jang MH，et al.The effect of steaming on the free amino acid contents and antioxidant activity of Panax ginseng [J]. Food Chem，2008，107：876-882.

[104] Park CH，Shin MR，An BK，et al.Heat-Processed Scutellariae Radix Protects Hepatic Inflammation through the Amelioration of Oxidative Stress in Lipopolysaccharide-Induced Mice [J]. Am J Chin Med，2017，45（6）：1233-1252.

[105] Peter K，Schinnerl J，Felsinger S，Brecker L，et al.A novel concept for detoxification：complexation between aconitine and liquiritin in a Chinese herbal formula（'Sini Tang'）[J]. J Ethnopharmacol. 2013 Sep 16;149（2）：562-569.

撰稿人：许　枬　史　辑　王祝举　窦志英　鞠成国

中药饮片质量控制研究进展

一、引言

中药饮片质量是中药饮片所固有的一组用于达到临床用药需求的整体特征或个体特性，是真实性、有效性、安全性的有机统一。对于中药饮片质量的分析、控制和标准研究，自临床应用就已开始。中药饮片品种、规格繁多，其品质受到原料药材、炮制加工、包装运输、仓储贮存等环节因素的影响。作为一个复杂体系，中药饮片质量控制更加强调在中医药整体观等理论的指导下，应该通过现代分析方法及多学科手段的综合运用。因此，复杂性、整体性和均一性是中药饮片质量控制的基本特点。

中药饮片质量的真伪优劣不仅影响药效的发挥，还直接关系到患者的健康甚至生命安全，必须达到安全、有效和稳定的药品基本属性，因此中药饮片质量控制一直是中药炮制学科的重要组成部分，其主要研究内容包括两大类：①中药饮片质量控制方法，建立符合中医药特点的质量控制模式，包括中药饮片真实性、有效性和安全性的控制方法；②中药饮片生产过程质量控制方法，包括中药饮片的均一性和稳定性控制方法。

中药饮片质量控制研究除了研究中药饮片自身的质量，为制定科学、有效的中药饮片质量控制和评价体系提供技术支撑，保障临床用药的安全和有效外，还为中药炮制学科的研究提供必要的基础理论和技术服务，共同为中药炮制学乃至中医药学的发展和提高做出较大贡献。

二、近年最新研究进展

（一）发展历史回顾

传统中药饮片质量控制主要是基于形色、气味等经验指标的评价模式，直到20世纪60年代，显微鉴别才开始作为法定方法应用于中药饮片的质量控制，中药饮片质量控制模式从以辨别外形特征为主的“性状分析”阶段发展到基于内部组织构造的“显微分析”阶段。到70年代以后，在继承传统经验鉴别和显微鉴别的基础上，广泛汲取现代分析化学等学科领域的研究成果并借鉴化学药品的质量控制方法，对于中药饮片质量的控制研究也逐步进入以化学评价为主的研究模式，进入基于化学成分的“理化分析”阶段。从90年代开始，采用现代色谱、光谱、质谱等仪器分析技术针对中药饮片中某单一或一类成分定性、定量分析的质量分析逐渐成为主流。21世纪开始，随着计算机技术的发展，将现代分析技术应用于中药饮片的真伪鉴别和品质评价结果通过化学计量学理论和计算机技术应用于分析数据的处理，逐步减少人为的主观误差，大大提高了工作效率及分析结果的精密度和准确度。此外，随着对药品安全性的要求，使得中药饮片中农药残留量、重金属等有害元素、二氧化硫残留、黄曲霉毒素、微生物等安全性检测项目也相继被列入中药饮片质量研究和控制指标。这些研究成果为中药饮片质量控制提供了坚实的基础和条件支撑。

（二）学科发展现状及动态

1.《中国药典》2015年版一部收载的中药饮片质量标准现状分析

《中国药典》2015年版一部共收载中药材标准618个，中药饮片标准822个，除去单列饮片23种及人工牛黄、冰片等特殊药材（不需要建立饮片标准）品种25种外，尚有部分饮片标准需要进一步完善。例如按照《中国药典》2015年版凡例中规定“正文中未列饮片和炮制项的，其名称与药材名相同，该正文同为药材和饮片标准”，“正文中饮片炮制项为净制、切制的，其饮片名称或相关项目亦与药材相同”，经统计前者共计121个，后者共计114个，包括川贝母、太子参、铁皮石斛、西红花、连翘、覆盆子、土鳖虫（地鳖虫）、金钱白花蛇、玄明粉等常用品种。药材项下有含量测定项，饮片加工方法仅为简单切制而未收载含量测定项的，包括木通、丹参、升麻、半夏、北沙参等常用品种。有些基于中医临床应用汤剂特点的标准检测项目和指标如性状、水分、灰分、杂质、浸出物含量等应根据饮片炮制工艺而填平补齐，以完善中国药典独立的中药饮片质量标准体系。

2.现代色味识别技术用于中药饮片性状评价

颜色、气味是判断炮制火候和饮片质量的重要指标之一。但传统饮片的色味大多由人的经验控制，不可避免地要受生理、情绪、环境等因素的影响，主观性强、重复性差，使得质量标准的客观性和准确性难以保证。近年来采用电子鼻、电子眼、色差仪、视觉分析仪等特定的传感器和模式识别系统用于饮片的性状识别，可快速提供被测样品的整体信息和样品的隐含特征，使得颜色、气味等传统主观经验转换为中药饮片质量控制的可量化指标。如邵露等[1]通过电子鼻检测豨莶草炮制前后气味在传感器上的响应值，采用判别因子分析（DFA）及单类成分判别分析（SIMCA）对特征数据进行分析，表明豨莶草炮制前后气味存在显著性差异，且差异可根据电子鼻测得的气味特征参数以数值的形式表述，将豨莶草炮制前后的气味进行较好的区分。马婷婷等[2]为探讨甘草色泽与其质量的相关性，以精密色差仪和视觉分析仪测定甘草根皮和断面颜色，并以 HPLC 测定甘草药材中 6 种黄酮类和 2 种皂苷类成分的含量，采用偏最小二乘回归法对两类数据进行相关分析，表明甘草根皮和断面的颜色均与有效成分含量具有显著或极显著相关性，该研究为传统以甘草色泽评价其饮片质量提供了科学依据。罗霄[3]等基于电子鼻技术取 8 种同品种饮片的酒制与生品，获取其气味指纹信息后，采用化学计量学方法和 BP 人工神经网络模型对酒制品与生品进行快速鉴别。结果表明，基于电子鼻技术建立的化学计量学方法和 BP 人工神经网络模型可准确识别酒制品与生品。陶欧等[4-7]基于中药饮片切面图像的灰度共生矩阵和灰度梯度共生矩阵，采用朴素贝叶斯及 BP 神经网络 2 种建模方法和十折交叉验证，建立了 18 种药味辨识模型，可用于中药饮片的自动识别。万超等[8]采用精密色差仪，基于国际照明委员会（CIE）LAB 颜色分析技术将醋延胡索饮片颜色数据化，并采用 HPLC 测定醋延胡索饮片中主要化学成分含量，探讨醋延胡索饮片颜色与主要成分含量的相关性，以及不同颜色饮片的内在质量差异，结果发现色彩分析技术不仅可以客观量化饮片颜色，还可通过分析颜色与主要有效成分含量的相关性，实现饮片质量的科学评价。

3. 饮片掺假鉴别技术

中药饮片掺假，导致市场混乱，严重影响了饮片的质量、疗效和国际声誉。对于价格较高的中药饮片，人为造假问题严重，且近年来手段不断翻新，采用专属性强的分析技术对中药饮片掺杂使假进行质量控制，对于保证中药饮片安全有效、维持市场秩序具有重要意义。郝刚等[9]采用胰蛋白酶将龟甲胶样品酶解处理，利用超高效液相色谱 - 串联质谱联用技术（UPLC–MS/MS）对样品中龟甲胶、黄明胶、阿胶的特征肽进行检测，建立了龟甲胶饮片中牛皮源、驴皮源及龟甲胶成分同时检测方法并用于 18 批市售龟甲胶饮片的检测分析，实现了龟甲胶饮片中主成分鉴别与非法添加成分检查的同时检测，可有效控制龟甲胶质量。刘潇潇等[10]采用阴离子色谱—抑制电导法测定穿山甲饮片中的硫酸根（SO_4^{2-}）和氯离子（Cl^-），建立了穿山甲饮片违法掺加硫酸盐或盐酸盐增重的离子色谱检测方法，该法为其他中药材非法掺加无机盐增重的检测提供了参考。

4. 饮片的整体质量控制

（1）基于指纹（特征）图谱技术的饮片质量评价

基于中药指纹、特征图谱技术的成分群整体特征，既符合中医药整体性特点，又能反映中药成分类群特点，是实现多种成分整体相关质量评价的关键技术，在尚不清楚全体化学成分背景的情况下，指纹图谱可实现对中药物质群整体的控制。中药在炮制过程中往往会发生物质群的量变和质变，造成不同炮制品间指纹（特征）图谱的差异，研究同一药材不同炮制品间指纹（特征）图谱的差异，可用于饮片不同炮制规格的鉴别与质量控制。近年来取得的主要研究成果如下：

梁永枢等[11]建立了白术生品、麸炒白术、土炒白术、焦白术的 HPLC 指纹图谱，4 种炮制品指纹图谱的比较分析，各种炮制品共有指纹明显不同，为科学评价白术炮制品质量标准提供了科学依据。Zhang 等[12-13]采用自动静态顶空气相色谱 – 质谱法，快速分析白术及其麸炒后的主要挥发性化合物，结果显示炮制品中的挥发性成分比生品中的多。生品和炮制品挥发油中的主要成分为苍术酮、香橙烯、τ – 榄香烯和异香橙烯，分别占生品和炮制品总挥发油的 61.80% 和 46.70% 以上。其中，异香橙烯和香橙烯经过麸炒炮制后相对含量增加，但 τ – 榄香烯和苍术酮的含量降低。由此说明炮制会导致白术中挥发油化学成分的变化。Cao 等[14]采用在线吹扫和捕集技术和全二维气相色谱 – 时间 – 光谱质谱（GC × GC–TOF MS）系统，进一步分析白术生品和炮制品的挥发性成分，结果显示在白术的生品和炮制品中分别鉴定出 224 种和 171 种挥发性物质，白术炮制后有 52 种化合物消失，新生成 15 种化合物，表明炮制对白术挥发油产生了明显的影响。

李红成等[15]建立了麸炒白芍饮片的 HPLC 指纹图谱，并标定了 14 个共有峰，指认了其中的 6 个共有峰，其中芍药内酯苷、芍药苷、1，2，3，4，6–O– 五没食子酰葡萄糖色谱峰较大，为麸炒白芍饮片的主要成分。Cao 等[16]采用静态顶空 – 多毛细管柱与气相色谱耦合离子迁移光谱法，快速有效区分了白芍原药材和炮制品，采用主成分分析和指纹图谱分别对生品和炮制品的化学成分差异进行识别，主成分分析结果表明，生品可以与炮制品区分开来，两个主要成分（pc1 和 pc2）分别占方差的 62% 和 11%。样品 S1–S10（生品）与样品 Z1–Z10（炮制）的分类不同，进一步说明化学成分的变化是由不同的炮制方法引起的，该方法可促进离子迁移光谱法在中药与其他加工产品或制剂的内在质量控制和鉴别中的应用。

徐思思等[17]采用多波长融合 HPLC 法建立了玄参饮片指纹图谱分析方法，并分析了不同产地玄参饮片，共得到 25 个共有峰，标定其中 6 个峰，所建立的指纹图谱色谱峰数较多，色谱信息量大，适用于玄参饮片的质量评价。Zhu 等[18]将 50 批玄参生品进行炮制，采用傅里叶变换红外光谱结合主成分分析模型可有效地鉴别炮制前后的玄参样品，所有样本的识别率为 97.8%，排除率为 100%，并且从选定的样本中盲选样本进行检测，准确率可达 90%。这些样品可以通过 SIMCA 软件成功分类，表明该方法能够准确地区分玄参生品与炮制品。董捷鸣等[19]采用 HPLC–MS 对 2 种颜色拳参饮片的指纹图谱进行评价，确定了 15 个共有峰，对部分共有峰进行了鉴定，指认出其中 5 个峰，紫红色拳参饮片中 4 个成分的色谱峰面积均大于棕红色饮片，表明紫红色与棕红色拳参饮片所含化学成分相似，但主要成分含量存在明显差异。

杨冰月等[20]对半夏及其炮制品清半夏、姜半夏、法半夏、京半夏进行了 HPLC 特征指纹图谱研究，半夏、清半夏的共有峰为 13 个，姜半夏的共有峰为 15 个，法半夏、京半夏的共有峰为 17 个，进一步对肌苷、鸟苷、腺苷、琥珀酸、盐酸麻黄碱、甘草苷、甘草酸铵、6– 姜辣素 8 个特征峰进行了指认。半夏及其 4 种炮制品均具有鸟苷、腺苷、琥珀酸、盐酸麻黄碱 4 个特征峰；6– 姜辣素为姜半夏独有特征峰；甘草苷、甘草酸铵为法半夏、京半夏独有特征峰。此外，与半夏相比，清半夏、姜半夏新增 1 个未知成分；

法半夏、京半夏缺失肌苷，新增 1 个未知成分，所建立方法能有效鉴别半夏及其 4 种炮制品。

Wang 等[21]采用超高效液相色谱 - 四极杆飞行时间质谱法（UPLC/Q-TOF-MS），以大黄素 -8-O- 葡萄糖苷、大黄素 -O- 葡萄糖苷、儿茶素 - 吡喃葡萄糖苷、没食子酸 -3-O- 葡萄糖苷、决明酮、大黄酚二甲醚为标志物，对掌叶大黄生品和炮制品进行了快速鉴别，结合主成分分析（PCA）和正交偏最小二乘判别分析（OPLS-DA）进行多变量统计分析。表明在潜在的化学标志物中，大黄素 -8-O- 葡萄糖苷和没食子酸 -3-O- 葡萄糖苷是区分掌叶大黄炮制前后的最佳标志物。该方法可用于研究掌叶大黄中的化学标志物，并探讨掌叶大黄的炮制机制、质量控制和安全应用。

景海漪等[22]采用 HPLC-CAD 法建立了巴戟天寡糖类成分的 HPLC 特征图谱检测方法，表明巴戟天不同炮制品的 HPLC 指纹图谱共有峰特征明显，不同炮制品指纹图谱有差异。炮制品共确定了 10 个共有峰，炮制后峰面积显著升高，表明巴戟天经炮制后，寡糖的量明显增加，该法可对巴戟天及其炮制品的质量进行控制。孟艳等[23]采用 HPLC-TOF/MS 技术快速鉴定远志生品和炮制品的化学成分，从远志生品中鉴定了 21 个化合物，从炮制品中鉴定了 20 种化合物，表明远志经甘草汁煮制后，有 2 种寡糖酯类成分分子离子峰消失，另有 9 种寡糖酯成分和 3 种皂苷类成分的分子离子峰强度显著降低，提示在炮制过程中上述成分含量降低，且产生新成分细叶远志皂苷。

侯志飞等[24]建立了栀子炮制品的 HPLC 指纹图谱，以栀子苷峰为参照物峰，确定了 35 个共有峰，表明栀子不同炮制品在化学成分分布上极为相似，但各组分的含量相差较大，经加热炮制后，随炮制条件加剧，大部分组分含量下降，但也有个别组分含量升高。周强等[25]采用 RP-HPLC 方法，建立樟帮栀子饮片的 HPLC 特征指纹图谱，将不同产地、相同炮制方法的栀子饮片指纹图谱与樟帮栀子饮片对照指纹图谱进行相似度比较，发现樟帮炮制技术的栀子饮片指纹图谱的相似度高，而收集于不同产地、采用相同的炮制方法炮制的栀子饮片内在质量具有较大差异性。李普玲等[26]采用红外光谱法和二维相关光谱技术，以京尼平苷为参照，比较栀子不同炒制饮片红外图谱，以对照品比对法指认归属了栀子不同炒制饮片的特征指纹峰，表明红外光谱法结合二维相关光谱技术可用于鉴别栀子不同炒制饮片。占方玲等[27]采用 HPLC-MS 分析了女贞子生品和酒蒸品化学成分，从女贞子生品和酒蒸品中分离鉴定了 12 个共有化合物，其中 6 个裂环环烯醚萜苷类，2 个苯乙醇苷类，1 个黄酮苷类，3 个三萜类，且酒制品的离子峰明显多于生品，橄榄苦苷酸、毛蕊花苷、女贞子苷、特女贞苷、女贞苷 G_{13}、oleonuezhenide、熊果酸甲酯和达玛烯二醇的峰强度发生变化，这为饮片质量标准研究提供了化学物质基础信息。

房方等[28]对 10 批主产地的钟乳石生品、炮制品、碳酸钙、氧化钙、其他含钙矿物药生品和炮制品之间进行 FT-IR 光谱比较分析，找出其指纹特征。发现钟乳石生品、炮制品与紫石英和玄精石的生品、炮制品之间的相似度不高，说明红外光谱分析具有一定的指纹性特征，可以很好地将它们区分。

随着计算机技术的发展，近年来将指纹（特征）图谱技术应用于中药饮片的鉴别和品质评价，继而将化学计量学理论和计算机技术应用于分析数据的处理与结果的评价，逐步减少人为的主观误差，大大提高了工作效率及分析结果的精密度和准确度。如瞿领航等[29]采用HPLC法建立南苍术与北苍术特征图谱，通过对比两者特征峰，并结合主成分分析、偏最小二乘-判别分析，分析南苍术和北苍术饮片质量差异，主成分分析和偏最小二乘-判别分析均能将9批南苍术和9批北苍术很好地聚为两个不同组别，并清楚了导致差异的几个主要成分。郭换等[30]采集三七主根、筋条、剪口各部位的近红外光谱图，采用主成分分析与马氏距离相结合的判别分类方法，建立三七不同药用部位的判别分析模型。并运用此模型快速定性判别了市售三七粉末饮片部位，扩展了近红外在线监测应用功能，补充了传统性状鉴别的局限性。

（2）化学成分定性、定量分析结合生物活性的整体质量控制

将中药指纹图谱所体现的化学成分信息与中药的体内外活性信息相结合，提取与药效相关的有效成分群并以此谱效模式作为中药饮片质量控制的指标，可弥补单纯化学指纹图谱的不足。如Zheng等[31]采用UPLC指纹图谱与线粒体的能量代谢关系的光谱效应关系研究了附子及其炮制品（盐附子、黑顺片、炮附片），发现主要活性成分为新乌头碱，苯甲酰乌头碱和苯甲酰次乌头碱，活性大小顺序为附子＞黑顺片＞炮附片＞盐附子。赖先荣等[32]建立了黄连生品、姜炙、醋炙、酒蒸、酒炙、萸炙6种饮片中6种生物碱（盐酸药根碱、盐酸非洲防己碱、盐酸表小檗碱、盐酸黄连碱、盐酸巴马汀、盐酸小檗碱）的含量测定方法，采用主成分分析、分层聚类分析探索其与药效学研究结果及中医疗效之间的关系，表明酒蒸、酒炙、萸炙3种黄连饮片用于中医临床“治消渴”更有优势。

（3）饮片多指标定量分析技术

中药饮片成分多样且复杂，以单体化学对照品控制饮片质量，所提供的信息远远达不到整体质量控制的目的，这与中药整体观的思想不相符。在深入揭示中药作用的药效物质基础上，使中药质量控制由单一成分为主模式转向多个成分（指标成分、有效成分或有效成分群）为主模式，逐步成为饮片质量控制的主流方法。近年来取得了主要研究成果如下：

曾林燕等[33]通过高效液相色谱法，建立了分析酒黄精炮制过程中新产生的化学成分5-羟甲基麦芽酚（DDMP）、5-羟甲基糠醛（5-HMF）含量测定方法，结果表明3种黄精炮制后均产生这2种成分。多花黄精中DDMP的量随着炮制时间的延长逐渐升高，至炮制24 h达到最高，随后开始逐渐降低；5-HMF的量随着炮制时间的延长逐渐升高。15个批次市售酒黄精中，有13个批次中DDMP的量在1.395%~5.265%，14个批次中5-HMF的量在0.079%~0.708%；自制3个品种酒黄精中2种成分的量均在上述范围内，为酒黄精饮片标准的制定提供了依据。

金林等[34]建立UPLC法对白芍饮片中的芍药苷、芍药内酯苷、苯甲酰芍药苷和丹皮酚进行含量测定，通过主成分分析法获得线性方程，利用主成分得分综合评价了白芍饮片的质量，在所建立的色谱条件下，芍药苷、芍药内酯苷、苯甲酰芍药苷、丹皮酚与其他组分能够达到良好分离，方法学考察均符合要求。25批白芍饮片样品中有9批不符合2010年版《中国药典》白芍含量测定项下规定。经主成分综合评分法评定，浙江产白芍饮片质量较佳，其次为安徽、山东。本方法可用于测定白芍饮片中芍药苷、芍药内酯苷、苯甲酰芍药苷和丹皮酚的含量，为白芍的质量控制提供了更快速、全面的方法。

左春芳等[35]采用红外漫反射光谱技术（NIRS）结合偏最小二乘法（PLS）建立了西洋参饮片中人参皂苷 Rg_1、Re、Rb_1 总定量模型，根据参考值采集62份饮片样品，以标准归一化法联合一阶导数法预处理光谱，饮片样品中人参皂苷 Rg_1、Re、Rb_1 总含量测定最佳波段为7664.23~5236.05 cm^{-1}。饮片样品中人参皂苷 Rg_1、Re、Rb_1 总含量测定方法学验证符合要求，人参皂苷 Rg_1、Re、Rb_1 总定量模型的校正集相关系数为0.99103，校正均方差为0.01026。方法快速准确、简便无污染，可用于西洋参饮片中人参皂苷 Rg_1、Re、Rb_1 总含量的快速测定。

刘思婷等[36]采用HPLC法同时测定了天麻饮片中天麻素、对羟基苯甲醇、香荚兰醇、巴利森苷A、巴利森苷B、巴利森苷C等6种成分的含量。29批天麻饮片的测定结果表明，云南与四川地区天麻素含量最高。6种成分因地区不同，含量有所差异，其中巴利森苷A类含量最高，对羟基苯甲醇和香荚兰醇含量较低。建立的方法快速简便、稳定可靠，能更全面、有效地对天麻饮片进行质量控制。胡志方等[37]建立HPLC-ELSD测定地黄不同炮制品中单糖含量方法，生地黄、炆制地黄、清蒸地黄、酒炖地黄中单糖含量分别为1.62%、27.22%、9.63%、16.97%，地黄炮制品中单糖含量远远高于生地黄，炆制地黄中单糖含量高于其他两种炮制方法，该研究为阐明地黄炮制机理提供了实验依据。

张本永等[38]采用液相色谱质谱联用技术同时测定了雷公藤饮片中雷公藤甲素、雷公藤红素、雷公藤内酯酮和雷公藤内酯甲的含量，以正离子多反应监测模式进行检测，检测成分的离子对质荷比分别为：雷公藤甲素（361.1/145.1）、雷公藤内酯酮（358.9/143）、雷公藤红素（451.2/201.1）、雷公藤内酯甲（455.3/409.2），4种成分的线性关系良好（$r > 0.999$），平均回收率为100.45%~102.74%，测定结果表明不同地区的雷公藤饮片成分含量差异明显。所建立的方法为雷公藤饮片的质量控制与临床应用提供了依据。

李林等[39]采用HPLC-MS法同时测定芫花中木犀草素、芹菜素、羟基芫花素、芫花素以及芫花萜5种化学成分含量，芫花炮制后5种毒效成分均发生了一定程度的变化。3种黄酮类有效成分木犀草素、羟基芫花素以及芫花素炮制后含量升高，二萜原酸酯甲代表成分芫花萜炮制后含量降低，黄酮类成分芹菜素经炮制后含量也发生了下降。该方法简单、灵敏、准确，为芫花及其炮制品的质量评价提供了有效的方法。

（4）一测多评技术在饮片质量控制中的应用

一测多评法是利用中药有效成分内在函数关系和比例关系，只测定一个成分（对照品可得到者）实现多个成分（对照品难以得到或难供应）的同步测定，可较好地解决对照品供应不足的问题，作为一种新的多指标质量评价模式已在中药饮片质量控制研究中受到越来越多的重视。近年来取得了主要研究成果如下：

李听弦等[40]采用一测多评法建立味连饮片中非洲防己碱、药根碱、表小檗碱、黄连碱、巴马汀、小檗碱 6 个生物碱类成分的含量测定方法，小檗碱对非洲防己碱、药根碱、表小檗碱、黄连碱、巴马汀的相对校正因子分别为 1.351、1.094、1.304、1.361、1.451，12 批味连饮片中 6 个生物碱类成分一测多评法计算值与实测值间均无显著性差异，建立的一测多评法可用于味连中生物碱类成分的含量测定。吴珊珊等[41]采用一测多评法测定黄柏中 5 个成分（木兰花碱、黄柏碱、药根碱、巴马汀和小檗碱），建立了黄柏中 5 种生物碱类成分一测多评法方法学的考察模式；并对 30 批黄柏药材和饮片中 5 种生物碱的量用一测多评法进行测定，其计算值与实测值间无显著差异，建立的方法可以作为黄柏药材与饮片的多成分定量的新模式。

田璐等[42]采用一测多评法测定川芎、当归中阿魏酸、洋川芎内酯Ⅰ、洋川芎内酯 A、藁本内酯含量，以阿魏酸为内标，建立洋川芎内酯Ⅰ、洋川芎内酯 A、藁本内酯的相对校正因子，利用相对校正因子计算 4 个成分的含量；同时实现川芎、当归饮片的多指标控制。进一步采用外标法测定这 4 个成分的含量，将 2 种方法的测定结果进行分析比较，表明没有明显差异。

贾成友等[43]以市售玄参饮片为研究对象，以肉桂酸为参照物，建立玄参饮片 HPLC 指纹图谱及其与哈巴苷、哈巴俄苷的相对校正因子，并计算其含量，实现一测多评。结合建立的玄参 HPLC 指纹图谱，标定了 18 个共有峰，指认了其中 3 个共有峰（哈巴苷、肉桂酸、哈巴俄苷），11 批饮片相似度在 0.731~0.960 之间，16 批饮片中只有 11 批饮片含量符合药典规定，聚类分析和主成分分析将其有效地区分为三类，表明一测多评结合指纹图谱的质量控制模式适合于玄参饮片质量评价。

李木子等[44]以丹皮酚为参照物，建立 4 种白术饮片（白术、麸炒白术、土白术、焦白术）中白术内酯Ⅰ、Ⅱ、Ⅲ及苍术酮的一测多评含量测定方法。在一定线性范围内，各成分相对校正因子在不同实验条件下重现性良好，一测多评法计算值与外标法实测值之间无明显差异，两者相对偏差在 0.05%~0.48% 之间。该方法解决了白术中所含脂溶性成分稳定性差，对照品价格昂贵难题，对不同白术饮片的评价提供了可行的方法和依据。

黄玉瑶等[45]采用 HPLC 法，以芒果苷为对照品，同时测定新芒果苷和异芒果苷的相对校正因子，建立测定知母中 3 种黄酮类成分含量的一测多评法，并将该方法应用于不同主产区知母饮片质量的评价。结果表明“一测多评法”和“外标法”测定结果无明显差异，各相对校正因子准确度、重现性良好。两个主产区知母饮片的新芒果苷和芒果苷含量存在显著性差异，且河北安国的春知母饮片质量总体上高于安徽亳州，一测多评法的适用性和可行性在知母3种黄酮类成分的含量测定中得到了较好的验证，可用于知母的饮片质量评价。

（5）对照提取物在饮片多指标定量分析中的应用

对照提取物系指经特定提取工艺制备的含有多种主要有效成分或指标性成分，用于中药材（含饮片）、提取物、中成药等鉴别或含量测定用的国家药品标准物质。中药化学对照品存在分离难度大、单体不稳定、供应价格高、供应数目有限且所测成分单一等缺点，因此在中药材的多指标质量控制中应用对照提取物进行研究是一种新的趋势。对照提取物相对于中药化学对照品和对照药材有专属性强、配置操作简单、价格低等优势。对照提取物可以应用于薄层色谱法，弥补对照药材不能体现饮片炮制前后不同的缺点，还能应用于液相、气相色谱的鉴别。在含量测定中对照提取物可以标示多个单体成分含量，达到一测多评的目的。如朱星宇等[46]采用高效液相色谱法，自制了补骨脂对照提取物并标定了其中补骨脂素、异补骨脂素、补骨脂甲素、补骨脂定、补骨脂乙素、补骨脂二氢黄酮甲醚、补骨脂酚7种成分的含量，并用补骨脂对照提取物为对照测定了12批补骨脂饮片中7种成分的含量，与对照品测定法的试验结果进行比较表明，测定结果与对照品测定法所得结果无显著性差异，该法能有效地对补骨脂饮片进行质量控制。

（6）指纹（特征）图谱结合多指标定量的整体性饮片质量控制模式

将中药指纹图谱技术与多指标成分定量分析相结合，体现了中医药整体治疗的特色，突出了指标性成分的作用，在原有的指纹图谱的方法上赋予指纹图谱大量的定性、定量信息共同应用于中药饮片质量控制，对指纹图谱中的目标成分尤其是有效成分进行准确定量，使得中药饮片质量控制更加准确、更能真实反映饮片的质量状况。如闵宇航等[47]采用高效液相色谱串联电喷雾高分辨质谱法（HPLC-ESI-MS/MS）建立了柴胡生品和醋柴胡的指纹图谱，并对特征峰进行指认，进一步测定柴胡饮片及醋柴胡饮片中柴胡皂苷c、a、b_2、d的含量。建立柴胡饮片及醋柴胡饮片的质量控制。李木子等[48]利用高效液相色谱串联电喷雾高分辨质谱法（ESI-MS/MS）建立了栀子生品、炒栀子、焦栀子的指纹图谱，并对特征峰进行指认，进一步测定了栀子、炒栀子、焦栀子中3个有效成分京尼平龙胆二糖苷、栀子苷、西红花苷Ⅰ的含量，结果表明栀子经炮制后，环烯醚萜苷类成分京尼平龙胆二糖苷、栀子苷及色素类成分西红花苷Ⅰ含量减少。黄永亮等[49]建立熟三七饮片的HPLC指纹图谱，共标定30个共有峰，并对10批熟三七饮片中的三七皂苷R_1及人参皂苷Rg_1、Re、Rb_1、20*S*-Rh_1、20*R*-Rh_1、Rd、Rk_3、Rh_4、20*S*-Rg_3、20*R*-Rg_3进行含量测定，可为熟三七饮片的质量评价提供参考。

5. 饮片安全性指标控制技术

随着对药品安全性的要求，近年来中药饮片研究中也注重对中药饮片的安全性评价。使得中药饮片中农药残留量、重金属等有害元素、二氧化硫残留、黄曲霉毒素等外源性安全性检测项目也相继被列入中药饮片质量研究和控制指标。如朱迪等[50]采用免疫亲和柱－高效液相色谱结合柱后化学衍生化法，建立中药饮片中黄曲霉毒素（AF）B_1、B_2、G_1、G_2 的含量测定方法，检出限分别为 0.7、0.3、0.6 和 0.3 μg · kg^{-1}，进一步对 87 批中药饮片中的黄曲霉毒素进行了检测，表明所建立的方法准确可靠。毕文艳[51]采用法定的二氧化硫残留量测定法，对 19 种 136 批中药饮片进行检测，分析市场上部分中药饮片中二氧化硫的残留量情况，结果表明有 12 批次未检出二氧化硫，占样品总批次的 8.8%；30 批次二氧化硫含量低于其相应的限度标准，占样品总批次的 22.1%；有 94 批次超出目前推荐限量，占总批次的 69.1%。最高残留量为花类，达 2651 mg · kg^{-1}。19 种中药饮片中，91% 以上均不同程度地有二氧化硫残留，其中，党参、当归、天花粉、天麻、北沙参、菊花、金银花 7 个品种含量过高，该研究为进一步制定和完善中药饮片流通管理规范提供了参考。李晓楠等[52]将金纳米粒子溶液直接滴加在中药饮片的表面，利用表面增强拉曼散射（SERS）直接对硫黄熏蒸导致的 Na_2SO_3 残留进行检测，并对检测条件进行了优化，成功的使用本法对硫黄熏蒸和无硫黄熏蒸的 10 组中药饮片分别进行了测定，结果均具有显著差异。郑新元等[53]建立了天花粉、葛根饮片中二氧化硫残留量的电化学测定法，将该方法测定值与离子色谱法和滴定法测定结果进行比较，表明 3 种方法测得天花粉、葛根饮片样品中二氧化硫残留量基本相同，表明电化学法具有重现性好、实验成本低、分析速度快的优点，可用于天花粉、葛根饮片中二氧化硫残留量的测定。丁晴等[54]采用酸碱滴定法、气相色谱法、离子色谱法分别测定中药材或饮片中二氧化硫的残留量，比较分析三种检测方法的适用性，根据研究结果建议气相色谱法用于粗筛二氧化硫残留量较高的样品，酸碱滴定法作为常规测定方法，离子色谱法作为仲裁方法。Liu X 等[55]采用高效液相色谱技术，开发指纹分析与多成分同时测定相结合的方法，同时测定白芷中主要香豆素包括欧前胡素、异欧前胡素、花椒毒素、花椒毒酚、异茴芹内酯、氧化前胡素和佛手内酯的浓度，用于监控白芷加工过程中的滥用硫黄熏蒸处理问题，结果发现氧化前胡素和花椒毒酚是显著的生物标志物，可用于区分白芷是否进行了硫黄熏蒸。

6. 饮片分级标准研究的最新进展

中药饮片等级标准研究，可为饮片的优质优价提供技术支撑。通过饮片生产和流通市场调查，以传统的药材和饮片分级方法为依托，在充分尊重和继承传统饮片分级方法的基础上，采用新的现代科学评价模式制定饮片等级标准取得了一定进展。近年来 ISO 相继颁布了人参、三七、天麻、艾叶、板蓝根、灵芝、铁皮石斛等多种国际标准，同时颁布了《中药材商品规格等级通则》，所制定的中药材及其商品规格等级标准，为中药饮片的等级标准制定提供了参考。2016 年国家发改委实施新兴产业重大工程包中药标准化项目，立项支持 101 种中药饮片等级标准研究，至 2019 年 6 月已完成项目整体验收，将首次发布中药饮片行业的等级标准。

在饮片等级标准研究方面近年来也有相关文献报道，如邓哲等[56]把相对质量常数用于甘草饮片的等级评价，可解决甘草饮片质量评价时，因指标成分甘草苷和甘草酸的含量差异较大，权重不合理，导致的等级评价出现偏离问题，能够科学、合理、客观、准确地划分饮片的等级，为多指标成分的中药饮片等级划分提供了新的模式。质量常数评价方法是一种基于传统又优于传统的综合性中药饮片等级评价方法，邓哲等[57]基于质量常数评价方法建立了黄柏饮片等级划分的模式，该法能够科学、合理、客观、准确地划分黄柏饮片等级，同时为皮类药材或饮片的等级划分提供了有益的参考。邓哲等[58]通过测量22批黄芩饮片形态指标和成分指标，计算质量常数，建立了一种新的黄芩饮片规格等级评价方法，该法能够同时表征饮片的外观形态和内在质量，是综合性等级评价指标，能够量化地、明确地、客观地划分商品规格等级，为中药饮片商品规格等级的划分提供新的思路和参考。陈志敏等[59]通过查阅郁金文献并结合市场调查情况，在传统郁金饮片分级的基础上，引入现代评价方法，对郁金饮片进行综合评价，探索传统分级方法与现代评价指标的关联性，建立其分级标准。将郁金饮片划分为优级、一级、二级和三级共4个等级。该研究为多基原中药饮片分级提供了新思路，有助于实现郁金饮片的优质优价。仲瑞雪等[60]通过检测不同产地天麻饮片的性状、水分、浸出物、天麻素含有量、指纹图谱聚类分析及相似度等指标，并结合市场饮片分级情况，将天麻饮片划分为三个等级。欧小群等[61]以18批味连饮片为分析对象，首先测定各批味连片的水分、总灰分、浸出物、含量（表小檗碱、黄连碱、巴马汀、小檗碱），剔除不合格者，采用SPSS聚类分析软件分类；然后通过测定大小（长度、宽度、厚度和质量）、颜色（外部颜色、内部颜色），综合分类结果确定优级和统货共两个等级，避免了“辨状论质”的不足，可为中药饮片分等级思路、技术方法提供借鉴。

（三）重大进展及标志性成果

1. 中药饮片的管理政策

国家药品管理法已经明确规定中药饮片为中药产业三大支柱之一，2010版药典首次把中药饮片从药材项下分离，独立成为标准体系，开始明确饮片为中医处方用药和中成药投料的原料，确立了中药饮片的法定标准地位，对中药饮片的质量控制具有程碑式的意义。

2. 新的质量控制手段在中药饮片质量标准中的应用

多个新的技术手段和中药饮片的安全性评价指标用于中药饮片的质量控制并收载于2015版《中国药典》，有效提高了中药饮片的质量控制水平和质量。如一测多评技术用于中药饮片的含量测定，黄连饮片以小檗碱为对照品，采用一测多评技术同时测定了表小檗碱、黄连碱、巴马汀、小檗碱4个指标成分的含量，并制定了各指标成分的含量限度。采用生物活性评价技术用于水蛭中抗凝血酶的生物活性。在动物药的真伪鉴别方面，新增了DNA分子鉴定技术用于川贝母、乌梢蛇、蕲蛇饮片的鉴别。

2015版《中国药典》在重金属及有害元素方面，根据常用中药材重金属及有害元素研究的结果，对部分海洋来源的中药饮片新增加了限量检查，包括牡蛎、珍珠、蛤壳、昆布等；在农药残留方面，进一步加强大宗、栽培、病虫害易于发生的中药饮片品种的农药残留控制，新增加了人参、西洋参农药残留检测，检测农残种类增加到16种。在黄曲霉毒素方面，对产地加工、贮藏过程中易于霉变的药材及相应的中药饮片制定了黄曲霉毒素的限量标准，新增了柏子仁、莲子、地龙等14种饮片的黄曲霉毒素检查。在二氧化硫残留方面，根据中药材产地加工传统的实际情况，分别制定了中药饮片二氧化硫限量标准，新增山药、葛根、白及等10味产地加工传统采用硫黄熏蒸的饮片品种并规定二氧化硫残留量不得超过400 $mg \cdot kg^{-1}$，其余不得过150 $mg \cdot kg^{-1}$。

3. 新的分析技术在中药饮片的质量控制中的应用

基于中药整体成分作用的质量控制理念，在中药饮片指纹图谱整体成分控制与多成分含量测定相结合的中药整体成分质量控制研究方面取得了较多的研究成果。如液相色谱质谱联用技术用于栀子、柴胡、女贞子、大黄等中药饮片的质量分析；气相色谱质谱联用技术用于3种香附饮片、白术等中药饮片的质量分析。静态顶空–多毛细管柱与气相色谱耦合离子迁移光谱法，用于区分白芍药材及其炮制品；全二维气相色谱–时间–光谱质谱系统用于鉴定中药炮制品的挥发性成分；傅里叶变换红外光谱结合软类独立的类比模型快速、无损分析玄参饮片；固相萃取–定量核磁共振波谱技术用于板蓝根饮片的定量分析等。

三、本学科与国外同类学科比较

中药炮制学是我国最具自主知识产权的独特技艺。2006年中药炮制技术被列为首批国家级非物质文化遗产名录。中药饮片是中国药典收载的法定用药形式之一。在国外均是直接应用生药或粉末，并无饮片这种用药形式，其药典收载的质量标准均为植物药形式。其所采用的技术、方法仍可作为中药饮片质量控制研究的借鉴。如《美国药典》从第一版起就收载数量不等的传统植物药，对质量标准规定较为详尽，首先规定其来源及质量要求（主要成分的含量限度），收载的项目一般包括：包装与贮藏、标签、参比标准品、植物特性、鉴别、外来有机物、农药残留量、干燥失重、总灰分、酸不溶性灰分、浸出物、微生物、重金属、含量测定等。《英国药典》收载的草药首先规定其来源及质量要求（主要成分的含量限度），其质量控制项目主要包括：定义（来源与有效成分含量）、特性（包括气味及鉴别项下的性状与显微特征）、鉴别（包括性状、粉末显微特征、化学反应与检查项下的TLC）、检查（包括TLC、外来物、干燥失重、总灰分与酸不溶性灰分）、含量测定、贮藏、作用与用途、制剂等。《欧洲药典》及与中国毗邻的韩国、日本的药典中收载有极少量的产地炮制加工品，如《欧洲药典》收载了白参（整人参或切片人参）、红参

（用蒸汽处理后干燥）和蒸三七;《日本药局方》中收载有高压蒸乌头及其粉、附子末、当归片、熏地黄等品种;《韩国药典》收载有高丽参（人参的加工品）。

国外对于绝大多数天然药物都建立了相应的有效性、安全性控制标准，在尤其安全性指标控制方面，如重金属及有害元素、农药残留量以及微生物限量3个检查项目上，国外药典比中国药典要求更为严格，其中《美国药典》对于植物药的安全性要求最高，检查项目全面、细致，相关指标要求高。而在有效性指标评价方面，尤其是指标成分的定量检测，中国药典的多指标成分同时定量、一测多评、特征图谱等的应用比国外更加先进，具有引领优势。

四、展望与对策

（一）2020版药典中药饮片质量标准修订

（1）“药典标准提高永远在路上”。随着科学的发展，随着社会和经济水平的不断提升，随着行业的发展，随着人民对美好生活要求和健康水平要求的不断提高，药品标准也在不断地提高和完善。自《中国药典》1963年版首次将中药与化学药品标准版分开收载以来，中药的质量标准在不断提高完善，质量标准体系也在不断提高和完善，对中药的质量控制，从“丸散膏丹，神仙莫辨”，到现在有了较为完善的质量标准体系，凝结了几代药典委员和药典工作者的心血和结晶。

（2）根据2020版药典编制大纲对中药饮片质量标准的要求，在保证中药饮片品种正确生产与应用的前提下，针对《中国药典》2015版不规范、不完善的饮片品种和炮制方法，在工艺验证基础上重点补充完善和修订完善规范饮片炮制方法和质量标准。主要包括人参、山药、地黄、黄精、白及、当归、黄芪、党参、白芍、白术、罗汉果、莲子、延胡索、女贞子、苦杏仁、荆芥穗、红花等40余个重点品种饮片炮制方法规范、药材与饮片的性状统一、饮片炮制前后产生变化的专属性鉴别方法和建立符合饮片特点的含量测定及限度标准研究。

（3）在制定新增饮片品种、规范饮片名称、新规格饮片性状、饮片特色项目等指导原则基础上，结合中药材新增品种、中药材产地加工和趁鲜切制等指导原则，重点补充完善（填平补齐）人参叶、附子、半夏等280余个具有中药饮片特色的“五项基本指标”（性状、杂质、水分、灰分、浸出物）质量标准，以符合饮片是中医的处方用药，临床常用汤剂的特点，避免出现“现行药典中药饮片的检测标准，完全按照西药的化学成分及含量等为质量核心标准要求”现象。

（4）完善药典炮制通则，开展“中药炮制用辅料通用要求”的制定工作，以填补中药炮制辅料长期缺乏、依靠食品或其他标准的空白。

（二）中药饮片质量控制技术

随着中药炮制学科的不断发展，业界对中药饮片多成分、多效应、多靶点的整体性作用特点的认识日益深刻。中药不同于化学药品的特质，必须用与其特点相符的质量评价模式来表达。因此，集合多学科方法与技术，使中药饮片质量控制向科学化、规范化和现代化方向发展是中药饮片质量控制发展的主要发展趋势。

1. 以药效物质基础为核心的中药饮片整体质量评价体系将不断完善

由于基础研究薄弱，中药学基础研究与药效、临床研究结合密度不够，大部分中药饮片的质量标准中仅选择一个指标成分进行定量分析，难以保证质量评价的科学性和合理性。近年来，在深入揭示中药作用的药效物质基础上，使中药质量控制由单一成分为主向多个成分（指标成分、有效成分或有效成分群）的化学成分分析模式，成为解决这一问题的主要思路。如“一测多评法”，可较好地解决对照品供应不足的问题，作为一种新的多指标质量评价模式已在中药饮片质量控制研究中受到越来越多的重视。中药指纹图谱技术包括活性成分群的整体特征，既符合中医药整体性特点，又能反应中药成分类群特征，是实现多种成分整体相关质量评价的关键技术，在尚不清楚全体化学成分的情况下，指纹图谱可实现对中药物质群整体的控制。同时，将中药指纹图谱所体现的化学成分信息与中药的体内外活性信息相结合，提取与药效相关的有效成分群并以此为中药饮片质量控制的指标，可弥补单纯化学指纹图谱的不足。因此，符合中医药作用特点的，以药效物质为指标的多成分同步定量分析方法的建立与谱 - 效关联的指纹图谱技术相结合，已成为完善中药饮片整体质量控制评价模式的重要途径。

2. 新型自动化、智能化和高效分离、分析技术的开发与应用

中药饮片的化学物质组成十分复杂，现代仪器分析技术的快速发展不仅为中药研究提供新的方法，也为实现中药饮片质量控制提供新的方法。各种色谱联用技术为快速辨析中药复杂体系的化学物质基础提供新的手段，可提高分辨率和检测灵敏度及质量测定准确度。近年来发展起来的超高效液相色谱（UPLC）或快速分离液相色谱（RRLC）新技术比普通 HPLC 的分离效率和检测灵敏度更高，分析速度更快，与质谱联用优势更明显。

3. 中药饮片快速检验技术、试剂盒及仪器设备的开发与应用

快速准确鉴定市场饮片的真伪优劣，对于规范饮片市场、保证临床疗效具有极为重要的意义。近年来已有二氧化硫残留量检测、黄曲霉毒素检测、蛇类饮片分子鉴定试剂盒研制成功报告和产品问世；姜半夏和阿胶掺假的快速检验补充方法发布与应用。有学者采用简单、快速、无损及无污染等特性的近红外光谱（NIR）技术开发的快检仪器用于鉴别中药材及饮片的真伪优劣，既节约成本，又减少实验室样品的预处理和实验分析时间，可实现实时在线分析，具有较高的实用性，是具有开发前景的一类快速检验技术。

中药饮片快检设备研发相对于炮制生产设备，仍处于较低水平，需进一步深入研究，以期在药品快检车和饮片生产企业中推广应用。

参考文献

[1] 邵露，王宝华，胡慧华，等. 基于电子鼻技术的豨莶草炮制前后气味比较［J］. 中国实验方剂学杂志，2013，19（22）：1-4.

[2] 马婷婷，龚慕辛，王智民，等. 甘草色泽与有效成分含量的相关性研究［J］. 中国中药杂志,2017,42(19)：3776-3785.

[3] 罗霄，卢一，杨小艳，等. 基于电子鼻技术的酒制饮片快速鉴别研究［J］. 中国医院用药评价与分析，2018，18（03）：381-383+387.

[4] 陶欧，林兆洲，张宪宝，等. 基于饮片切面图像纹理特征参数的中药辨识模型研究［J］. 世界科学技术－中医药现代化，2014，16（12）：2558-2562.

[5] 陶欧，张燕玲，陈茜，等. 基于灰度共生矩阵的中药饮片横切面图像纹理特征参数的提取［J］. 世界科学技术－中医药现代化，2014，16（12）：2531-2537.

[6] 陶欧，张百霞，王耘，等. 采样方向对中药饮片横切面图像纹理特征参数的影响［J］. 世界科学技术－中医药现代化，2014，16（12）：2538-2543.

[7] 陶欧，张百霞，张燕玲，等. 不完整中药饮片的横切面图像纹理特征参数研究［J］. 世界科学技术－中医药现代化，2014，16（12）：2544-2549.

[8] 万超，于定荣，刘颖，等. 醋延胡索饮片颜色与其内在质量的相关性分析［J/OL］. 中国实验方剂学杂志：1-6［2018-11-29］. https：//doi.org/10.13422/j.cnki.syfjx.20190205.

[9] 郝刚，罗丹，钟水生. 基于液质联用法同时检测龟甲胶饮片中牛皮源、驴皮源及龟甲胶成分［J］. 中国合理用药探索，2018，15（4）：56-59.

[10] 刘潇潇，李雪，张丽丹，等. 离子色谱法检测穿山甲饮片中非法掺加硫酸盐或盐酸盐增重［J］. 药学研究，2018，37（1）：27-29.

[11] 梁永枢，庄义修，段启，等. 白术 4 种炮制品 HPLC 指纹图谱比较［J］. 中药新药与临床药理，2013，24（3）：285-289.

[12] Zhang J，Cao G，Xia Y，et al.Fast analysis of principal volatile compounds in crude and processed Atractylodes macrocephala by an automated static headspace gas chromatography-mass spectrometry［J］. Pharmacognosy Magazine，2014，10（39）：249-253.

[13] Zhang J，Cao G，Xia Y，et al.Fast analysis of principal volatile compounds in crude and processed Atractylodes macrocephala by an automated static headspace gas chromatography-mass spectrometry［J］. Pharmacognosy Magazine，2014，10（39）：249-253.

[14] Cao G，Xu Z，Wu X，et al.Capture and identification of the volatile components in crude and processed herbal medicines through on-line purge and trap technique coupled with GC × GC-TOF MS［J］. Natural Product Research，2014，28（19）：1607-1612.

[15] 李红成，曹岗，蔡宝昌. 不同产地麸炒白芍饮片特征指纹图谱比较研究［J］. 中华中医药杂志，2015，30（11）：4128-4130.

[16] Cao G，Shou Q，Li Q，et al.Static headspace-multicapillary column with gas chromatography coupled to ion mobility spectrometry as a simple approach for the discrimination of crude and processed traditional Chinese medicines［J］.

Journal of Separation Science，2014，37（21）：3090-3093.

［17］徐思思，朱月月，聂诗明．多波长融合玄参饮片 HPLC 指纹图谱研究［J］．中国实验方剂学杂志，2014，20（8）：55-58.

［18］Zhu H，Cao G，Cai H，et al.Rapid and undamaged analysis of crude and processed Radix Scrophulariae by Fourier transform infrared spectroscopy coupled with soft independent modeling of class analogy［J］．Pharmacognosy Magazine，2014，10（39）：265-270.

［19］董捷鸣，崔健，赵小梅，等．2 种颜色拳参饮片 HPLC-MS 指纹图谱比较研究［J］．药物分析杂志，2017，37（8）：1503-1508.

［20］杨冰月，李敏，卢道会，等．半夏不同炮制品 HPLC 特征指纹图谱的研究［J］．中国药学杂志，2014，49（11）：955-962.

［21］Wang Z，Wang D，Zheng S，et al.Ultra-performance liquid chromatography-quadrupole\time-of- flight mass spectrometry with multivariate statistical analysis for exploring potential chemical markers to distinguish between raw and processed Rheum palmatum［J］．BMC Complementary and Alternative Medicine，14，1（2014-08-16），2014，14（1）：302

［22］景海漪，史辑，崔妮，等．巴戟天炮制前后寡糖类成分 HPLC-CAD 指纹图谱研究［J］．中草药，2014，45（10）：1412-1417.

［23］孟艳，吴鹏，张学兰，等．高效液相色谱 - 飞行时间质谱法快速鉴定远志生、制饮片的化学成分［J］．中国实验方剂学杂志，2015，21（20）：17-20.

［24］侯志飞，卢海刚，王刚，等．栀子炮制品的 HPLC 指纹图谱［J］．中国医药工业杂志，2013，44（7）：712-715.

［25］周强，彭红，罗光明，等．樟帮栀子饮片 HPLC 指纹图谱研究［J］．中国实验方剂学杂志，2014，20（4）：54-57.

［26］李普玲，陈建红，刘慧，等．栀子不同炒制饮片的红外光谱分析［J］．中国实验方剂学杂志，2015，21（22）：82-85.

［27］占方玲，张学兰，蒋海强，等．女贞子生制品化学成分的 HPLC-ESI/MS 分析［J］. 中成药,2013,35（12）：2707-2710.

［28］房方，李祥，陈军，等．钟乳石炮制前后 FT-IR 指纹图谱分析［J］．药物分析杂志，2014，34（1）：169-173.

［29］瞿领航，刘苗苗，涂济源，等．特征图谱与化学计量学相结合评价南北苍术饮片的差异性［J］．中药材，2018，41（3）：628-633.

［30］郭换，梁乙川，刘珈羽，等．基于近红外光谱技术快速定性判别市售三七粉末饮片部位来源的研究［J］．中药材，2017，40（11）：2537-2540.

［31］Quanfu Zheng，Yanling Zhao，JiaboWang，et al.Spectrum-effect relationships between UPLC fingerprints and bioactivities of crude secondary roots of Aconitum carmichaelii Debeaux（Fuzi）and its three processed products on mitochondrial growth coupled with canonical correlation analysis［J］．Journal of Ethnopharmacology，2014，153（3）：615-623.

［32］赖先荣，周邦华，杜明胜，等．6 种黄连饮片中 6 种生物碱的 RP-HPLC 含量测定及与“治消渴”药效学的谱 - 效关系分析［J］．中国中药杂志，2016，41（24）：4579-4586.

［33］曾林燕，宋志前，魏征，等．黄精炮制过程中新产生成分分离及含量变化［J］．中草药，2013，44（12）：1584-1588.

［34］金林，赵万顺，郭巧生，等．白芍饮片的化学成分测定及质量评价［J］．中国中药杂志，2015，40（3）：484-489.

［35］左春芳，梁雪琪，喻俊峰，等．NIRS 结合 PLS 算法快速测定西洋参饮片中人参皂苷 Rg_1、Re、Rb_1 的

总含量［J］. 中国药房，2017，28（36）：5140–5143.

［36］刘思婷，单鸣秋，郭舒臣，等. HPLC 法测定市售天麻饮片中 6 种活性成分的含量［J］. 中国现代中药，2016，18（9）：1204–1208.

［37］胡志方，王小平，陈建章 .HPLC–ELSD 测定地黄不同炮制品中单糖含量［J］. 中国实验方剂学杂志，2013，19（13）：72–74.

［38］张本永，龙观洪，朱华旭，等. LC–MS/MS 同时测定不同产地雷公藤饮片中 4 种萜类成分的含量［J］. 中药新药与临床药理，2016，27（3）：417–421.

［39］李林，关洪月，殷放宙，等. HPLC–MS 测定芫花炮制前后 5 种成分含量变化［J］. 中国实验方剂学杂志，2013，19（24）：66–70.

［40］李听弦，李蒙，张志，等. 一测多评法测定不同味连饮片中 6 个生物碱类成分的含量［J］. 药物分析杂志，2018，38（7）：1132–1138.

［41］吴珊珊，胡昌江，吕非非，等. 一测多评法测定黄柏中 5 种生物碱［J］. 中成药，2014，36（1）：130–134.

［42］田璐，闫海霞，傅欣彤，等. 一测多评法同时测定川芎、当归饮片中多种化学成分的含量［J］. 药物分析杂志，2014，34（5）：848–854.

［43］贾成友，张传辉，赵凤平，等. 玄参饮片质量控制方法研究［J］. 天然产物研究与开发，2015，27（8）：1385–1390.

［44］李木子，王京辉，郭洪祝，等. HPLC 法测定白术饮片中多种化学成分的含量［J］. 药物分析杂志，2017，37（9）：1585–1592.

［45］黄玉瑶，张洪坤，路丽，等. 一测多评法评价不同主产区春知母饮片的质量［J］. 中药材，2017，40（2）：387–391.

［46］朱星宇，赵根华，高倩倩，等. 对照提取物法测定补骨脂饮片中 7 种成分含量［J］. 中国实验方剂学杂志，2017，23（15）：85–91.

［47］闵宇航，王京辉，范妙璇，等. 柴胡饮片皂苷类成分变化及质量控制研究［J］. 药物分析杂志，2014，34（5）：836–843.

［48］李木子，王京辉，蔡程科，等. 栀子饮片质量分析研究［J］. 药物分析杂志，2014，34（6）：1025–1032.

［49］黄永亮，余志杰，黎江华，等. 熟三七饮片 HPLC 指纹图谱的建立及多成分定量测定［J］. 中草药，2018，49（3）：589–595.

［50］朱迪，谭丹，向文英，等. 免疫亲和柱 –HPLC 柱后光化学衍生法测定中药饮片中黄曲霉毒素 B_1、B_2、G_1、G_2 的含量［J］. 贵阳医学院学报，2015，40（8）：843–847.

［51］毕文艳 . 中药饮片中二氧化硫残留量检测分析［J］. 中国药事，2015，29（7）：712–717.

［52］李晓楠，周勇亮，陈宏，等. 表面增强拉曼散射光谱法快速鉴别经硫黄熏蒸的中药饮片［J］. 分析试验室，2016，35（1）：102–106.

［53］郑新元，徐美宝，吴娱，等. 电化学法测定天花粉和葛根饮片中二氧化硫残留量［J］. 药物分析杂志，2016，36（1）：129–132.

［54］丁晴，孙鹏飞，李龙囡，等. 中药材及饮片中三种二氧化硫残留量测定方法的比较［J］. 中国药品标准，2017，18（6）：423–427.

［55］Liu X，Liu J，Cai H，et al.Novel characterization of Radix Angelicae Dahuricae before and after the sulfur–fumigation process by combining high performance liquid chromatographic fingerprint and multi–ingredients determination.［J］. Pharmacognosy Magazine，2014，10（39）：338–345.

［56］邓哲，焦梦姣，章军，等. 相对质量常数用于甘草饮片等级评价研究［J］. 中国中药杂志，2017，42（13）：2492–2496.

[57] 邓哲，焦梦姣，章军，等. 基于质量常数评价方法划分黄柏饮片等级研究［J］. 中国中药杂志，2017，42（17）：3356-3361.
[58] 邓哲，章军，焦梦姣，等. 以质量常数为核心的黄芩饮片等级评价研究［J］. 中国中药杂志，2017，42（9）：1673-1678.
[59] 陈志敏，权亮，周海婷，等. 郁金饮片分级标准研究［J/OL］. 中国中药杂志：1-13［2018-11-28］. https：//doi.org/10.19540/j.cnki.cjcmm.20180807.002.
[60] 仲瑞雪，钟恋，万军，等. 天麻饮片分级的研究［J］. 中成药，2014，36（1）：135-140.
[61] 欧小群，杨秀梅，王瑾，等. "两步法"探索黄连饮片等级的划分标准［J］. 中国实验方剂学杂志，2014，20（20）：62-66.

撰稿人：曹　晖　禹志领　马志国　孟　江　李　凯

中药生物炮制研究进展

一、引言

中药生物炮制是指利用微生物或酶来改变药物原有性能，或促进增效减毒，生成新饮片品种的炮制技术。中药生物炮制既包含传统自然发酵、发芽等中药炮制方法，同时也包含现代中药炮制工艺中利用发酵、酶促等技术制备新饮片、新原料药的方法。中药生物炮制类似于生物转化，二者都是依靠微生物和酶来发挥作用，但也有所不同：生物转化的对象是单体成分，而生物炮制的对象是中药饮片，通过微生物和特异的酶转化中药的活性成分，促进中药饮片中有效成分增加或毒性成分降低，并可以制备更高活性的次生物质（稀有成分）。因而通过生物炮制可以达到改变药物原有性能、增强疗效、降低毒副作用以及产生新成分和新疗效、扩大用药品种等目的。

中药生物炮制是极具特色的我国传统炮制技术之一，是未来中药炮制发展的重要方向，其研究内容主要包含优选有效菌种（菌群）、建立新的发酵工艺、研究酶促炮制的新方法和新品种、开发生物炮制的新饮片、新规格。其研究既能充分利用现代生物技术从而提高中药传统炮制生产水平，又能进一步开发新饮片和新产品，显著提高产品应用价值和经济效益，在中药饮片炮制和新药开发以及中药现代化过程中占有重要地位。

中药生物炮制中的发酵技术是在继承传统中药炮制发酵法的基础上，吸收近代微生物学研究成果，结合现代生物工程的发酵技术而形成的中药制药新技术。传统中药发酵炮制法是将净制或净制并粉碎的原料，在适宜的温度和湿度条件下，利用微生物和酶的作用，使其发泡生衣的方法。中药现代发酵技术是以优选的有益菌种或菌群，按照现代发酵工艺参数，生产含有菌体及其代谢产物的新型中药发酵产品的方法，发酵产品可直接作为中药饮片用于临床亦可作为进一步开发的原料。中药固体发酵最早来源于古代的制曲工艺，是以富含营养物质的农副产品作为发酵基质，利用原料和环境中的微生物作为发酵菌种的发酵方法。中药发酵技术按照发酵形式可分为固体发酵和液体发酵，也可按照处方分为复方发酵和单味发酵，可按照原料的处理形式分为团块发酵和颗粒发酵。如淡豆豉、红曲等是用单味颗粒状药材加辅料或不加辅料进行的颗粒发酵；六神曲、建神曲、半夏曲、沉香曲等则是不同中药组方与面粉复方混合制成的团块发酵。中药固体发酵的研究已从单味中药自身发酵，发展到中药与菌种双向固体发酵，如灵芝菌、冬虫夏草菌丝体发酵产生次生代谢产物，以及复方中药发酵，如“连栀矾溶液”，发酵炮制能够增强清热凉血、解毒消肿止痛的功效[1]。

中药发酵技术是在一个温和的体系中进行，使中药中的化学成分在温和的条件下发生转化，能最大限度地避免中药活性成分的破坏。中药发酵技术处理中药材可以使某些在体内不能直接被利用的有效活性组分，在体外得以完成转化，从而可以在体内被直接吸收利用，迅速发挥应有的效能，并能除去大分子杂质。在发酵炮制过程中，会产生纤维素酶、木质素酶、淀粉酶、蛋白酶等多种具有高度催化效率的生物催化剂，发酵炮制过程所控制的温度、pH、压力等因素都与酶在细胞内进行的生化反应相似，因此中药发酵炮制具有反应条件温和、能耗少、生物转化反应专一性强、产品的转化率高等特点。中药发酵技术将传统的中药炮制技术与现代发酵工程、酶工程等相结合，能将来源广泛、成本低廉的简单原料发酵生产出疗效显著的新饮片，为中药新药或新饮片研究及开发提供新的途径。

中药生物炮制中的酶促炮制是指在适宜的温湿度等条件下，底物经酶的催化产生活性物质的炮制技术，其中包括了发芽炮制和发酵炮制，二者均属于酶促炮制。其中发芽炮制是指在一定的温度、湿度条件下，酶的作用促使果实或种子萌发幼芽而产生新药效作用的炮制方法。发芽炮制与食品中的发芽最大的不同是发芽炮制对芽的长度有特别的限定，一般要求控制在 0.5 cm 左右，最多不超过 1 cm，目的是最大限度地保留活性成分，发挥治疗作用。通过发芽炮制，果实或种子中的多种酶被激活，包括淀粉酶、蛋白酶、半纤维素酶、磷酸酯酶等，形成完整的酶系统，种子中贮藏的淀粉、蛋白质、半纤维素等高分子物质被分解或转化，形成新的活性成分，可溶性低分子糖类以及含氮物质不断增加，包括消化酶、维生素、生物碱、苷元等，从而产生新的功效，成为新的饮片，再通过蒸制、炒黄、炒焦等加热炮炙，成为新的炮制品，扩大了用药品种。通过发芽炮制的中药饮片有大麦芽、谷芽、稻芽、粟芽、大豆黄卷等，临床常用于健脾和胃、疏肝行气。

中药发芽炮制的研究集中于发芽炮制的作用机理、炮制前后化学成分和药理作用的改变、发芽的工艺和设备、发芽炮制品的质量控制等。发芽过程中酶的种类和活性以及分解产生的新成分是研究酶促炮制的难点和重点，对于扩大酶促炮制品的生产、质量控制和临床应用都至关重要。

二、近年最新研究进展

（一）发展历史回顾

1. 中药发酵炮制历史回顾

中药发酵技术历史悠久，最早人们利用发酵技术来酿酒，其后又相继用来生产酱、醋、豆豉等食品，后来人们在酒曲的基础上加入其他药物，利用微生物对天然药物的生物转化作用，经发酵制成专供药用的各种曲剂。汉晋前后，发酵法作为中药炮制手段出现。汉代张仲景《金匮要略》（公元219年）的薯蓣丸方中始见有曲，南北朝时期农学书籍《齐民要术》中，有比较完备的制造酱、豉和曲的技术，可以说中国的发酵技术在1600多年前已普遍存在。在《药性论》《肘后备急方》《备急千金要方》等中药典籍中都有应用曲类中药的记载。

传统发酵技术生产出来的中药饮片，在中医临床用药中发挥了重要作用。各种发酵类中药的收载情况不同，如六神曲、半夏曲、百药煎等在历版《中国药典》均未被收载。部颁标准收载了六神曲、半夏曲的质量标准，一些地方炮制规范中，收载了六神曲、半夏曲、百药煎等的制备方法。淡豆豉在《中国药典》自1963年版至现版和《全国中药炮制规范》（1988年版）均有收载，二者所记载的制备方法基本相同。胆南星从1977年版《中国药典》开始被收载，为制天南星的细粉与牛、羊或猪胆汁经加工蒸制而成，或者生天南星细粉与牛、羊或猪胆汁经发酵加工而成。即除古代发酵法外，新增了混合制；胆汁的种类也由牛胆汁扩大到猪、牛、羊胆汁均可。目前，部分地方炮制规范还收载了现代固体发酵技术制备红曲的工艺。

近年对于中药发酵炮制的研究主要集中于发酵菌种的分析和鉴定、发酵工艺的优选和创新、发酵前后化学成分的改变和药理作用的研究。后来又出现双向性固体发酵，双向性固体发酵是以具有一定活性成分的中药或药渣替代传统的营养型基质，与发酵菌种构成发酵组合，具有活性成分的药性基质既能提供真菌所需营养物质，大量生长繁殖菌体，又能在真菌和酶的影响下而改变其原有成分，产生新的性味功能，具有双向性。

传统发酵法是炮制技术的重要组成部分，也被称为第一代生物技术。但传统的中药饮片发酵生产技术仍处在较低的水平，还存在炮制原理不清、发酵菌种不明确、缺少科学的质量控制标准等问题。尤其是质量不稳定、质量标准不统一，制约着中药发酵炮制品在临床上的推广使用。生产工艺不规范、生产设备落后、温湿度未实现自动控制、混合制坯多是手工操作，即使采用工业化生产，也只是单元设备的简单连接，并没有针对中药饮片发酵的专用设备，设备自动化、连续化程度较低，无法实现过程控制等，使得发酵类饮片批次间质量差异显著，影响临床用药的安全与有效。

2. 酶促炮制历史回顾

酶促是发芽炮制的基本作用，历史源远流长，古称“糵法”[2]。汉代《神农本草经》有大豆黄卷的记载，唐代《新修本草》记载其发芽方法为：“以大豆为芽，糵生便干之，名为黄卷”，明代《本草纲目》收载的方法为：“壬癸日以井花水浸大豆，候生芽，去皮，阴干用”，亦收载了谷芽的发芽方法：“候生芽曝干去须，取其中米，炒研面用”。发芽法所针对的果实或种子均为我国主要粮食作物，品种众多[3]。传统发芽法对发芽所用原料有所要求，如麦芽药用始载于《名医别录》，造麦芽所用之麦，南北朝时称穬麦，隋唐用大麦，对此历代学者众说纷纭。至清代，仍有“古人唯取穬麦为芽，今人多用大麦者，非也”之说。经清代学者吴其濬的实地考察以及近代学者的考证，穬麦与大麦系同种植物，用大麦造麦芽符合用药传统。近代部分地区用小麦作麦芽原料是不符合历代用药习惯的，现《中国药典》已统一规定以大麦作麦芽的原料[4]。关于谷芽和稻芽，有研究通过文献考证的方法，对二者的源流进行考辨，发现具有现代“谷子”含意的“谷”最初写作“穀”，指粮食作物的总称，魏晋南北朝时期主要为粟的专名，宋之后在南方也可指稻。而“谷芽”与“稻芽”，源起于糵米，始载于《本草纲目》，两词混用，基原为稻。1963年版、1977年版《中华人民共和国药典》中“谷芽”与“稻芽”仍是混称，基原也为稻。直至1995年版《中华人民共和国药典》，“谷芽”始与“稻芽”在基原上明确分开，意指“粟芽”而以“谷芽”命名。但是，由于“谷（穀）”在南方多指稻，导致“谷（穀）芽”这个名称在我国南、北方仍存在歧义。而收录于1963年版、1985年版和1990年版《中华人民共和国药典》的“粟芽”一词，则可与“稻芽”明确区分开来。所以，可以“粟芽”代替“谷芽”之名以避免歧义。

传统的发芽方法从古至今变化不大，其基本工艺流程为：选种—浸种—发芽—干燥，属第一代生物技术。

发芽饮片的炮制作用不同时期记载不尽一致。如大豆黄卷，《神农本草经》载：“味甘平，主温痹，筋挛，膝痛”。唐代《食物本草》云：“糜长五分者，破妇人恶血良”。《本草问答》则云“黄豆发芽，则能升达脾胃之气，故仲景薯蓣丸，用以补脾”。麦芽炮制用药的历史虽十分悠久，但对其炮制作用的记载却较少。明代《本草纲目》在谷芽项下记载：“候生芽曝干去须，……其功皆主消导”。发芽法的药物炮制前后在临床应用上体现了“生熟异治”的特点。大豆黄卷古代多以炒制品入药，如《太平惠民和剂局方》：“凡使并用炒过，方入药用”。现今多生用，既能清热利湿、舒筋，又能发散表邪，二者兼顾。麦芽在临床应用上，生麦芽疏肝解郁作用可靠，尤其是对妇女肝郁型的多种疾病，在方中加入生麦芽均有良效。又因生品作用较强，故食积较甚和肝气郁滞的乳癖均以生品为佳；炒后能缓和药性，故凡兼有脾虚者宜炒用，消食而不克伐胃气。炒焦后兼有涩性，故消食的同时兼能止泻[5]。

（二）学科发展现状及动态

1. 发酵炮制发展现状及动态

目前，临床应用传统发酵技术生产的饮片品种有淡豆豉、六神曲、百药煎、红曲、建曲、半夏曲、胆南星等。截至 2018 年 6 月我国中药饮片生产企业 2086 家，其中认证范围明确有“发酵”的 234 家，对于发酵中药饮片的生产管理方面，国家药监局共审批通过 74 个批文，涉及 38 个厂家。但是实际上认证范围为“中药饮片”的企业也同样在加工生产各类发酵制品。

除了传统发酵品种以外，近年来还有很多用饮片再发酵的品种见于报道：天龙、桑叶、麦芽、黄芪渣、黄芪、红花、红景天、木瓜、刺梨、大黄、绞股蓝、何首乌、槐角、覆盆子、丹参、桔梗、艾叶等；另外还有发酵菌粉品种：灵芝、灰树花、冬虫夏草、桑黄等。固体发酵类中药类别涉及补虚药、清热药、化痰止咳平喘药、活血化瘀药、解表药、祛风湿药、理气药、泻下药，发酵菌种包含大型食药菌（灵芝菌、槐耳菌、鸡腿菇菌、桑黄、姬松茸等）、酵母菌、霉菌（黑曲霉、红曲霉等）、细菌等。双向性固体发酵在中药减毒增效方面发挥着独特的优势。何首乌、马钱子、川乌、青木香、草乌、雷公藤、大黄、巴豆等有毒中药和相应发酵菌种双向固体发酵后降低了毒副作用，同时又保证了疗效。现代发酵技术的发酵产品见表 1。

表 1　发酵类中药及发酵菌种一览表

中药类别	发酵药材	发酵菌种	发酵作用
补益药	黄芪	灵芝、桑黄、姬松茸、香菇	黄芪甲苷不同程度地转化成异黄芪甲苷[6]
	西洋参	大型药食兼用菌	抗衰老、增加免疫功能药理活性优于同剂量西洋参
	当归	灵芝	抗氧化活性增高
	何首乌	米根霉、曲霉 YMS-006	具有致泻和伤肝作用的结合型蒽醌类成分转化生成了有效成分游离蒽醌，并且对有效成分二苯乙烯苷类化合物没有任何影响[7]。
化痰止咳平喘药	苦参	灵芝	能较大程度地提高其清除羟自由基的能力
	贯叶连翘	黑曲霉	促进了金丝桃素、金丝桃苷等有效成分的溶出[8]
	制天南星、动物胆汁	杆菌	功效由温化寒痰变为清热化痰[9]
活血化瘀药	丹参	灵芝	增效
	马钱子	朱红栓菌、白僵菌，以及槐耳、灵芝、猴头等药用真菌	减毒增效，同时保持其镇痛作用[10]

续表

中药类别	发酵药材	发酵菌种	发酵作用
解表药	桑叶	冠突散囊菌	降低桑叶清除自由基的能力及铁还原能力，但却能升高其螯合能力
	葛根	红曲霉	提高葛根主要有效成分含量[11]
理气药	桑枝	灵芝	降低高血脂小鼠胆固醇和甘油三酯的含量
	草乌	扇菇菌、灵芝菌	减毒增效[12]
	雷公藤	灵芝、槐耳	解毒持效（免疫抑制作用）[13]
	川乌	灵芝	解毒与持效（抗肿瘤）[14]
祛风湿药	青木香	灵芝、槐耳等药用真菌	降低中药青木香中肾毒性成分马兜铃酸Ⅰ和总马兜铃酸的含量[15]
泻下药	大黄	酵母菌、槐耳菌	最大限度地保护有效成分和降低大黄的毒性。缓和大黄峻下作用[16]
	巴豆	灵芝菌和白僵菌	降低毒性[17]

发酵炮制研究对传统发酵炮制工艺进行了研究和创新：①优良发酵菌种的分离、筛选与鉴定。筛选高产率、高转化率、低毒性发酵菌种，如确定了红曲发酵的优良菌种为紫色红曲霉菌，百药煎的主导菌为黑霉菌[18]。②发酵工艺条件的优化。对药物原料配方的组成、配比、预处理方式等进行研究，对辅料、通气量、温度、湿度、pH 值等工艺参数进行优化，以缩短发酵周期，提高产品质量，解决真菌毒素污染问题。控制通氧量可以有效地抑制红曲发酵过程中真菌毒素的产生；调节生石灰的用量和通气量可以显著提高青黛中靛蓝、靛玉红的含量；调节 pH 值和酒糟的用量能明显提高百药煎发酵品中没食子酸的含量[19]。③以纯种发酵代替传统的杂菌发酵。经单一菌种发酵可抑制有害杂菌对发酵的影响，其功效成分的含量明显高于自然发酵品，如选择黑曲霉生产的百药煎质量更优良[20]。此外，以液态发酵代替固态发酵也是中药发酵炮制今后研究的方向。发酵中药饮片处方筛选研究主要集中在配料品种及配料比，工艺优化主要凭经验将发酵环境细化为：30~37℃，湿度 70%~80%，pH4~7.6。研究发现，培养基成分对传统中药发酵炮制后质量的高低也有较大的影响，因此对组成培养基的药材质量和相互间的比例都有较严格的要求。不同的培养基经微生物发酵后会产生不同的药性，可生产不同适应证的中药。例如，发酵淡豆豉时，以桑叶、青蒿发酵者，药性偏于寒凉，多用于风热感冒或热病胸中烦闷之证；以麻黄、紫苏发酵者，药性偏于辛温，多用于风寒感冒头痛之证。另外，对于发酵终点的判断和质量控制方法也做了一些初步研究。

发酵比一般的物理或化学的炮制手段更大幅度地改变药性，提高疗效，降低毒副作用，扩大适应证，产生新的功效，提高有效成分的提取率和吸收利用率。红曲是以稻米为原料用红曲霉菌（Monascus）发酵而成，发酵后的产品含有丰富的红色色素。20 世纪 70

年代日本从红色红曲霉中分离出一种生理活性物质莫奈可林 K（monacolin K），证实其具有显著调节血脂的功效，引起了国内外众多学者广泛深入的研究[21]。红曲中还含有大量的酶类，如糊精化酶、α–淀粉酶、葡萄糖淀粉酶、麦芽糖酶、蛋白酶、羧肽酶等，以及麦角甾醇、生物黄酮等活性成分[22]。发酵饮片红曲，具有消食健脾、活血化瘀、降脂化浊的功效，药食两用，不仅临床主治食积腹胀、泻痢腹痛、瘀滞腹痛、产后恶露不净、跌打损伤、高脂血症等，而且以红曲为原料生产的成药脂必妥、血脂康广泛用于临床，取得显著的经济和社会效益[23–24]。

中药发酵炮制的研究取得了显著进展。主要有以下几个方面。

（1）明确发酵炮制能够引起化学成分转变

六神曲中含酵母菌、淀粉酶、麦芽低聚糖、维生素 B 复合体、麦角固醇、亚油酸衍生物、蛋白质及脂肪、挥发油等，并含多种微量元素如锌、锰、铁等。麦芽低聚糖、维生素 B 族及亚油酸衍生物具有调整胃肠功能作用，可能与六神曲药效物质基础有相关性[27]。六神曲发酵后主要成分为糖类、有机酸、脂肪酸和长链烯烃类成分。发酵过程中，原料中的淀粉和蛋白质水解为单糖、二糖或低聚糖及氨基酸和小肽，为体系中的微生物提供营养[28]。发酵后新增的甲氧基醋酸及甲氧基醋酸铵可能来自青蒿、辣蓼等原料。在发酵过程中，水溶性糖、淀粉、有机酸、氨基酸、总酚含量均呈动态变化，与优势菌种具有很强代谢淀粉、低聚糖、蛋白质的生物活性相吻合[29]。

百药煎是五倍子茶叶和酒糟经发酵炮制生成的中药饮片。发酵过程中菌种产生的单宁酶可将五倍子中的鞣质转化为没食子酸，有效避免鞣质与蛋白质的结合，缓解刺激性。发酵前五倍子中没食子酸含量为 2.3%，发酵为百药煎后含量达到 40% 以上，升高 17.4 倍。除此之外，表没食子儿茶素、2，4，6– 三 –O– 没食子酰 –α–D– 葡萄糖的含量升高，没食子酸甲酯、没食子酸乙酯、表没食子儿茶素没食子酸酯的量明显降低[30]。

淡豆豉中的主要活性物质是异黄酮，发酵后苷元类化合物明显增加，但是与其“解表”作用相关的药效物质还未清晰，推测也许与配伍有关。药效学研究发现，淡豆豉的正丁醇提取部分与其“除烦”作用机制有明显相关性[31–32]。不同发酵时期的淡豆豉中大豆苷、大豆苷元、黄豆黄苷、黄豆黄素、染料木苷和染料木素的含量呈一定趋势变化，发酵到第三天后，大豆苷、黄豆黄苷、染料木苷的含量明显减少，而大豆苷元、黄豆黄素和染料木素的含量增加，这说明微生物在发酵过程中将苷转化成苷元，达到传统“发透”标准的淡豆豉样品中 90% 以上的异黄酮类化合物均为苷元[33]。另有研究应用柱前在线衍生–高效液相色谱技术测定淡豆豉中 γ–氨基丁酸含量，发现淡豆豉发酵炮制中的“再闷”环节产生高含量的非蛋白质天然氨基酸 γ–氨基丁酸[34]。

胆南星发酵过程中，胆汁中的结合型胆酸，如牛磺猪去氧胆酸、甘胺猪去氧胆酸、牛磺鹅去氧胆酸、甘胺鹅去氧胆酸、牛磺猪胆酸、甘胺猪胆酸等，在微生物的作用下分解，含量降低，生成对应的游离型胆酸，如猪去氧胆酸、鹅去氧胆酸、猪胆酸，三种游离型胆酸含量明显升高[35-37]。三种游离型胆酸的含量与胆汁加入量、发酵时间密切相关，可有效识别市场上胆汁加入量不足、发酵时间太短等不合格的产品。除胆汁酸外，天南星中的核苷类成分含量亦有变化，其中黄嘌呤、次黄嘌呤含量增高，腺苷、尿苷、鸟苷等含量降低[38-39]。推测天南星既能为微生物的生长代谢提供营养，又能因其自身的毒性起到菌种筛选的作用。

（2）证明发酵炮制能够增效减毒

天南星是有毒中药，经与胆汁共同发酵炮制成胆南星后，可起到减毒的作用，同时药性由温转凉，功效由温化寒痰转化成清热化痰。通过对天南星、胆南星的成分对比分析，以及清热、抗惊厥、治疗肺损伤等药效比较，证明了胆南星发酵炮制能够大大降低天南星的毒性。不同胆汁（牛胆汁、羊胆汁、猪胆汁）的对比研究证明了牛胆汁制胆南星有一定的优越性，确如古代理论“牛胆汁制去燥烈而清润”。也证明了胆南星的发酵需要较长的时间才能达到充分发酵，才能达到胆南星“降毒改性”的炮制目的。研究结果与古代的“年久者弥佳”和“九转胆星赛牛黄”相一致，为现代胆南星的生产和质量监管提供了有益的借鉴。

百药煎发酵后的抗炎、镇痛作用明显优于发酵前五倍子。百药煎高、中、低三个剂量组均对二甲苯所致的小鼠耳郭肿胀有显著的抑制作用，与五倍子相比抗炎作用明显增强（$P < 0.05$）；百药煎高、中、低剂量组均能显著抑制醋酸引起的疼痛反应，减少小鼠扭体次数，有比较显著的镇痛效果，并具有明显的剂量依赖性。采用左甲状腺素钠造成大鼠甲亢模型，采用冰水浴刺激造成大鼠寒证模型，给予五倍子和百药煎水煎液，百药煎组大鼠血清中 DA、T4、cAMP、NE、17-OHCS、TRH、TSH 含量均高于五倍子组，而 5-HT 含量则低于五倍子组，证明五倍子发酵炮制缓和了寒性[40]。

（3）筛选优势菌种或菌群

从百药煎发酵不同时间段的百药煎样品中分离并鉴定出 7 种细菌、7 种酵母菌、3 种丝状真菌，结合微生物菌落形态特征、显微形态及分子序列比对对其进行初步鉴定。通过对比单菌及混菌培养组合降解鞣质能力，筛选得到的最佳 4 个菌的组合培养，按一定的比例接种百药煎原料固态发酵培养得到没食子酸的含量与百药煎传统炮制品相比提高了约 11%，初步表明百药煎现代纯种混菌发酵的可行性[41-42]。

对胆南量发酵过程中不同时间点取样进行发酵菌株的分离，采用 PCR-DGGE 对胆南星发酵过程的菌群变化进行分析，发现胆南星菌群的种类和数量在发酵过程中有明显的变化。发酵 0~7 天随发酵时间延长菌群多样性明显增加，之后随发酵时间继续延长，菌群多样性呈降低趋势，至发酵 15~30 d 时，有 6 种细菌和 3 种真菌。用细菌真菌多相鉴定检测、全自动微生物分析系统鉴定检测以及分析比对 DNA 序列等方法，鉴别胆南星发酵过程中的优势菌为肠球菌属（厌氧菌）。

对红曲优良发酵菌种进行分离、筛选与鉴定，筛选出高产率、高转化率、低毒性的发酵菌种紫色红曲菌。

（4）优化发酵组方和发酵工艺

采用多种酶活性检测正交设计综合评分的方法，筛选六神曲优化组方，优化确定了前处理、发酵、干燥工艺条件，按照饮片企业机械化要求进行工艺设计，并进行了3批中试验证；从酶活性、化学成分、生物活性指标3个方面评价淡豆豉发酵炮制质量，优化确定淡豆豉发酵条件，如温湿度、是否后酵、辅料比例用量等工艺条件；同时对微生物的营养条件与培养环境进行优化研究，通过对药物原料与菌种配方的组成、配比、预处理方式等进行研究，对通气量、温度、湿度等工艺参数进行优化，明显缩短了发酵周期，提高了产品质量，解决了真菌毒素污染的问题。

以六神曲中淀粉酶和蛋白酶的活性为指标，通过正交设计及单因素考察，优化六神曲的组方为：面粉，麦麸，青蒿，辣蓼，苍耳草，赤小豆，苦杏仁。并证明优化组方的酶活性高于市售产品，对于正常和食积小鼠的促进胃蛋白酶分泌和肠推进作用强于市售品，并有增强小鼠肠道中有益菌生长的趋势。六神曲原料中的青蒿、辣蓼、苍耳草等具有明显的抑菌作用，使六神曲传统自然发酵过程中杂菌的数量显著降低，揭示了六神曲传统组方的部分科学依据。六神曲发酵原理为：面粉和麦麸为主要碳源，苦杏仁和赤小豆为主要氮源的混合基质，在扣囊复膜酵母等优势菌群的作用下，产生低聚糖、十八碳烯酸等代谢产物，与发酵过程中优势菌群产生的各种酶类共同发挥健胃消食药效，青蒿、辣蓼、苍耳草煎液起抑制杂菌生长的作用[43]。

胆南星的研究中，根据胆汁在胆南星中的作用、胆汁的用量、对药性的影响等，提出胆汁是制备天南星的重要原料，而并非传统意义认为的胆汁仅仅是胆南星的辅料。现在生产企业多使用的猪胆汁制胆南星与牛胆汁制胆南星具有相近的功效，牛胆汁制胆南星作用更为显著。建议可把不同胆汁作为胆南星产品分级的依据之一，牛胆汁制胆南星可作为优级品。为天南星原料的选择、发酵工艺参数的优化、质量控制标准的制订，提供了比较充分的研究依据。

（5）建立发酵药材及成品饮片质量标准

对不同批次的百药煎饮片的性状、显微和理化鉴别以及水分、总灰分、酸不溶性和黄曲霉毒素进行检查，测定有效成分没食子酸的含量，并明确其控制限度，建立百药煎的质量标准，为全面控制和评价百药煎质量提供科学依据。进行了六神曲薄层色谱鉴别、水分、总灰分、酸不溶性灰分、浸出物、黄曲霉毒素限量、指纹图谱等研究，初步建立质量标准。进行淡豆豉薄层色谱鉴别、含量测定（与药效相关的指标成分）、黄曲霉毒素限量等初步研究。对红曲原料大米的供应商进行严格筛选，固定其来源、产地、采收期及加工方法，确保原材料质量的稳定，建立了产品质量可追溯体系。建立红曲饮片的质量标准，其冲泡口感、汤色居同类产品之首，成品中开环洛伐他丁的含量在同类产品中领先，且未检出黄曲霉素、桔青霉素等有害物质，重金属、农残的含量远低于国家标准。以游离型胆汁酸为检测指标建立了胆南星成品质量控制方法，能有效识别胆汁加入量和发酵时间。

目前，中药发酵技术的研究无论在基础理论方面还是在方法上仍处于起步阶段，多数发酵研究仍停留在实验室阶段，被生产企业采纳的现代技术较少，现代中药饮片发酵技术仍需要进一步进行深入研究，除了开展好上游技术——菌种筛选、中游技术——发酵条件优化、下游技术——发酵产物分离的研究之外，还要开展符合传统炮制的工业化生产特点的全程质量控制技术、质量追溯技术、智能化管控等技术和配套设备研究，以推动中药饮片发酵技术的现代化进程。

2. 酶促炮制发展现状及动态

酶促是发芽炮制的基本作用，随着社会的发展及用药量的增加，在传统发芽方法的基础上，对发芽方法进行了改良，发展出适合工业生产的地板堆垅法。除了采用传统方法发芽外，部分生产企业借用食品发芽设备，采用现代具备调温、调湿、自动洒水设备进行发芽，调整和控制工艺参数，改变了历史上的手工和自然发芽的落后状态。发芽的工艺参数向可控化转变，且生产不受季节影响，缩短生产周期，减轻劳动强度，保证了产品质量。

在发芽炮制工艺的研究方面，由于发芽法的炮制机理尚未阐释清晰，主要仍以淀粉酶活力为主要指标，以主要化学成分来优化工艺，确定其工艺技术参数。基于药效学角度优选发芽炮制工艺的研究也在起步，如采用回乳消食药效学指标结合麦芽药效物质生物碱变化规律共同优选发芽炮制工艺[25]。

发芽法药物的质量控制传统主要以发芽长度为指标，如大豆黄卷古法多以芽生即可取出干燥，现代仍以其为主要的控制指标。不同药物的发芽长度规定并不相同，一般在0.5~1 cm之间，发芽长度直接影响质量，现代版《中国药典》对大麦芽的发芽率和长度均有具体规定。《中国药典》对发芽法药物的质量标准要求越来越细致，规定发芽法药物的出芽率一般不得少于85%。大豆黄卷最初只有性状鉴别，2008年国家药典委员会药品质量标准提高项目对其质量标准进行了研究，除了水分、总灰分等检查项外，还对大豆苷（$C_{21}H_{20}O_9$）和染料木苷（$C_{21}H_{20}O_{10}$）的总量进行了限度规定。2015版《中国药典》对麦芽黄曲霉毒素也进行了限度规定，保证了临床用药的安全。

发芽炮制原理研究方面，多认为发芽的大麦、稻子、谷子皆含有大量的糖酶（主要是淀粉酶，α-淀粉酶，β-淀粉酶），能分解淀粉为单糖。因此，麦芽等帮助消化应主要是淀粉酶的作用。目前有关发芽机理研究主要集中于大麦芽，其他发芽药物少见报道。大麦芽是发芽炮制的最常用中药，大麦的主要贮藏物质是淀粉，大麦种子萌发后淀粉的降解以淀粉酶水解途径为主。淀粉通过水解途径的降解需要α-淀粉酶、β-淀粉酶、极限糊精酶等的共同作用。无论α-淀粉酶还是β-淀粉酶均不能将淀粉完全降解为可发酵的糖，二者共同作用只能加快淀粉的降解速度，并不能改变终产物的组成。淀粉要彻底降解为可发酵的糖必须有极限糊精酶的进一步水解作用。大麦种子的萌发是自身酶活力恢复的过程，在淀粉酶和转化酶的作用下，淀粉顺序地产生分子量由大到小的糊精，最后形成麦芽糖。大麦的胚乳是许多由蛋白质联结的胚乳细胞所构成，发芽开始后，由糊粉层所分泌的蛋白酶先溶解了连接胚乳细胞的蛋白质薄膜，使胚乳细胞分离，并使胚乳细胞壁暴露出来，得以与半纤维素酶接触。在半纤维素酶分解了胚乳细胞壁后，蛋白酶进一步分解包围淀粉颗粒的蛋白质支撑物，使淀粉颗粒和淀粉酶能够得以接触而分解。在一系列酶的分解作用下，胚乳中所含的淀粉、蛋白质和半纤维素等高分子物质逐步分解，可溶性的低分子糖类和含氮物质不断增加，整个胚乳结构由坚韧变为疏松[26]。

目前麦芽、稻芽、谷芽等助消化作用仍是主要研究方向。早期认为助消化作用与其所含淀粉酶密切相关，炒后对淀粉酶影响严重，故认为麦芽炒焦作用很弱或已失去药用价值，主张用生品研末服用。与之相反，有人认为麦芽炒焦的作用机理是利用焦香和本身的淀粉促进胃液分泌，故不能轻易断定淀粉酶为主要助消化物质，从而否定焦麦芽和煎剂的作用。不能把淀粉酶作为消化作用的主要物质，还应注意到麦芽中可能有维生素B、乳酸，及其他能够调整机体自身消化功能，从而达到消化目的的物质。麦芽随炒制程度增高，其乳酸量相应增加。此外，硝酸根离子、氯离子是动物 α－淀粉酶（包括唾液淀粉酶和胰淀粉酶）的激活剂，麦芽经炒制及水煎处理，虽然所含淀粉酶失去活性，但其中动物 α－淀粉酶的激活剂还在，能激活消化道中 α－淀粉酶，从而促进淀粉类食物的消化。目前对于发芽类中药的助消化机理存在较大争论，有效成分和药理作用尚需进一步的深入研究。

（三）学科重大进展及标志性成果

1. 发酵炮制重大进展及标志性成果

（1）国家中医药行业专项六神曲等 7 种中药发酵炮制工艺规范化研究

2016 年由中国中药公司任玉珍教授主持，成都新荷花公司、上海医工院、辽宁中医药大学、河南中医药大学、成都中医药大学、首都医科大学、黑龙江中医药研究院、沈阳药科大学等多个单位参与共同承担的国家中医药行业专项“六神曲等 7 种中药发酵炮制工艺规范化研究”项目对淡豆豉、六神曲、百药煎、红曲、半夏曲、胆南星、炮天雄等 7 种发酵类中药进行了系统研究，取得突破性进展。明确了 7 种发酵类中药的优势菌种或菌群，分析了发酵炮制前后药效物质基础的变化和药理作用的改变，优选了发酵工艺，建立了淡豆豉、六神曲、百药煎、红曲、半夏曲、胆南星、炮天雄等 7 种中药发酵炮制品的质量标准。研究者分别对 7 种中药传统发酵技术进行规范化改进，从杂菌发酵到纯种发酵，从单菌种发酵到复合菌发酵，规范的发酵炮制工艺和初步实现的机械化生产，提高了发酵饮片质量。中国中药公司和成都新荷花公司作为项目主持单位直接用新工艺生产，使传统发酵炮制向现代发酵炮制转变，推动了中药发酵炮制行业的进步和发展。

同时通过大量的研究和改进，浙江桐君堂等公司发酵饮片红曲、百药煎等实现纯种定向发酵工业化生产；四川迅康等公司发酵炮制红曲、青黛的规模化、工业化生产，中药传统炮制自然发酵手工操作等状况有所改变。

（2）明确了发酵炮制发生了化学成分转变并建立质量标准

六神曲发酵后新增加甲氧基醋酸及甲氧基醋酸铵，并推测其可能来自青蒿、辣蓼等原料。百药煎发酵过程中鞣质转化为没食子酸，有效地避免了鞣质与蛋白质的结合，缓解刺激性。淡豆豉发酵后苷元类化合物明显增加，证明了微生物在发酵过程中将苷转化成苷元。

胆南星发酵过程中，胆汁中的结合型胆酸分解成对应的游离型胆酸。天南星中的核苷类成分黄嘌呤、次黄嘌呤含量增高，腺苷、尿苷、鸟苷等含量降低[38-39]。

百药煎的质量标准增加了有效成分没食子酸的含量测定；淡豆豉的质量标准增加了与药效相关的指标成分含量测定；红曲饮片的质量标准增加了开环洛伐他丁的含量测定；胆南星的质量标准增加了以 3 种游离型胆酸的含量测定。

2. 酶促炮制的重大进展和标志性成果

（1）发芽机械设备应用于生产

近年来，食品发芽设备快速发展并用于药物发芽。大型的谷麦发芽机，其装置主要由泡料罐、发芽槽和摊料车三大部分组成，它的应用使生产不受季节影响，缩短生产周期，减轻劳动强度，保证产品质量；小型发芽机如喷雾发芽机，超细雾与空气浑然一体，在避免湿润温暖缓解当中细菌的滋生的同时，避免传统循环浇水种植中陈旧变质水资源对芽菜的污染。种子发芽箱又叫做精密种子发芽箱，能够提供种子发芽的环境，包括温度、湿度等环境参数，而且可以人工控制，较之自然环境，更易被控制；糙米发芽机，将新鲜糙米经过 16~24 小时的发芽，制成发芽米，使传统手工自然发芽方式得到根本改变。

（2）发芽炮制工艺得到优化

以总生物碱含量、大麦芽碱含量及淀粉酶为指标，优选出的麦芽最佳发芽工艺为：用水浸泡 5h，发芽温度 25℃、湿度 70%，每日洒水量与大麦重量比为 1∶1。以麦芽中总黄酮的含量为指标，优化出了炒麦芽和焦麦芽的最佳炮制工艺：炒麦芽为加热温度 230℃，炒制时间 10 分钟；焦麦芽为加热温度 260℃，炒制时间 20 分钟。

（3）发芽炮制机理研究取得进展

早期已发现大麦芽在化学成分包括酶类及大麦芽碱、腺嘌呤、胆碱等生物碱类。在此基础上，从生麦芽中鉴定了 12 个化合物的结构包括麦黄酮、天师酸等，为药效物质的进一步研究奠定了基础。

炒黄不影响麦芽淀粉酶的效力，炒焦有机酸含量降低，消化酶的活力也下降。麦芽经炒制和水煎处理仍存在着动物 α-淀粉酶激活剂。采用顶空固相微萃取结合气质联用（GC-MS）的方法分析“焦三仙”炮制前后气味变化，筛选出焦香气味成分共性成分：3-甲基-丁醛、2-甲基-丁醛、糠醛、5-甲基-2-呋喃甲醛、2，3-二氢-3，5-二羟基-6-甲基-4H-吡喃-4-酮、5-羟甲基糠醛，找到“焦香醒脾”的共性物质基础[45]。焦三仙炒焦后产生的焦香物质（包括焦香气味物质在内的 Maillard 反应产物）有促进消化的作用，与其他化学成分（如有机酸等）协同作用，通过促进胃肠平滑肌收缩、促进消化液分泌、中枢神经刺激及“脑－肠关联”机制等，增强“消食导滞”的功效。该研究体现了中医药理论的特色。大麦经发芽后麦黄酮含量上升 1.8 倍左右；生麦芽经炮制后，麦黄酮含量也显著上升，炒麦芽中为生麦芽的 1.2 倍，焦麦芽是生麦芽的 1.6 倍左右。研究结果对从化学成分角度解释大麦、生麦芽、炒麦芽和焦麦芽的生物活性差异提供了科学依据。

三、本学科与国外同类学科比较

（一）发酵炮制与国内外发展比较

作为我国传统炮制特色的发酵法，国外研究甚少。日本比较重视中国的生物炮制研究与开发。起源于中国古代的纳豆传入日本，当时是素食的僧侣们的重要营养来源，也是日本皇室、僧侣、贵族、武士的御用营养品。目前由黄豆通过纳豆菌（枯草杆菌）发酵制成豆制品，具有黏性，气味特异，味道微甜，不仅保有黄豆的营养价值、富含维生素 K_2 和多种营养素、提高蛋白质的消化吸收率，而且具有溶解体内纤维蛋白及其他调节生理机能的保健作用。被誉为“纳豆博士”的日本宫崎医科大学须见洋行教授发表的最新的研究还表明，纳豆对引起大规模食物中毒的“罪魁祸首”——病原性大肠杆菌 O157 的发育具有很强的抑制作用。同作为大豆发酵产品，纳豆与我国的淡豆豉相比，纳豆菌种单一，发酵期短，仅作为健康食品应用，气味不佳，而淡豆豉复方炮制，菌种复杂发酵炮制方法周期长，成分更为复杂，作用更为全面，不仅含有纳豆类似成分和作用，而且临床具有解表除烦的功效。淡豆豉发酵炮制中的“再闷”环节产生高含量的非蛋白质天然氨基酸 γ－氨基丁酸，其开发应用的价值更为明显。

（二）酶促发芽炮制与国内外发展比较

国内外发芽技术应用广泛，但发芽炮制是我国独特炮制技术的一部分，发芽炮制的成品经过加热炮炙后用于临床治疗疾病。在质量方面严格控制发芽率和发芽的长度，目前的研究尚不能明确有效成分。国内外相同之处是发芽产品可以用于食品蔬菜如豆芽等和啤酒酿造中的大麦芽。具体不同有以下几点。

1. 大麦种植品种的细化

国内外啤酒业和制糖业对大麦品种的研究较多，其品种达到 20 余个，不同种植品种的特点并不相同，应重视和强调大麦种植品种的差异性，选择适宜品种。中药大麦芽的来源药典规定为大麦，大麦为农产品，种植品种很多，不同品种发芽的麦芽其药效有无差异值得探讨。中药发芽炮制应用大麦品种有待明确，中药麦芽未达到本专业的要求进行择优选种，是否是造成中药麦芽质量稳定性差的原因有待进一步研究。

2. 发芽方法和工艺

国内外麦芽生产啤酒用干麦芽方法和生产工艺先进，可分为静态通风发芽（亦称定箱发芽）和连续发芽两种。静态发芽又分为萨拉丁箱通风发芽和多用萨拉丁箱法。传统的罐式发芽和地板式发芽，已被萨拉丁箱通风发芽和发芽、干燥两用箱所代替。而我国的大麦发芽炮制技术单一，有待继续改进研究。

由于啤酒业的迅速发展，麦芽制造业已成为独立的行业，对发芽工艺的研究也更加深入。其重视对发芽工艺具体环节的研究值得发芽炮制借鉴，在发芽工艺中，浸麦是整个工艺的首要环节，直接影响发芽、干燥以及麦芽品质的优劣，涉及浸麦度、浸麦方法、浸麦温度及浸麦时间等重要因素，并发现浸麦度、浸麦温度、浸麦时间是相互关联的。不同质量的大麦，浸麦度要求也不一致，应根据其质量确定浸麦工艺。在发芽环节，对发芽温度、发芽时间及发芽方法研究较多。干燥环节的研究则非常关注干燥过程如何最大限度使酶更有活力，产生特定的色、香、味，并改善风味，此过程既涉及物理变化如水分、容量和重量、色泽及气味变化等，也涉及化学变化如生理变化、酶的作用及某些成分之间的化学变化。发芽炮制对工艺研究则相对粗放，主要研究了水浸泡时间、发芽温度、湿度等，每个工艺环节均不能阐明变化规律，尚需加大研究力度。

3. 发芽设备的创新与应用

啤酒生产过程中大麦芽和食品中的豆芽，均有专用设备。国内啤酒业的发展，带动了生产设备的更新发展。目前麦芽生产线不断向大型化规模化及智能化发展，可在生产线上完成精选分级、浸麦、发芽、干燥全过程，实现了生产过程的精确控制。但炮制发芽设备目前只是借用食品发芽设备，无论从生产量和对发芽饮片质量控制等方面均不能完全满足中药发芽炮制的需要，目前尚没有完全根据炮制发芽的需要进行研制开发的专用设备。

4. 发芽炮制作用机理的阐明

目前国内外对于大麦发芽的报道多是啤酒制造过程中大麦芽的研究，研究比较深入细致。主要包括以下几个方面：①发芽过程酶活性的研究：发芽过程酶活性研究对 α-淀粉酶、β-淀粉酶及蛋白酶研究透彻，同时对过氧化氢酶、多酚氧化酶、植酸酶、脂肪氧合酶、草酸氧化酶等在发芽过程中酶活性进行了研究，因此，啤酒业对麦芽发芽过程酶的研究较为系统[46]。②内源性激素和内源酸对大麦种子萌发的研究：该研究包括赤霉素、生长素、细胞分裂素、脱落酸等主要内源性激素及柠檬酸、琥珀酸、苹果酸、乳酸及草酸等对种子萌发过程蛋白、酶活性及营养物质降解的影响[47]。③微生物对麦芽质量的影响：研究表明，大麦的微生物群会影响麦芽质量及酶活性，导致麦芽质量下降，常常引起异常发酵等问题，与麦芽质量优劣相关联。④发芽过程代谢产物及功能性成分研究：在大麦萌发前 7 天进行 MALDI 质谱成像以定位代谢产物，确定了 48 种不同的代谢物，并得到了萌发过程的代谢物谱，鉴定出的化合物包括寡糖、脂类和抗真菌剂，揭示了萌发过程的重要信息[48-50]。此外，对功能性成分及营养品质评价也越来越关注。如何在发芽过程中提高麦芽总多酚、原花色素、类黄酮含量，这些物质及其相关酶类的变化规律以及对发芽过程、抗氧化特性的影响，均研究较为深入[51-52]。⑤安全性研究：微生物是引起食物腐败及食源性疾病的首要危害来源，在发芽过程中，某些微生物产生的毒素导致的安全性问题日益受到重视，如镰刀菌在麦芽发芽过程中产生脱氧雪腐镰刀菌烯醇（DON，呕吐毒素），通过麦芽最终进入啤酒中，对安全性造成影响[53]。最新研究表明，通过抑菌性乳酸菌的筛选，减少 DON 的产生，是一个可行的途径[54]。相比之下，开展发芽炮制药物安全性研究，保证发芽药物有效性与安全性，尚有许多工作要做。

四、展望与对策

发酵是我国历史非常悠久的炮制技术，产品应用广泛，疗效独特，既可作为药用又可作为大健康食品开发，因此具有广泛的市场应用前景和良好的发展趋势。但同时又存在发酵炮制原理不清、菌种不纯、生产企业条件差、处方和工艺混乱、设备产品质量和临床疗效不稳定、市场范围小等亟待解决的问题。因此，提出以下建议和对策。

（一）发酵炮制展望与对策

1. 优选有益菌种或菌群制定规范化的发酵工艺

采用现代科学技术，进行较为系统的研究，优选有益菌种或菌群，寻找确定发酵中药饮片的质量标志物，作为质量控制的衡量标准，为深入进行发酵工艺技术研究提供基础。对炮制方法及关键工艺参数进一步优化，在结合传统凭借感观和经验判断的基础上，采用现代智能设备，如电子鼻、电子舌等对中药发酵菌种的制备及发酵过程中产生的颜色、气、味等进行控制；采用新型传感器技术对温度、湿度、空气流量等关键工艺参数进行全程自动在线监控，逐步实现从实验室到工业化生产的技术转化，以促进炮制工艺的机械化、智能化、现代化进程。提高发酵饮片生产的自动化水平，实现发酵过程控制。

2. 开发适合于发酵生产过程控制的设备

针对目前发酵炮制工艺机械化程度低、装备落后、发酵过程量化控制难度大等问题，开展符合传统炮制技术工业化生产特点的全程质量控制技术、智能化过程控制等技术研究，以及配套设备的开发，降低中药发酵炮制企业生产成本，能耗降低、升级产品质量，缩短生产周期、增加效益，推动固体发酵特色炮制技术的现代化进程。

3. 制订发酵技术规范

提高中药发酵炮制品质量控制标准，实现中药发酵炮制品的质量稳定、可控，保证临床应用安全、有效，为国家及地方炮制规范提供技术支持。

4. 对发酵炮制品率先试行备案制批号管理

保护中药饮片企业技术开发和市场推广的积极性，推进炮制学科与行业的迅速发展；使中药发酵炮制的工艺规范化控制，提高药效物质基础的含量，保证中药发酵炮制品的药效；改变传统自然发酵落后的局面，实现现代自动控制的发酵技术，不仅提高产品质量，也提高生产技术水平。

（二）酶促炮制展望与对策

1. 加强发芽炮制与药效学作用之间关系的研究

目前发芽机理的研究主要为啤酒业制麦过程中进行的研究，其关注的研究内容与药物发芽如何形成药性肯定有较大差异，发芽是形成药性的关键，相关研究尚属空白，也是制约发芽技术发展的主要方面。同时，不同的发芽药物功效不同，强化其效物质基础研究是关键。

2. 加强精准、规模化生产设备的研制

中药发芽设备多由借鉴食品发芽设备发展而来，由于药用与食用要求不同，应加强精准、规模化生产设备的研制，以便适应发芽药物炮制的需要，进一步规范操作工艺，稳定发芽药物质量。

3. 进一步加强质量标准研究

目前，发芽药物的质量标准较为粗放，主要由发芽率、水分、灰分等检查项构成。如麦芽与啤酒麦芽质量标准相比，现行药典的麦芽质量标准有待提高。

中药生物炮制是中药炮制和现代生物技术结合最为紧密且最有发展前景的技术之一。但是由于中医药自身体系的模糊性、中药成分的复杂性、微生物生长特性和酶的多样性，中药生物炮制中的发酵、发芽炮制机理尚处于研究过程中，特别需要在中药生物炮制过程中贯彻中医理论的指导，充分运用现代生物科学技术，确定生物炮制中药饮片的活性成分、作用机理，建立饮片质量控制标准，规范生物炮制工艺技术，推动生物炮制生产过程自动化智能化，提高饮片质量和临床疗效。

中药生物炮制也是最具传统特色的炮制技术之一，不仅原料多样、工艺烦琐，而且一药一法，技术性强，用于临床疗效独特，开发产品社会效益和经济效益均非常显著。但目前在批号管理、生产条件、工艺规程、质量控制等多方面还存在很多问题。因此建议国家有关部门重视中药生物炮制的管理，对产品尽快实行批号制管理，换发老批号，批准新文号，严格控制质量，保证临床疗效，尤其应积极推动药食两用的发酵、发芽产品的管理，使其在大健康事业中发挥更重要的作用。

参考文献

[1] 叶定江，张世臣，吴皓. 中药炮制学［M］. 北京：人民卫生出版社，2011.

[2] 胥戈. 古今麦芽炮制浅谈［J］. 中药饮片，1990,（1）：8.

[3] 蔡宝昌. 中药炮制工程学［M］. 北京：化学工业出版社，2011.

[4] 国家药典委员会. 中华人民共和国药典（一部）［S］. 北京：中国医药科技出版社，2015.

[5] 赵发英，陈永林，许欣荣，等. 中药麦芽的品种整理及质量研究［J］. 山东医科大学学报，1997，35（9）：260-261.

[6] 阮鸣. 不同药（食）用真菌固体发酵对黄芪中黄芪甲苷的影响［J］. 中草药，2011，42（7）：1421-1424.

[7] 杜晨晖，海青山，闫艳，等. 微生物发酵炮制何首乌机理的初步研究［J］. 天然产物研究与开发，2012，19（2）：212-215.

[8] 靳振召. 贯叶连翘的固体发酵工艺及电子束辐照研究［D］. 甘肃农业大学，2010.

[9] 唐思园. 胆南星发酵炮制工艺研究［D］. 北京中医药大学，2012.

[10] 潘扬，张弦，蒋亚平，等. 双向发酵前后马钱子生物碱含量及其 HPLC 指纹谱的比较［J］. 南京中医药大学学报，2006，22（6）：362-365.

[11] 宋艳秋，陈有为. 红曲霉转化中药葛根固体发酵条件研究［J］. 安徽农业科学，2010，38（4）：1707-1708+1745.

[12] 江南，魏巍，许晓燕，等. 中药川乌的固体发酵炮制新技术的建立［J］. 四川大学学报（自然科学版），2013，50（5）：1104-1108.

[13] 刘学湘，潘扬，蒋亚平，等. 青木香发酵后总马兜铃酸和马兜铃酸 I 的含量测定［J］. 食品与生物技术学报，2010，29（2）：201-205.

[14] 王身艳. 药用真菌发酵有毒中药草乌减毒增效基础研究［D］. 南京中医药大学，2012.

[15] 庄毅，谢小梅. 药用真菌新型（双向性）固体发酵工程对雷公藤解毒持效的初步研究［J］. 中国中药杂志，2009，34（16）：2083-2087.

[16] 邬吉野 . 槐耳大黄双向发酵研究［D］. 北京中医药大学，2013.

[17] 潘扬，吴晓峰，涂霞，等. 中药巴豆经炮制与发酵后毒性效应的比较［J］. 食品与生物技术学报，2011，30（5）：788-792.

[18] 胡梦，王瑞生，文雯，等. 百药煎传统炮制过程中微生物的分离与初步鉴定及其鞣质水解能力测定［J］. 中国现代中药，2017，19（8）：1120-1125.

[19] 李柯柯，张振凌，于文娜，等. 百药煎发酵过程中 pH 值与没食子酸含量动态变化的研究［J］. 时珍国医国药，2017，28（7）：1637-1639.

[20] Ruisheng Wang，Xiaojin Ge，Yifei Sun，et al.Screening of Key Species Involved in Baiyaojian Fermentation Based on Gallic Acid Content［J］. IJAB，2019，21（2）：319-325.

[21] 王文风，袁兵兵，徐玲. 红曲的研究现状［J］. 发酵科技通讯，2014，43（1）：39-44+50.

[22] Xuemei Li，Xinghai Shen，Zhenwen Duan，et al.Advances on the Pharmacological Effects of Red Yeast Rice［J］. Chinese Journal of Natural Medicines，2011，9（3）.

[23] Jinxiu Liang，Qunqun Zhang，Yanfei Huang，et al.Comprehensive chemical profiling of monascus -fermented rice product and screening of lipid-lowering compounds other than monacolins［J］. *Journal of Ethnopharmacology*，2019，238.

[24] Mingder Wu，Mingjen Cheng，Taiwei Liu.Chemical Constituents of the Fungus Monascus pilosus BCRC

38093-fermented Rice［J］. Chemistry of Natural Compounds，2015，51（3）.
［25］何晶. 基于回乳与消食作用的麦芽炮制工艺及芽长研究［D］. 武汉：湖北中医药大学，2018.
［26］杨雪莹. 不同发芽天数大麦芽可溶性糖类成分及降血糖活性研究［D］. 天津：天津科技大学，2017.
［27］贾丹丹，黄春敏，刘英，等. 六神曲炮制过程中微生物的分离与鉴定［J］. 中国现代中药，2016，18（3）：357-361.
［28］朱柏雨，杨程，姜媛媛，等. 中药六神曲消化酶和生物活性研究进展［J］. 分子植物育种，2018，16（11）：3763-3767.
［29］王丽芳，高文远. 论六神曲中微生物、消化酶动态检测及整体性研究［J］. 时珍国医国药，2016，27（8）：1896-1898.
［30］王瑞生，史莲莲，张振凌，等. HPLC 指纹图谱研究五倍子发酵百药煎化学成分变化［J］. 中草药，2017，48（18）：3734-3740.
［31］杨丹，王洪礼，马丹宁，等. 不同发酵条件对淡豆豉中总异黄酮含量及蛋白酶活力的影响［J］. 中国现代中药，2016，18（7）：826-830.
［32］张景，冯亭亭，张明柱. UPLC 同时测定淡豆豉中 6 种异黄酮的含量［J］. 中药材，2016，39（11）：2563-2565.
［33］任奕. 淡豆豉发酵前后活性成分变化的研究进展［J］. 农业科技与装备，2019（4）：58-59.
［34］胡斌，王秋红，姜海，等. 淡豆豉抗菌活性及化学成分分析［J］. 中国实验方剂学杂志，2019，25（6）：163-167.
［35］蔡宇忆，叶永浩，杨丽莹，等. HPLC-ELSD 法测定胆南星中胆酸类成分的含量［J］. 广东药学院学报，2016，32（3）：311-314.
［36］刘晓月，陶鑫，潘多，等. 胆南星化学成分的研究［J］. 中成药，2018，40（9）：1991-1995.
［37］陈江宁，单国顺，赵启苗，等. 不同胆汁制胆南星中胆酸类成分及其解热作用比较［J］. 现代药物与临床，2017，32（4）：567-571.
［38］刘晓峰，崔亚晨，单国顺，等. 胆南星中胆酸类成分含量测定及发酵前后含量比较［J］. 中国现代中药，2019，21（3）：375-379.
［39］李瑶. 胆南星炮制前后成分变化及质量标准研究［D］. 南京中医药大学，2018.
［40］王瑞生，张振凌，陈祎甜，等. 基于寒热证模型大鼠研究五倍子发酵百药煎的药性变化和归属［J］. 中国中药杂志，2019，44（10）：2084-2089.
［41］胡梦. 百药煎传统炮制过程中微生物的分离、鉴定及降解鞣质最佳菌种组合的筛选［D］. 中国医药工业研究总院，2018.
［42］胡梦，程玉冰，张培燕，等. 百药煎中转化鞣质生成没食子酸的最佳菌种组合筛选［J］. 中国现代中药，2018，20（4）：453-457.
［43］王玉霞，毛鑫，王熠，等. 六神曲炮制历史沿革及现代研究［J］. 时珍国医国药，2017，28（5）：1182-1184.
［44］胡敦全，陈永刚，吴金虎，等. 生麦芽生物碱对高泌乳素血症模型大鼠激素水平的影响［J］. 广东药学院学报，2012，28（5）：545-548.
［45］徐瑶. "焦三仙"炒焦增强消食导滞的"焦香气味"物质及其协同增效作用机理研究［D］. 成都：西南交通大学，2018.
［46］宋俊洲. 大麦发芽过程中酶和淀粉特性的研究［D］. 大连：大连工业大学，2010.
［47］孙丽华. 大麦发芽过程中主要内源激素和内源酸［D］. 大连：大连工业大学，2008.
［48］Karin Gorzolka，et al.Spatio-Temporal Metabolite Profiling of the Barley Germination Process by MALDI MS Imaging［J］. Plos One，2016，11，e0150208.
［49］凌俊红. 麦芽的化学成分及炮制学研究［D］. 沈阳：沈阳药科大学，2005.

[50] 宋兴兴．麦芽炭降糖作用及其机制研究［D］．北京：北京中医药大学，2018.
[51] 孔维宝，樊伟，陆健．麦芽制造过程中酚类物质及其相关酶类的变化［J］．食品与生物技术学报，2007，26（5）：61-65.
[52] 孔维宝，蔡国林，孙军．麦芽制造过程中酚类物质与相关酶类的变化及其影响［J］．中外酒业·啤酒科技，2016，（2）：34-43.
[53] 隋丽丽．麦芽制备中两种菌群对麦芽和麦汁质量的影响［D］．大连：大连工业大学，2015.
[54] 罗炜．抑菌性乳酸菌筛选及其在麦芽制备中应用研究［D］．无锡：江南大学，2018.

撰稿人：张振凌　高　慧　王满元　李　玮　阮建林

中药炮制所致药性变化研究进展

一、引言

中药药性理论是中药理论的基础和核心，中药药性是中药的基本性质和特征的高度概括，主要包括四气五味、升降浮沉、归经、毒性等。中药经过炮制，其性味、归经、作用趋向和毒性等都可能发生一定的变化，导致其功效发生相应的改变。中医利用不同中药的药性，补偏救弊，调整机体阴、阳、气、血的偏胜偏衰，恢复生理平衡，达到治疗疾病的目的。古代通过取象比类原则，取药物形态、颜色、气味、质地之象认知药性，因此饮片的传统性状是确定药性的主要因素，功效是对药性的具体体现。现代研究表明，中药炮生为熟引起的药性改变与其内在物质基础的变化有关。在炮制过程中中药的颜色、形状、质地、气味等外观性状会随炮制程度出现不同的变化；其内含的物质基础的组成和含量随之改变，使其毒性和药理作用也产生相应的变化，进而影响临床功效。生、熟饮片的外观性状与物质基础变化的相关性研究是揭示药性变化的基础；以物质基础和毒效变化为重点的中药炮制机理的研究，是揭示药性变化的关键。通过中药炮制 - 性状 - 化学 - 药效的系统研究，揭示炮制导致中药药性变化的科学内涵可为中药饮片的合理应用提供科学依据，保证临床用药的安全和有效。

炮制所致中药药性的变化研究历来是中医药乃至医药学界的难点，曾在 2011 年出版的《10000 个科学难题 · 医学卷》一书中，将炮制所致中药药性变化科学内涵的揭示研究列入其中，可见其研究难度之大，但随着国家基础研究的投入，陆续有国家“973”课题、国家自然科学基金、国家发改委行业专项等项目的立项支持，关于炮制的药性变化研究也逐渐开展起来，并取得了相应的成果和突破。

二、近年最新研究进展

（一）发展历史回顾

“饮片入药，生熟异用”是中医用药的鲜明特色和一大优势，该特色是由炮制对药性的影响产生的。早在《神农本草经》中就有“药有酸咸甘苦辛五味，又有寒热温凉四气，及有毒无毒，阴干暴干，采造时月，生熟，土地所出，真伪陈新，并各有法”的记载。汉代张仲景在《金匮玉函经》中明确提出：中药“有须烧炼炮炙，生熟有定”，“熟则力小”，麻黄“生用令人烦”等。唐代《新修本草》中有胡麻“蒸不熟，令人发落”，桑螵蛸应“蒸”“炙”，否则“令人泻”。宋代《局方》中有大黄“或蒸过用，或煻灰火中炮熟用，若取其猛力即生焙干用”，地黄“蒸干即温补，生则平宣”。元代《十药神书》中提出炭药止血的理论：“血……见黑则止”。《汤液本草》认为甘草“生用，大泻热火，炙之则温，能补上焦、中焦、下焦元气”。引用李东桓“用药心法”：“黄芩、黄连、黄檗、知母，病在头面及手梢皮肤者，须用酒炒之，借酒力以升腾也。咽之下，脐之上，须酒洗之，在下生用”“大凡生升熟降，大黄须煨，恐寒伤胃气也”。明代以后对生、熟饮片的药性和功效差异的零星记载进行了系统的理论概括。如《寿世保元》总结为“炒以缓其性，泡以剖其毒”。《审视瑶函》明确指出：“生者性悍而味重，其攻也急，其性也刚，主乎泻。熟者性淳而味轻，其攻也缓，其性也柔，主乎补”。《本草蒙筌》中将“水制、火制、水火共制”的炮制作用概括为“匪故弄巧，各有意存”。清代的《修事指南》又补充了某些炮制方法的作用：“煅者去坚性，煨者去燥性，炙者取中和之性，炒者取芳香之性，浸者去燥烈之性，泡者去辛辣之性，洗者取中正之性，蒸者取味足，煮者取易烂，煎者取易熟”。这些论述都不够具体和全面，也不清楚其科学内涵。20世纪50年代后期开始，有学者对部分炮制前后作用变化较大的中药开展了化学和药理方面的实验研究，对中药炮制前后药性改变与成分变化和药效变化的关系有了初步的认识。即中药炮制对其药性具有一定影响，能够增强、缓和甚至改变药性，如槐米炒炭后，在一定的温度条件下，所含芦丁部分转化为鞣质，使其含量增加2 ~ 4倍以上，收敛之性增强，故槐米炭止血作用增强。黄柏经炒炭后寒性降低，其小檗碱的含量几乎损失殆尽，抗菌消炎作用随之相应减弱，故中医用黄柏炭治疗崩漏以止血，而不用其治疗痢疾是有道理的。北山楂消食化积，经炒焦后其所含的有机酸破坏较多，酸味降低，对胃的刺激性也随之减弱。何首乌生用解毒润肠通便，制熟后补益肝肾，益精血，乌须发，强筋骨作用增强，是因为生品中具有泻下作用的结合型蒽醌衍生物含量远高于制熟品，而制熟品中游离蒽醌衍生物远高于生品；同时，具有补益作用的含糖量也随之增加。进入21世纪，许多中医药学者越来越关注中药药性理论以及炮制与药性的研究，从不同的角度进行了中药归经理论及中药寒热药性与炮制相关性探讨。随着近些年新设备、新技术和新方法的不断涌现，中药炮制现代研究不断深入，对中药炮制导致药性变化的科学内涵有了更多的发现，这些研究成果对中医药事业的发展起到了推动作用。

（二）学科发展现状及动态

1. 中药药性理论研究进展

国家“973”项目《中药药性理论相关基础问题研究》（项目编号：2007CB512600），立足中医原创思维和认知规律，以寒热药性为主线，以功效为核心，以物质基础、生物效应、信息表达为重点，结合古今文献记述和临床应用，运用多学科知识和方法，从传统学术体系研究、共性规律综合研究、有限范围还原研究三个方面，基于系统层次和多维视角探讨中药药性特征信息的识别方式、关联关系及其表达规律，对药性理论进行微观分析基础上的宏观回归与还原研究，最后综合集成，梳理共性，总结规律，初步揭示药性理论的科学内涵。项目通过文献梳理并结合现代研究成果，对药性的科学内涵作出了新的诠释：认为中药的药性是中药作用于机体产生的生物效应的综合表达，取决于中药物质成分及其组合关系，显现于特定的机体状态，可概括为本原药性和效应药性。本原药性是中药固有的、取决于种质与环境等的客观属性，具有相对静态、隐性的特征；效应药性是对中药作用于机体产生的效应的主观认知，具有动态、条件显性的特征。本原药性是效应药性的基础，效应药性是本原药性在特定条件下的表达。该成果基于不同中药组群的研究，证实了寒热药性物质基础特征信息及其表达规律在一定层次上客观存在。并揭示了寒热中药对寒热证模型动物影响的效应特点和作用规律，构建了基于正常动物和寒热证模型动物的中药性－效关系表征体系，结果表明：①寒热中药对正常动物具有寒热效应，表现为不同的作用特点。热性中药可提高趾温、肝细胞能荷，ATP 酶活力等；寒性中药可降低趾温、肝细胞能荷，ATP 酶活力等；寒性中药与热性中药相比较，明显呈现方向相反的效应，亦可表现为对同一指标影响程度的差异。②同类药性中药对寒热效应的影响存在程度差异。如附子与荜茇、胡椒均为热性中药，而附子能明显提高正常动物的寒热趋向、自主活动、肛温等，荜茇次之，胡椒再次之。③同一中药对正常动物寒热效应的影响具有一定的量效关系。④寒热中药对寒热证模型动物的影响存在规律性的生物效应特征表达谱系。采用数据挖掘技术对上述研究数据进行了综合分析筛选，构建了基于正常动物和寒热证模型动物的中药性－效关系表征体系。此外项目还发现并阐明了辛热散寒药、芳香开窍药的药性物质基础及其性效发生机制，从性味结合归经角度阐明了中药药性效应的特征表达规律。在该“973”项目的研究过程中，除了以上的研究成果，更重要的是建立并完善了一系列适于药性理论研究的技术方法，创新药性研究方法学体系。如创建了中药寒热药性物质成分指纹图谱测试和数据预处理分析方法；创建了符合中医辨证特色的正常、模型动物寒热效应表征体系，完善了寒热病证动物模型的复制方法及评价体系；创建了基于动物温度趋向行为学和微量量热技术的中药寒热药性差异生物热动力学表征与评价方法；提出并验证了代谢组学方法和中药血清药物化学相结合研究中药性效关联性的新方法；基于芯片技术研究了寒热药性中药对大鼠肝全基因谱表达的影响[1-2]。本项目对中药药性的基础研究相对具体和深入，为今后的炮制所致的药性变化研究提供了借鉴和参考。

2. 中药炮制药性变化论及生熟异用理论的完善与充实

随着中药炮制的逐渐深入，有学者将中药炮制方法和技术应用在改变中药的偏颇之性、升降浮沉、归经，以及利用被炮制中药与炮制辅料的性能相互制约或相互协同，以求达到缓和药性、增强疗效等目的的相关规律进一步归纳为炮制药性变化理论。将药物的生品饮片炮制为熟品饮片后，产生与生品饮片不同的功效，在临床应用中，依据不同病症需要选择生品或制品，达到不同的临床治疗效果的生熟异用理论进一步明确其主要内容包括：生泻熟补、生峻熟缓、生毒熟减、生行熟止、生升熟降等。这些传统炮制理论是以临床实践为基础总结归纳的，为阐明其科学内涵，在 2011 年立项了国家发改委的行业专项课题:《19 种生熟异用中药临床规范化研究》(项目编号 201107007)，项目通过整体药理学和分子生物学结合的方法，揭示了生熟饮片的药效和作用机制差异，阐明了生熟异用的现代药理差异，依据生熟饮片成分差异与单一药味及其复方药效作用差异的关联性，不仅建立了鉴别生熟异用中药饮片的新技术，而且从成分变化→药效作用变化→功效变化→临床作用差异的多重环节为生熟异用提供了现代科学依据，阐释了饮片生熟异用的实质。项目还从复方的角度解释中药饮片的“生熟”表现在复方配伍的物质基础和药效作用及其机制层面的差异[3-4]。以上这些研究成果均充实了中药炮制理论，并在一定程度解释了中药炮制的生熟异用理论。

3. 新方法、新技术在中药炮制所致药性变化研究中的应用

(1) 国家自然科学基金项目中关于中药药性的方法学研究

国家自然科学基金编码为 H2807 的中药药性理论研究，每年都有若干项目立项，科学工作者在相关研究中都运用了一些新方法和新技术，推动了中药药性研究的发展，也间接带动了炮制药性变化的研究发展。

国家自然基金面上项目《基于热生成网络节点探索中药寒热属性的分子基础和评测体系》，基于能量代谢环节对寒热中药药性进行初步研究和评价，同时基于整体和离体实验揭示其可能的分子机制。研究结果[5-6]显示，在恒温环境下，给小鼠灌胃吴茱萸水煎液、肉桂水煎液等，或皮下注射高良姜素等，小鼠尾温升高，而肛温和背温下降，此时小鼠散热增加，一段时间后，随着能量代谢的增加，小鼠肛温、背温开始升高，产热增加。而小鼠的尾温在给药后，有明显的升高，在短时间内下降。在给予热性药肉桂的主要成分桂皮醛后，小鼠的肛温、背温和尾温均持续升高。给小鼠灌胃黄连水煎液、黄芩水煎液等，或皮下注射热性中药的成分后，小鼠的肛温、背温和尾温在升高后开始下降，并持久维持在较低的温度。在给予寒性药黄柏水煎液后，小鼠的肛温、背温和尾温均迅速增加，在 120 min 后温度开始下降，并保持在较低的温度。灌胃热性药的实验组中，小鼠 BAT 中的

PGC-1α 和 UCP1 的 mRNA 表达量明显增加；白芷组、肉桂组、吴茱萸组、三七组等的 UCP1mRNA 的表达量显著上调。而灌胃寒性药的实验组中，PGC-1α 和 UCP1mRNA 的表达量显著下降。部分灌胃热性药的小鼠 BAT 中 UCP1 蛋白表达量上升；部分灌胃寒性药的小鼠 BAT 进行 UCP1 蛋白表达量下降显著。离体试验中，发现部分寒性中药和中药成分下调 UCP1 和 PGC-1α 的表达；而部分热性药和活性成分上调 UCP1 和 PGC-1α 基因和蛋白表达，从而在离体的分子机制对中药的寒热药性加以区分。

国家自然基金项目立项的面上项目《基于热稳态调控网络节点 -TRP 通道辨识中药四性的生物学基础研究》中，通过优化分离培养参数首先建立了 TRP 通道原位表达体系——背根神经节（DRG）原代培养细胞，同时基于慢病毒载体转染 HEK293 细胞构建了表达 TRPM8、TRPV1 和 TRPA1 通道异源表达体系，分别采用荧光定量 PCR、Western blot、共聚焦等方法对 HEK293 细胞中 TRP 通道的表达进行了验证，并以 TRP 通道的激动和阻断等方式对通道的功能活性进行了评价，在新型荧光定量 PCR 仪上进行了测试分析研究。结果显示[7-8]，TRP 通道的原位和异源性表达体系功能良好，适于基于 TRP 通道的中药活性测试分析研究。在此基础上，该项目分别选择了临床上常用的 10 个寒凉性和 10 个温热性中药及其主要的活性成分进行了测试分析。结果表明，部分寒凉中药及其活性成分对 TRPM8 和 TRPA1 通道功能具有一定的上调作用，对 TRPV1 通道功能具有下调作用；部分温热性中药及其活性成分对 TRPM8 和 TRPA1 通道功能具有一定的下调作用，对 TRPV1 通道功能具有上调作用。原位和异源性体系相比，中药和活性成分对同一通道的作用具有明显的规律性，但不完全一致，可能与两种体系中的 TRP 通道源于不同种属有关。相比于原位体系，异源性 TRP 通道的表达体系更加均一稳定，更适于药物对 TRP 通道的作用和作用机制研究。本研究结果表明，寒热性中药对 TRP 通道的调节作用具有一定的规律性，可能与其表征的寒热特征药性相关，为进一步全面揭示寒热药性的科学本质提供了一种新的方法，并积累了有效数据。

（2）通过炮制前后功效的变化与谱效相关，来判断物质基础与药性改变

与现有的关于药性理论研究角度不同，中药炮制改变寒热药性的研究，大多还是从中药本身的物质基础即化学成分出发，药性的改变可能代表着化学成分在炮制过程中发生的改变，采用高分辨质谱技术和色谱技术联用结合多元统计分析，可以快速、准确地寻找质和量存在变化的化学成分，并可以通过精确分子量、二级碎片等方法推测可能的结构。最后将炮制前后的成分差异与药效差异，通过时效、量效等方法进行谱效相关，从而进一步确认引起炮制前后药性差异的相关物质基础。如大黄味苦，性寒，生大黄苦寒沉降，气味重浊，走而不守，直达下焦，泻下作用峻烈，酒大黄，可缓和苦寒泻下作用，而熟大黄不仅泻下作用缓和，还可增强活血祛淤之功，因此大黄炮制体现在寒热药性上，即为缓和生大黄的寒性。祝婷婷等[9]采用 UHPLC-Q-TOF-MS 结合 PCA 分析法发现大黄在炮制缓和寒性过程中，15 种蒽醌苷类成分下降，这可能是大黄寒性缓和的主要原因。大黄经过炮

制后，寒性泻下作用降低，而活血化瘀效果增强，通过高分辨质谱 UPLC-ESI-Q-TOF-MS 结合灰度关联的方法进行熟大黄活血化瘀有效成分的研究，发现大黄酸及大黄酸的代谢产物都与全血黏度、血浆黏度、纤维蛋白原有较好的相关性，即可能为产生活血化瘀的物质基础。

（3）采用热证模型、代谢组学、系统热力学等技术，研究炮制对中药寒热药性的影响

寒热药性是中药药性理论的主要元素之一，是当代药性研究的主要着眼点和切入点。目前寒热药性的研究方法主要有：①数据挖掘研究，通过构建寒、热证生物分子网络，发现寒热方剂对寒热证患者的治疗作用的生物学基础在逆转神经内分泌免疫分子介导的能量代谢、免疫应答网络失衡，即调控机体物质流 - 能量流 - 信息流转换（代谢）平衡，为揭示寒热证内在机制提供重要依据。②系统热力学研究，从系统热力学角度审视和研究中药寒热药性，建立基于热动力学表征的中药寒热药性辨识模式和方法（冷热板示差法和生物热动力学法），揭示中药药性寒热差异。③系统生物学研究，通过代谢组学技术，研究机体在外界作用下来源于中药中的化学成分集合对机体整体功能的影响，从代谢物组成和含量的经时变化发现中药性味与疗效相关的生物标志物。寒热药性的研究是建立在“疗热以寒药，疗寒以热药”的理论基础上，以炮制可以改变药性作为研究的切入点，选择代表性寒热类中药，生品经炮制后药性的改变，必然有其相应的物质基础改变密切相关，采用生物热力学、指纹图谱、药代动力学、基因组学和蛋白质组学等方法，研究药物寒热药性的物质基础、能量代谢过程、药物体内代谢、基因组学的改变，可从分子、基因、受体、信号传导系统及基因网络的角度阐明生熟饮片的寒热药性[10-12]

（4）通过栅藻延迟发光技术进行中药炮制品寒热药性的判别

延迟发光是指材料被光照射后的长时间弛豫现象，波长为 400 ~ 800 nm，是一种特殊的超微弱发光（又称生物光子辐射）。延迟发光提供了一个整体、综合、全面的测量材料和生物系统的方法，并提供一种直接、快速、灵敏的检测食物质量、种子发芽和癌细胞的指标。目前，有研究者[13-15]运用超微弱发光探测技术研究中药药性。如利用超微弱发光探测技术分别检测了 2 味热性药和 2 味寒性药的固体粉末、粉末加去离子水煮沸后的药液、人混合血清及药液加人混合血清的超微弱发光，发现热性中药的发光值高于寒性中药，并认为利用超微弱发光探测技术研究中药药性具有可行性和应用前景。还有一些学者[16-17]研究了不同生长地点、不同年龄大黄的延迟发光特征差异，生长海拔高度不同的大黄活性成分与其干粉延迟发光的相关性，提出延迟发光可作为评价中药质量或疗效的参考指标。研究了 155 种中药干粉的延迟发光，发现平均光子数（N）和统计熵（S）可显著判别中药寒热药性。通过延迟发光技术可对制天南星与胆南星进行药性的区分，并可以通过相关性研究找出跟药性变化相关的成分为胆酸盐。

4. 炮制所致中药药性及功效变化的研究进展

中药炮制可影响中药的四气五味、升降浮沉、归经、毒性，使生、熟饮片的药性发生

变化，从而导致其功效发生相应的改变，以满足临床上治疗不同病症的需要。近几年单味中药的炮制所致药性变化的科学内涵研究有以下进展。

（1）炮制所致四气五味的变化

中药的性味多过于偏胜或偏弱，临床上常嫌其太过或不足，解决的办法就是通过炮制来“损其有余，扶其不足”，从而达到调整药性和治疗作用的目的，更好地适应临床需要。这其中包括寒者热制、热者寒制、寒者寒制、热者热制的炮制方法。尽管关于中药炮制所致的药性的研究存在较大的难度，但从事中药炮制的科研人员寻找突破口，以便解析中药炮制对四气五味的变化情况。

寒者热制 寒者热制是指性味为寒凉的中药与温热的辅料或中药来炮制，以改变和缓和原有寒凉的药性，即以热制寒。根据炮制的程度不同，可以分为生寒熟温和生寒熟缓。

生寒熟温，即为用辛热的辅料炮制寒凉的中药，使得原有的中药药性转为温热的炮制方法。地黄就是其中一个典型例子，生地味甘，性苦寒，为清热凉血药，具有清热凉血、养阴生津的功效。经酒蒸或蒸制成熟地黄后，味由甘转苦，性由寒转温，功能由清转补，为滋补佳品，具有滋阴补血、益精填髓功效。酒蒸熟地避免其滋腻碍脾副作用，以上的地黄炮制前后差异，是单味药中典型的炮制所致药性变化。在性味层面，生地味苦，制熟后味甘，研究发现这是地黄在蒸制过程主要是单糖含量增加，减少了苦味，增加了甘味所导致的。此外地黄含梓醇，为其主要的有效成分，蒸后梓醇水解产生苷元，苷元聚合；由糖类产生的5–羟甲基糠醛与氨基酸反应生成类黑精（蛋白黑素），故变为黑色，使其在颜色中的变化成为黑色。熟地黄味甜如饴主要是其炮制过程中苷类水解，使糖增加而转甘，同时低聚糖在蒸制过程中发生水解，生成单糖，同样增加甘味。蒸制后梓醇、毛蕊花糖苷、多糖、水苏糖、棉子糖含量减少，5–羟甲基糠醛、异毛蕊花糖苷、单糖、还原糖、果糖等成分含量增加[18]。上述提到，地黄的药性变化是由寒转温、由清转补，生地黄以清热为主，熟地黄则以补益为主，在药效学方面生地黄对更好的抗炎效果，而熟地黄则有更要的免疫和补血效果，其中采用足趾腱膜下注射蛋清生理盐水溶液的方法建立小鼠炎症模型，测定各组小鼠足肿胀度、抑制率及T–SOD、NO、PGE2、5–HT、HIS、MDA指标的差异，结果发现鲜地黄汁、生地黄水煎和生地黄醇提物均能显著性减轻小鼠足肿胀度，而熟地黄水煎组和熟地黄醇提组作用不明显。在清热作用方面，鲜地黄药效的作用最明显，生地黄次之，熟地黄作用则不明显，从而体现了地黄炮前后寒热的药性变化。而在补益实验中，通过免疫实验采用小鼠腹腔注射环磷酰胺诱导造成免疫抑制模型，取脾脏和胸腺，计算脏器指数，采集淋巴细胞样品，用流式细胞仪进行检测，观察受试药物对模型动物CD^{3+}、CD^{4+}、CD^{8+}淋巴细胞及CD^{4+}/CD^{8+}比值的影响，结果熟地黄和鲜地、生地、熟地多糖脏器指数、CD^{3+}、CD^{4+}、CD^{8+}及CD^{4+}/CD^{8+}与模型组相比均有显著性差异（$P < 0.05$）；生地黄与熟地黄相比，熟地黄增强免疫的功效优于生地黄。在血虚动物模型作用的比较中，采用环磷酰胺造成小鼠的血虚模型，取血测定小鼠的外周血象，并对小鼠股骨进行病

理切片。结果熟地及三组多糖能显著升高血虚小鼠外周血白细胞（WBC）、红细胞（RBC）和血小板数（PLT），能显著升高外周血红蛋白数量，病理切片显示，熟地黄及三组多糖有明显的增强造血的功效[19-21]。以上通过地黄补益的生制品差异实验结果发现，熟地黄的效果要优于生地黄，这也是熟地黄的药性有寒凉转为微温的体现。

生寒熟缓，是指使用温热的辅料或中药炮制寒凉的中药，使得原有的中药寒性得以缓和的炮制方法。姜黄连就是生寒熟缓的例子。黄连，味苦，性寒，具有清热燥湿、泻火解毒的功能。姜黄连，既凭借姜的辛热之性，来达到缓和苦寒药性的目的，同时还增加了止呕的作用。为探明姜汁对黄连药性的影响，现有研究通过谱－效－性关联分析的方法，采用灰度关联，将不同姜汁炮制黄连对其药性和药效作用参数进行转换，将姜黄连炮制前后指纹图谱共有峰的峰面积分别和药效指标、药性指标进行关联分析。药效主要体现在抗菌、胃肠动力、止泻、抑制胃黏膜损伤和止呕药等方面，药性可通过大鼠舌体丝状乳头密度、血浆中 PGF2α /PGE_2 含量以及脑组织中 5-HT 含量等来体现。黄连经姜汁制后发现，大鼠血样中代谢物中涉及氨基酸能量代谢的标记物的量增加，提示姜制黄连组氨基酸能量代谢强于生黄连，二者寒热药性存在差异，证明了“姜炙黄连以热制寒，缓和黄连苦寒之性”的炮制理论。通过扫描电镜观察各组大鼠舌象超微结构显示，与生黄连组比较，黄连姜炙状乳头密度较高，角质层较厚，角质脱落现象较明显，乳头根部表面粗糙，脱落十分明显，角质层厚，提示黄连经热、性温辅料姜汁炮制后，寒性得到缓和[22-23]。

在改善胃动力方面，干姜汁炙黄连对胃肠动力的抑制作用小于生姜汁炙黄连，与黄连胃动力作用关联度较大的成分为表小檗碱和盐酸巴马汀，干姜汁炙黄连中这 2 种成分的含量小于生黄连与生姜汁炙黄连，因此干姜汁炙黄连主要通过降低表小檗碱和盐酸巴马汀的含量来达到促进胃肠动力的作用。表小檗碱和盐酸巴马汀与大鼠舌体丝状乳头密度、血浆中 PGF2α /PGE2 含量以及脑组织中 5-HT 含量等 3 个药性指标关联度较大，而这两种成分在干姜炙黄连中的含量要低于生黄连和生姜炙黄连，这与干姜汁炙黄连苦寒之性弱于生黄连与生姜汁炙黄连的趋势一致，说明干姜汁炙黄连降低苦寒之性可能通过降低盐酸巴马汀和表小檗碱的含量来体现[23-24]。

此外，采用生物热力学方法来研究黄连及其炮制品的药性变化也取得一定进展。通过测定黄连作用于大肠杆菌生长代谢过程中的热功率，建立生物热动力学模型，分析热动力学参数与生物活性及化学成分之间的相关性，发现黄连可能通过抑制大肠杆菌的酶系统而使产热量减少，黄连在药性上表现为寒性可能通过干预生命活动的能量代谢而实现，与已有研究寒凉药能降低中枢神经系统的兴奋性、减弱呼吸、循环和代谢活动有较好的对应性。利用微热量法测定了在黄连不同炮制品的总生物碱作用下，大肠杆菌的生长热谱曲线，并得到了相应的生物热动力学参数，结果黄连不同炮制品总生物碱均能不同程度地抑制大肠杆菌的生长，偏温性辅料炮制的姜黄连、酒黄连、萸黄连使大肠杆菌指数生长期的生长速率常数显著减小，生长代谢过程中热量释放显著增加；偏寒性药生黄连、醋黄连、胆黄连也能使生长速率常数减少，却使热量释放略增加，两者存在较稳定的差异[25]。

热者寒制 热者寒制是指性味为温热的中药与寒凉的辅料或者中药来炮制，来改变和缓和原有的温热药性。即以寒制热。根据炮制的程度不同，可以分为生寒熟温和生寒熟缓。

生热熟凉，即为用寒凉的辅料炮制温热的中药，使得原有的中药药性转为寒凉的炮制方法。天南星用寒凉的胆汁炮制为胆南星就是生热熟凉的代表。胆南星作为临床常用中药，是由制天南星细粉与牛、羊或猪胆汁经加工而成，或生天南星细粉与牛、羊或猪胆汁经发酵加工而成。天南星生品辛温燥烈，有毒，可致口唇肿痛、失音、流涎、呼吸困难，甚至窒息死亡，因此多外用。天南星与苦寒的胆汁合用制成胆南星，可缓和天南星的燥烈之性，降低毒性，改变药性，功效由温化寒痰转为清化热痰。在比较天南星与胆南星的炮制作用时发现，生品的天南星几乎没有清热作用，而炮制后的胆南星清热作用增强。有研究表明通过比较胆南星生制品对干酵母致热大鼠的体温、炎症因子水平、下丘脑组织中体温调节介质以及肝脏中能量代谢重要酶含量的影响，结果发现胆南星生制品均能降低干酵母致热大鼠的体温，降低血清中IL-1β、IL-6及下丘脑中PGE_2、cAMP的水平（$P < 0.05$或$P < 0.01$），降低肝脏组织中Na^+-K^+-ATPase及琥珀酸脱氢酶（SDH）的含量（$P < 0.05$或$P < 0.01$），提高肝脏中肝糖原（GLYCOGEN）的水平（$P < 0.05$或$P < 0.01$），从而发挥对感染性致热的解热作用。其中，胆南星的作用要明显优于未发酵胆南星（$P < 0.05$）。同样的，通过对肺炎模型的药效比较也有与清热模型同样的对比结果。具体体现为通过比较胆南星生制品对气管滴注金黄色葡萄球菌致急性肺炎大鼠的肺部组织结构以及炎症因子水平的实验中，胆南星生制品均能下调急性肺炎大鼠血清中TNF-α、IL-1β、IL-6的水平（$P < 0.05$或$P < 0.01$），并对肺部损伤具有很好的修复作用，而胆南星的作用要明显优于未发酵胆南星（$P < 0.05$）[26]。以上针对清热和抗炎作用方面，发现天南星炮制成胆南星后的功效均有增强，从而体现了炮制后胆南星药性中由温转凉的变化特点。

生热熟缓，即为用寒凉的辅料炮制温热的中药，使得原有的中药的寒凉药性得以缓和的炮制方法。补骨脂辛热而燥，易于伤阴，用咸寒润燥的盐水来炮制，可以缓和补骨脂的辛燥之性，就是一种生热熟缓的炮制方法。研究表明，生品的补骨脂生品用药剂量过高或服用时间过长，可使大鼠肝、肾脏器重量，胸腺退化，亦可导致血清cAMP/cGMP、TNF-α、Na^+-K^+-ATP酶含量增加，这些现象都是生品补骨脂的辛燥之性的所在。而生品经盐炙后可明显缓解上述情况，因而得出结论补骨脂盐炙后可缓和生品的燥热之性，且盐炙缓和燥性与加热和加辅料均密切相关。研究显示补骨脂生品会引起大鼠血清中的ALT、AST显著升高，Alb显著降低，而盐炙后则明显缓解。提示补骨脂生品对大鼠肝功能有一定的损伤，盐炙后可能有所缓解。通过探针药物咖啡因、氨苯砜、氯唑沙宗研究补骨脂炮制前后对肝药酶亚型活性的影响发现，补骨脂经盐炙后可缓和燥性的机理可能与其降低对CYP1A2的抑制，及加强对CYP3A4、CYP2E1的诱导作用相关，即补骨脂盐炙后其经 CYP1A2、CYP3A4、CYP2E1 代谢酶代谢的相关燥性成分或代谢产物的代谢速率增加、血药浓度降低，而缓和了补骨脂生品的温燥之性。而通过研究补骨脂盐炙前后对水通道蛋白信使 RNA 的表达影响发现，给予盐炙品，大鼠 AQP2、AQP5mRNA 表达显著高于对照组，AQP4mRNA 表达显著低于对照组，提示补骨脂盐炙后可缓解生品的燥性可能与其对体内 AQP 的基因表达调控有关[27-29]。

寒者寒制 是增强原有中药性味的一种炮制，具体是指原本寒凉的中药炮制继续使用寒凉的辅料或者中药来炮制以强增寒凉的性味，又称"寒者益寒"。胆黄连就是寒者寒制的例子。有研究采用超高效液相色谱与 LTQ-Orbitrap-MS 串联质谱仪的尿液代谢组学方法，对黄连、胆黄连治疗热证模型大鼠的药效作差异性进行探讨。实验以大鼠灌胃附子、干姜、肉桂水煎液 15 d 并皮下注射干酵母混悬液复制热证模型，给药 15 d 后采集各组大鼠造模后 0~6 h、6~12 h、12~24 h 的尿样；采用主成分分析、偏最小二乘 - 判别分析法等技术进行数据处理。正常组与模型组在 0~6 h、6~12 h 达到分离，12~24 h 出现重叠，分离趋势不明显；黄连组和胆黄连组 0~6 h 大鼠尿样与模型组分离，接近于正常组；黄连组和胆黄连组在 0~6 h、6~12 h 大鼠尿样有分离趋势。鉴定 30 个与热证相关的差异代谢物，结果表明，黄连经猪胆汁炮制后对热证模型大鼠的整体药效作用发生改变，胆黄连比生黄连解热起效快、作用强度较强的特点主要是胆黄连多靶点作用，通过对胆碱能神经递质、氨基酸代谢、嘌呤代谢的调节发挥解热作用[30-33]，从而体现了胆黄连的寒性的增强。

热者热制 也是增强原有中药性味的一种炮制方式，是指原本温热的中药炮制继续使用温热的辅料或者中药来炮制以强增温热的性味，又称"热者益热"。如仙茅生品本身即为温热之品，再使用温热的酒来炮制，以增强其温热的药性，可使得温肾助阳的功效得以增强。研究表明通过比较仙茅与酒炙仙茅对氢化可的松致肾阳虚寒症模型大鼠血清中肾上腺素（Adr）、去甲肾上腺素（NE）、多巴胺（DA）、5- 羟色胺（5-HT）、环磷酸腺苷（cAMP）、环磷酸鸟苷（cGMP）、cAMP/cGMP 值、三碘甲腺原氨酸（T_3）、四碘甲腺原氨酸（T_4）、促甲状腺激素（TSH）、睾酮（T_s）、Na^+，K^+-ATP 酶、葡萄糖（Glu）、总胆固醇（TC）、总蛋白（TP）及三酰甘油（TG）16 种指标的影响来判定仙茅的热性以及酒炙仙茅"热者益热"的炮制机制。结果发现仙茅可以有效降低氢化可的松致肾阳虚寒症模型大鼠血清中 TG、cGMP 的量，提高大鼠血清中 Adr、NE、DA、5-HT、cAMP、cAMP/cGMP 值、T_3、T_4、TSH、T_s、Na^+-K^+-ATP 酶、Glu、TC、TP 14 种指标的量；酒炙仙茅较仙茅组在提高 Adr、NE、5-HT、cAMP、T_3、T_4、TSH、Ts、Na^+-K^+-ATP 酶、Glu、TC、TP 12 种指标方面效果更加显著，存在明显差异（$P < 0.05$、0.01）。从而得到仙茅酒炙后热性增强，"热者益热"理论成立。热性增强是由增强机体物质能量代谢、提高中枢神经递质和交感 - 肾上腺轴、环核苷酸水平及垂体 - 靶腺轴功能所致[34]。

当归的酒炙也属于热者热制的炮制方法，当归性味辛温，用辛热的酒炮制来炮制温热的当归，可增强当归的活血通经的作用。研究表明：采用大鼠皮下注射肾上腺素加冰水浴的方法建立急性大鼠血瘀模型，通过检测各组大鼠血液流变学和凝血功能，发现与空白组相比，血瘀模型组的大鼠全血黏度、血浆黏度极显著升高（$P < 0.01$）；凝血酶原时间（PTA），凝血时间（TT）、活化部分凝血活酶 CAPTT）时间显著减少（$P < 0.05$），纤维蛋白原（FIB）含量极显著增加（$P < 0.01$），表明大鼠血液出现黏、浓、凝、稠、聚的血瘀病理状态，急性血瘀模型建立成功。与血瘀模型组相比，酒当归干预组和阿司匹林阳性对照组的大鼠全血黏度、血浆黏度极显著降低（$P < 0.01$），凝血酶原时间（PTA），凝血时间（TT）、活化部分凝血活酶时间（APTT）极显著增加（$P < 0.01$）、纤维蛋白原（FIB）含量极显著减少（$P < 0.01$）。结果酒当归活血化瘀的作用效果优于生当归，而这种酒当归活血化瘀增强的效果就是当归药性中热性增强的体现[35]。

（2）炮制所致升降浮沉的变化

升降浮沉是指中药对人体作用的不同趋向性，也是中医临床用药应当遵循的规律之一。中药的升降浮沉与四气五味有关。王好古云："夫气者天也，温热天之阳，寒凉天之阴，阳则升，阴则降；味者地也，辛甘淡地之阳，酸苦咸地之阴，阳则浮，阴则沉。"李时珍曰："酸咸无升，辛甘无降，寒无浮，热无沉。"一般而言，凡性温热、味辛甘的药，属阳，作用升浮；性寒凉、味酸苦咸的药，属阴，作用沉降。中药经炮制后，可以改变其作用趋向。

升者降制 是指原本是升浮的中药，通过炮制之后，其作用趋向有沉降的效果，又称"生升熟降"。如莱菔子生品以涌吐风痰为主，熟者以消食除胀、降气化痰为主。有研究表明，采用兔在体实验，十二指肠给药，比较了莱菔子不同炮制品的功效差异，结果表明，炒莱菔子能显著增加家兔在体肠蠕动，效果优于生品。从成分转化中发现生莱菔子研末冲服或温水调服，其挥发油类成分直接进入体内，在胃酸和分解酶的作用下，分解产生异硫氰酸 -4- 甲基乙酯、异硫氰酸乙酯等成分，对胃产生刺激性或致呕作用。经过炒制，莱菔子中特有的二甲基二硫醚、棕榈酸等气味成分消失，同时破坏了莱菔子硫苷分解酶的活性，抑制了挥发油成分的酶解转化，减弱了对胃肠道的刺激性，使性转沉降，发挥消食除胀、降气化痰的作用。

降者升制 是指原本是沉降之品的中药，通过炮制之后作用趋向有升浮的效果，又称"生降熟升"。生大黄苦寒沉降，泻下作用峻烈，酒制后缓其苦寒，泻下作用亦稍缓，并借酒升提之性引药上行，善清上焦血分热毒。有研究表明，以伊文思蓝为血脑屏障通透性指示剂，对生大黄、酒大黄提取液对血脑屏障通透性的影响进行了考察，结果生大黄、酒大黄组小鼠脑组织均有不同程度的蓝染现象，但酒大黄组作用明显强于生大黄组。另有研究采用酒制对大黄中游离蒽醌成分在大鼠体内组织分布影响的实验，发现表明大黄酒制能明显改变芦荟大黄素、大黄酸和大黄素在大鼠体内的分布，其中各成分在心与肺组织中的分布增加，验证了酒大黄善于治疗上焦病症的传统中医理论[36]。同时也有研究表明酒大黄可显著降低醋酸灼烧创伤性口腔溃疡大鼠炎症评分，对黏膜组织修复有更好的促进作用，大黄酒制后能增强对机体上焦病症的治疗作用[37]。以上从入血脑屏障、体内组织分布以及上焦病症的治疗作用特点，发现酒大黄降者升制的作用特点。

升者升制 是指原本是升浮的中药通过炮制之后，其升浮趋向增强的炮制方法，又称“升者益升”。黄芩，生品可以用于治疗上焦的湿热之证，酒炙之后增强上行的趋势，善于清头面目之热。有研究表明酒黄芩对硝酸甘油诱导的偏头痛大鼠的增强机制中发现黄芩在酒炙后，有效成分的溶出度增加，还可以明显减轻大鼠偏头痛的症状。该结果说明酒炙可以引药上行，在药性上表现为“升”[38]。在口服黄芩生品和酒黄芩后的大鼠组织中黄酮类化合物的分布研究中发现：相比于生品黄芩，酒炙黄芩中一些黄酮类化合物的 C_{max} 和 AUC_{0-t} 参数在大鼠上部组织（肺和心脏）中显著增加；在脾、肝和肾中，一些黄酮类化合物的 C_{max} 和 AUC_{0-t} 显著降低。这些差异的主要解释是酒炙对药性上升理论的影响[39]。

降者降制 是指原本是沉降之品，通过炮制沉降的作用趋向增强，又称“降者益降”。黄柏，在升降浮沉上的药性上，黄柏经酒炙属“升降熟升”，经盐炙则属“降者益降”，均为药性变化典型的单味药。基于黄柏的传统炮制理论可知黄柏通过炮制可以改变升降浮沉的药性，盐炙下行入肾，酒炙上行入脑，而这一理论从目前的黄柏相关研究来看，仅仅停留在理论的表述并没有得到相关验证，而且盐炙如何下行、酒炙如何上行的炮制原理，在近年的相关研究中发现，通过体内药动学实验以及分子药理学实验对生黄柏、酒黄柏、盐黄柏三者进行了考察，深入研究了黄柏及其炮制品的体内药物动力学行为，在黄柏炮制前后药性的升降浮沉变化得到一定的成果。在血药浓度考察中，发现黄柏经过辅料炮制后，能促进黄柏中的有效成分小檗碱、黄柏碱的吸收，延长消除时间。在此基础之上，进行组织分布研究，发现灌胃给大鼠不同黄柏炮制品 2h 和 4h 后，其下焦脏器占有生物碱的比例相对于生品有所提高，说明有一定入下焦的趋势，而酒制品在上焦的比例比生品要高，说明了略有入上焦的趋势，进而从组织分布这一侧面说明了黄柏通过炮制之后有一定的升降浮沉的变化，其变化的原因由炮制过程的辅料所引起，而使得作用趋向发生了一定的改变[40-41]。

杜仲具有补肝肾、强骨、益腰膝、除酸痛的功效，经盐水制后，引药入肾治下，增强补肝肾作用。肾主骨生髓，杜仲中含有以京尼平苷酸为主的环烯醚萜类成分，其能够调节骨代谢，可促进成骨细胞增殖、分化促进骨形成，同时抑制破骨细胞的活性，抑制骨吸收。有研究表明杜仲经盐炙后环烯醚萜苷类成分的含量有升高趋势，且经盐炙后京尼平苷酸血药浓度 - 时间曲线下面积（AUC）增加，能促进京尼平苷酸的吸收，增加其生物利用度，杜仲盐炙后调节骨代谢能力增强[42]。同时也有学者认为脾、肾阳虚证的形成与自由基的脂质过氧化作用有关，通过建立杜仲清除二苯基苦基苯肼自由基活性方法，以清除率差异为评价指标，表明盐炙杜仲清除自由基活性大于生品。杜仲盐炙后抗氧化活性增强，从抗氧化角度说明了杜仲“盐炙入肾”的炮制理论[43]。把炮制所致四气五味、升降浮沉的变化关系归纳起来有如下图：

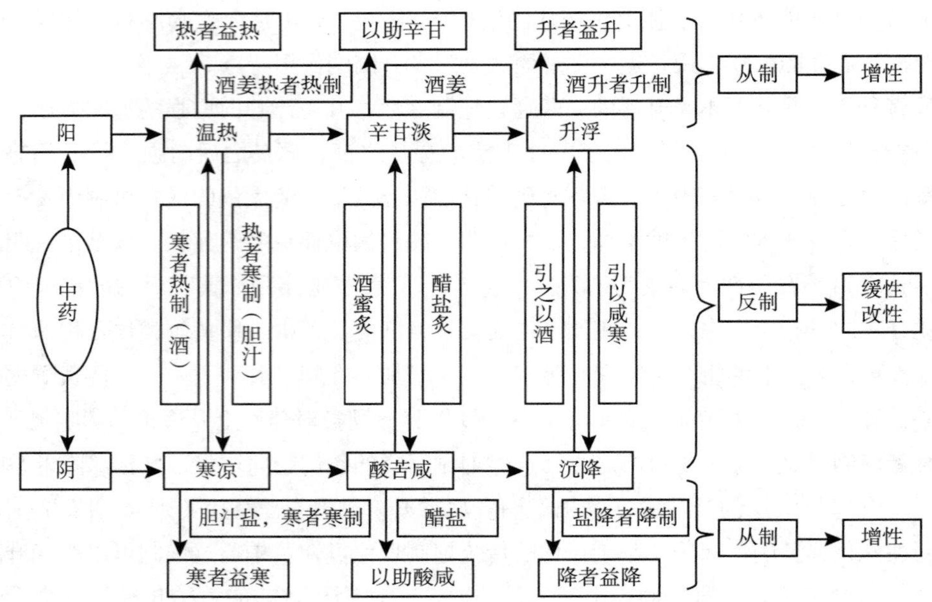

炮制所致四气五味、升降浮沉变化关系图

（3）通过炮制引药入经，增强对特定部位的功效

很多中药同时归多个经络，可以治疗多个脏腑或经络的疾病。临床上为了使中药更准确地针对主证，作用于主脏，发挥其疗效，常通过炮制来达到目的。中药经炮制后，作用重点可以发生变化，对其中某一脏腑或经络的作用增强，而对其他脏腑或经络的作用相应地减弱，使其功效更加专一。中药炮制很多都是以归经理论作指导的，特别是某些辅料对中药归经有明显的影响。如醋制入肝经、蜜制入脾经、盐制入肾经等。柴胡炮制归经变化研究，是从化学成分开始逐步深入进行的。柴胡的化学成分主要含有挥发油和皂苷类成分两大类。经研究表明，生柴胡药性中作用趋向的“散”，主要是其中挥发油成分具有解热、抗炎、镇痛等作用而体现的，在炮制的过程中，生品柴胡含量较高，故用其解表退热时多用生品。《雷公炮炙论》提出的“勿令犯火，立便无效也”，即表明用柴胡解表时勿高温炒制，而取其柴胡“散”的药性。而近年来的研究，表明柴胡的挥发油解热作用主要是抑制外周 IL-1β、PGE_2 的增加和下丘脑 cAMP、PGE_2 的释放。柴胡醋制后挥发油含量显著降低导致其解热、抗炎和镇痛作用明显弱于生柴胡。柴胡醋制后，其挥发油中正己醛、正庚醛、2—戊基呋喃、（E，E）2，4—癸二烯醛这 4 个具有柴胡挥发油解热、抗炎药效物质基础成分的相对含量发生降低，因此通过柴胡醋制前后解热作用的比较，证明了柴胡“入解表药生用”的理论有一定科学意义[44]，这与传统炮制理论认为柴胡“入解表药生用”“外感生用”等相符，由于生柴胡偏治表症，故可以认为柴胡的生品主要入肺经。而醋柴胡主要入肝经，则体现为柴胡醋炙之后，保肝、疏肝以及衍生出来的解郁治疗效果

的增强。研究表明，柴胡醋炙后抗炎保肝的活性成分柴胡总皂苷溶出量增加，且柴胡皂苷a、d部分转化为次柴胡皂苷和皂苷元，致使促进胆汁分泌、调节雌激素 E_2 和抗抑郁作用增强。同样，酒柴胡也因增加皂苷成分的溶出，使其抗炎、促进胆汁排泄和抑制宫缩素所致子宫收缩等作用亦强于生柴胡。其药效的改变的原因可能与醋制后柴胡皂苷转化有关。另外在疏肝解郁的实验中发现：肝郁证大鼠比正常大鼠雌激素水平低，柴胡及醋柴胡均能够提高正常大鼠和肝郁证大鼠雌激素水平，对肝郁证大鼠作用显著（$p<0.05$），提示柴胡具有一定提高大鼠雌激素水平作用，且醋柴胡作用强于生柴胡。对所提出柴胡具有调节雌激素作用的假说，并采用 ELISA 法测定大鼠血清雌激素（E）水平进行初步验证，实验结果提示柴胡具有一定提高大鼠雌激素水平作用，且醋柴胡作用强于柴胡，此结果与传统认为柴胡醋制可增强疏肝解郁作用基本一致[45–47]。这样通过以上相关研究，证明了生柴胡解表主入肺经，醋炙解郁主入肝经。

（4）炮制可以降低中药的毒性，保证用药安全

有毒中药通过炮制，可以达到降毒或去毒的目的。如草乌为毒性明显的中药，其炮制解毒原理相对清楚。近些年有自然基金课题对诃子制草乌的解毒机制进行了研究[48–50]，重点对辅料因素诃子来炮制草乌化学成分的影响及炮制减毒原理进行探索。发现草乌经诃子汤炮制后，其生物碱类成分含量发生了变化，并引入了炮制辅料诃子中的化学成分，其成分组成发生了量和质的变化。采用傅里叶变换红外光谱技术对诃子原药材及提取物、草乌诃子不同炮制时间、不同比例样品进行分析，发现水提法最有利于诃子中有效活性成分的溶出，诃子的用量对草乌的毒性降低有明显的作用，随着炮制时间的增长，诃子对草乌中的毒性成分的中和反应越充分，减毒效果明显。在减毒的药效学方面，以原代培养的乳大鼠心肌细胞为对象研究生草乌、诃子汤制草乌总生物碱对心肌细胞的毒性；以细胞存活率、细胞乳酸脱氢酶漏出率等指标反映细胞毒性变化；采用 Hoechst33528 荧光染色法和 Annexin V/PI 双染色法研究心肌细胞凋亡；并检测心肌细胞［Ca^{2+}］i 变化，研究诃子汤制草乌对心肌细胞毒性损伤及减毒机制。研究结果发现不同浓度的生草乌总生物碱和诃子汤制草乌总生物碱对心肌细胞的影响程度不同，诃子汤制草乌总生物碱通过减轻心肌细胞膜通透性及低细胞凋亡率，降低心肌细胞毒性，从而解释了诃子制草乌的解毒机制。

（三）学科重大进展和标志性成果

1.《中药生制饮片临床鉴别应用》出版发行

贾天柱团队在所承担的国家发改委行业专项课题："19 种生熟异用饮片临床规范使用研究"（编号：201107007）中，根据临床需要，选定 19 种有代表性的临床易混的不同炮制技术、不同作用的饮片品种，进行系统炮制研究。采用各种色谱法、波谱法分析、分离，弄清生熟品化学成分的变化与功用的相关性；依据临床适应证，进行生熟饮片药理作

用的对比研究，弄清生熟饮片作用差别与临床应用的合理性；揭示生熟异用饮片的科学内涵，制订临床使用基本原则，编写了临床鉴别使用手册和临床使用说明书。该成果使生熟异用饮片的临床应用和管理有据可依，有章可循。依托该课题的研究成果，将其紧密联系临床实际，查阅了200余味临床常用中药，编写了《中药生制饮片临床鉴别应用》一书，并于2015年9月，由人民卫生出版社出版发行。该书采用横向对比的方式对生用饮片与制用饮片的性状、鉴别、功能主治、配伍、用法、常用处方等进行了介绍，同时对于重点中药饮片，又以注释的形式加以展开论述。如在炮制作用的注释中，既有药性和功用等传统方面的论述，又有生、制饮片化学成分和药理作用的归纳分析，便于医师选择和区分使用生、制饮片。该书针对饮片生熟不分、生熟混用、随意替代等现象，深入研究分析饮片炮制前后的性状与药性、炮制作用、化学成分与药理作用变化等内容，进一步找出生熟饮片的各种差异，为临床生制饮片的合理应用提供了科学依据。

2. “中药炮制与药性相关性及其饮片质量评价模式”获得2014年中华中医药学会李时珍医药创新奖

中国中医科学院中药所肖永庆团队获得该奖项的主要研究成果基于国家自然基金重点项目“炮制改变大黄药性的科学内涵变化规律研究”。该项目在认真分析和总结大黄近年来研究成果的基础上，紧紧围绕炮制改变大黄药性科学内涵变化规律这一关键问题，以大黄炮制前后的物质基础变化为切入点，以大黄“苦寒沉降”功效为指征，从系统的化学成分研究入手，通过HPLC指纹图谱定性和主要化学成分定量分析，明确了大黄生、熟、炭等3种饮片的化学成分组成及其量比关系，结合课题组对大黄各炮制品泻下作用研究结果，证实基于传统药性理论的苦寒药性是按照生大黄→熟大黄→大黄炭的顺序逐步减弱，而基于现代药效学研究的泻下作用强度也按同样的顺序逐步降低。苦寒之性与泻下作用强度变化趋势高度一致。另一方面，大黄不同饮片主成分的比较研究也表明，体现苦寒泻下作用的主要物质基础——蒽醌苷类化合物的含量变化趋势也与苦寒药性和泻下作用的变化趋势相一致，即熟大黄、大黄炭与生大黄相比，蒽醌苷类成分含量显著降低、苷元含量显著增高；生大黄中蒽醌苷与苷元的比例约为4∶1，熟大黄中蒽醌苷与苷元的总量比近于1∶1；而大黄炭中蒽醌苷与苷元的总量比则为1∶10。此外，苯丁酮苷和二苯乙烯苷等苷类成分的含量变化趋势也与蒽醌苷类成分含量的变化趋势一致，由此推测大黄苦寒药性的变化可能是以蒽醌苷为代表的苷类化合物共同作用的结果。该研究成果紧密结合中药炮制学科的研究重点和发展趋势，以大黄为范例，探索建立了“以科学内涵变化规律为纽带分析炮制与药性改变相关性”的炮制原理研究模式；建立了“基于炮制原理的多有效成分定量，指纹图谱定性”的质量评价模式；建立了“以模拟炮制方法揭示中药炮制前后物质基础变化规律”的炮制原理研究模式。在丰富中药饮片炮制原理研究方法的同时，为同类中药的炮制研究提供了借鉴，拓宽了炮制学科的研究思路，提升了炮制学科的科研水平，具有较好的理论意义和实用价值。

三、本学科与国外同类学科比较

随着现代科学技术和手段的进步，中药炮制的科学内涵得到不断的揭示，在国外刊物上发表的文章数目逐年增加，引起了国外研究学者的极大兴趣和重视，为中药炮制技术的传播和推广起到了积极的推动作用。

国外都是生药应用，并无药性。与国外中药炮制对生制饮片作用及药效变化研究相比，国内的研究更为系统、具体，多同传统的中医药理论相结合。国外学者也开始对中药的前处理进行探索，Stefanie Nikles 等发现苍耳子在烘烤的过程中羧基苍术苷（carboxyatractyloside）含量减少，苍术苷（atractyloside）含量增加，这样会减少 50 倍的毒性[51]。

Misato Ota 等研究发现甘草萃取物可以诱导 MCE301 细胞集落刺激因子的分泌，而且有效成分为高分子量的化合物，虽然炒制的甘草提取物活性同生甘草提取物活性相当，但是蜜炙甘草提取物对诱导 MCE301 细胞集落刺激因子的分泌的能力要显著地升高，这可能是传统中医药蜜炙的目的[52]。Yeomoon Sim 等研究发现番泻苷会随着大黄的反复炮制逐渐地降低，同时，大黄素的含量不会受到炮制的影响而含量降低。而 7 次酒蒸之后，肝毒性完全消除，建议现代的炮制方法为大黄酒蒸 7 次[53]。

在国外刊物上发表炮制与药性相关的文章大多数是由国内的专家学者完成的，这类文章的研究方法新颖，结合多学科，多采用现代先进的分析技术、药理学、药代动力学等方法从分子和机制通路等方面探讨炮制对于中药药性变化的影响。主要的研究方法有：通过动物趋温法和微量量热法来评价中药药性寒热；通过中药炮制后活性成分的组织分布变化和炮制后中药对特定部位病理模型的影响来评价中药药性归经、升降浮沉和补泻润燥；通过中药炮制前后化学成分的变化对动物半数致死量的影响来评价中药毒性。

（1）采用多种方法表征炮制对中药寒热药性的影响

目前针对炮制对中药寒热药性影响的研究方法主要有以下几种：①通过比较指标性成分在（寒、热）证模型中的生物利用度来阐明炮制对中药药性寒热温凉变化的影响；②运用冷热板示差法根据动物趋温性的差异来揭示中药药性寒热温凉的变化；③建立微量量热法模型根据热量变化指标差异来明确炮制对药性变化的影响。分别将黄连、胆汁制黄连给予热证模型大鼠，比较三种原小檗碱型生物碱的生物利用度，发现经胆汁炮制后，可促进生物碱类成分的吸收率，表现为达峰时间更快，峰浓度更高。从该角度揭示经胆汁制后可增强黄连的寒性[54]。基于动物温度趋向性研究黄连及其炮制品“寒”与“热”性质的差异中发现炮制品胆黄连和姜黄连对动物“趋热性”影响程度与生黄连不同，胆黄连反映出的“寒性”增强，而姜黄连则减弱。通过使用冷热板示差法发现黄连及其炮制品对机体能量代谢影响程度不同，生黄连与两个炮制品的寒性表现差异明显，顺序为：胆黄连＞生黄连>姜黄连，即对小鼠“趋热性”增强的顺序与传统对炮制黄连的药性改变规律基本一致，进而从实验水平验证了黄连胆汁制后“寒性”增强，姜制后“寒性”减弱[55]。

（2）采用多种方法表征炮制可以增强对特定部位的药效

炮制对中药归经研究的现代方法主要有：①主成分分析和定量分析相结合分析谱效关系方法；②利用建立对特定部位病证模型来探究归经的影响；③测定中药的有效成分含量和组织分布比较的方法；④利用代谢组学表征有效成分化合物，结合病证分析中药归经的机制。在研究苍术与麸苍术对于脾虚证大鼠的影响中发现，麸苍术和苍术都能减缓脾虚证大鼠的病证，同时还能增加胰蛋白酶（TRY）、淀粉酶（AMS）、血管活性肠肽（VIP）、胃泌素（GAS）的含量和提高血管活性肠肽（VIP）的 mRNA 表达水平。并且也发现麸苍术在调节胰蛋白酶（TRY）、淀粉酶（AMS）、血管活性肠肽（VIP）、胃泌素（GAS）比苍术生品更有效。从对脾虚证模型影响来看，苍术在麸炒后能够增强脾虚证的治疗效果，由此证明白术麸炒可以增强补脾作用。[56]在菟丝子的生品和盐制品的化学组成和生物活性的差异的研究中运用主成分分析和定量分析的方法研究化学成分的差异来评价菟丝子生品和炮制品补肾的效果。根据主成分分析和定量分析的结果发现生品和盐制品发生明显分离，槲皮素和总黄酮类化合物在盐制过程中显著增加，而金丝桃苷则减少。从生物活性的评价来看，两者都可以恢复性激素水平，改善免疫功能和抗氧化作用来改善肾阳虚证。但是盐制品在提高 T 淋巴细胞亚群水平以及睾丸和附睾内脏重量方面效果更好，提高了抗氧化作用。从中可以明确菟丝子盐制后可以增强对阳虚证的治疗作用，说明了菟丝子盐制可以引药入肾经，增强药效[57]。在白术和麸炒白术对醋酸诱导大鼠胃溃疡模型的抗溃疡活性比较中发现，白术和麸炒白术均对胃溃疡模型有治疗效果，胃组织损伤明显减轻，TNF-α、IL-8、IL-6、PGE_2 的产生和 TNF-α、IL-8 的 mRNA 表达均受到显著抑制，在刺激 EGF 和 TFF_2 的产生以及 EGF 和 TFF_2 的 mRNA 表达方面麸炒白术效果更好。从有、实验结果明显得知麸炒白术抗溃疡效果优于白术生品。由此可知白术麸炒后可以增强对脾胃的治疗作用，与白术麸炒增强健脾作用的传统认识相吻合[58]。

（3）采用炮制前后化学成分及毒性评价变化比较其毒性

中药有毒无毒药性的现代研究方法有：①利用高效液相色谱法定量分析中药毒性成分的变化；②利用 MTT 比色法检测中药对细胞毒性，结合生物活性和化学特征探究中药毒性；③根据活体动物的半数致死量和特征图谱来分析炮制减毒药性的变化。在苍耳子和炒苍耳子的毒性、生物活性和化学特征的比较中发现，利用 MTT 法检测对细胞毒性结果显示，炒苍耳子在 MIHA 细胞中的毒性低于苍耳子。同时还发现苍耳子炒后不仅仅降低毒性还增强了抗炎活性，根据特征图谱显示苍耳子炒后羟基苍术苷含量降低，苍术苷含量增加。根据前人研究羟基苍术苷的体内和体外毒性均强于苍术苷，据此推测苍耳子炒后羟基苍术苷和苍术苷的含量变化可能是其减毒的物质基础。该研究结果符合传统中药炮制后可以起到“减毒增效”作用的理论[59]。在探究何首乌根的生品、水蒸制品和黑豆汁蒸制品的毒性中发现，以1周内灌胃后小鼠的死亡数为指标来评价何首乌、水蒸制品和黑豆汁蒸制品的亚急性毒性，结果显示，在每组15只小鼠中，何首乌高剂量组（20 g/kg）、中剂量组（10 g/kg）和低剂量组（5 g/kg）的死亡数分别为14、5和2只。而在何首乌水蒸制品组和黑豆汁蒸制品组中无小鼠死亡。这就说明何首乌生品的水煎液具有强烈的亚急性毒性且何首乌在黑豆汁蒸制或水蒸制后，亚急性毒性显著降低，结合特征图谱的分析，发现炮制后化学成分发生很大变化，推测其毒性可能与四羟基二苯乙烯糖苷的含量有关。该实验从中药炮制前后化学成分发生变化和毒性药理实验的半数致死量揭示了炮制减毒的药性变化[60]。在使用UHPLC-Q-TOF基于大鼠血清和尿液代谢组学策略对草乌的毒性及其炮制后减毒效果进行综合探究中，根据血清的结果发现生草乌组血清肌酐（Scr）和血尿素氮（BUN）显著增加，增加了肾损伤，而制草乌组没有显著变化，说明草乌炮制后降低了毒性[61]。

（4）采用多种方法研究炮制对中药补泻润燥的药性变化

①建立特定的血虚疾病模型来研究炮制的补血和补虚的药性；②利用代谢组学结合血液学以及生化参数来探究炮制补泻润燥的药性变化。

生地黄和酒地黄的提取物抗血栓，造血作用和化学特征的比较中首先证实了生地黄的抗血栓作用，并证明酒制后可以显著降低生地黄的抗血栓作用。同时也发现酒地黄的造血功能变强，可以起到补血的作用。说明了地黄在用酒炮制后，补血作用增强[62]。在利用代谢组学结合血液学和生化参数揭示生品当归及其4种炮制品的补血作用和机理的新方法中发现当归及其炮制品治疗由乙酰基苯肼（APH）和环磷酰胺（CTX）诱导的血虚证综合征模型疾病中，当归及其4种炮制品均有补血作用，其中酒制当归表现出最好的补血虚的效果。根据实验结果可以看出当归用酒炮制后可以增强其补血虚的作用[63]。

综上所述，在国内已发表的关于炮制与药性的文章中，国内专家研究的出发点是中药传统炮制理论，实验的设计方法与传统炮制理论密切结合，从中药的炮制工艺、方法、炮制辅料和炮制后药物的功效变化等方面，完整系统地来阐释炮制改变中药药性作用的机制原理。国内学者发表在国外的期刊上的炮制文献中研究方法和思路新颖，角度多元化，研究内容相对独立完整，能够从分子机制水平、药物作用通路等多方面、多角度的去解释炮制与中药药性的关系，更加系统完整地阐释中药炮制与中药药性变化的关系。在国外学者研究炮制类的文章中，其研究技术水平高，能结合多个学科研究思路方法来揭示中药炮制的机理，但是其不足之处在于，少数的国外文章研究思路方法与传统炮制理论结合尚浅。

四、展望与对策

（一）炮制所致中药药性变化的科学内涵研究是中医药研究的核心

中药饮片是中医临床的处方药。“饮片入药，生熟异用”是中医用药的鲜明特色。合理、高效的炮制方法能调整中药药性，使之更加符合临床用药需求。探明中药炮制改变药性的科学内涵变化规律，不仅可阐明饮片的炮制原理，丰富中药药性理论，而且可为炮制工艺的规范化和饮片质量评价指标的选择提供可靠的科学依据，对于中医药的发展具有重大意义。但目前能够阐明炮制导致中药药性改变科学内涵的研究偏少，现代意义上的脏器同中医认识的脏腑有一定的区别，如何表征中药的升降浮沉、归经、四气五味等尚无符合中医药理论且公认的研究方法，因此难度较大。利用中药药性理论的研究成果，通过炮制方法及炮制程度对物质基础的影响、饮片外观性状与物质基础变化的相关性、炮制前后毒性和药效变化与物质基础变化的相关性等内容的研究，分析揭示炮制所致中药药性变化的科学内涵将是今后发展的重要方向。其研究成果可丰富炮制药性理论的现代科学阐释，完善饮片质量评价体系；为中药饮片的产业化生产升级改造、智能化炮制机械的研制和应用提供科学可靠的评价指标，保证临床用药的安全和有效。

（二）未来几年发展的战略思路与对策措施

1. 炮制方法及炮制程度对中药药性的影响

中药炮制前后外观性状的变化与物质基础变化有关，炮制程度与药性和药效变化直接相关，但目前的研究基本上都是炮制前后的物质基础和药效的比较研究，欠缺炮制方法及炮制程度与性状的变化、物质基础变化、毒理药理的变化的相关性分析，其成果在产业化生产上的应用价值不足。清代张仲岩在《修事指南》中指出："炮制不明，药性不确，则汤方无准而病症不验也"。因此，研究确认炮制方法和炮制程度对中药药性的影响，是临床疗效的保障。鉴于药性变化的根本是中药在炮制过程中理化性质发生变化导致毒性和药理作用变化，其变化幅度是由炮制方法和炮制程度决定的，而不同的炮制方法和炮制程度的适中、不及和太过对中药的影响传统经验是采用观察炮制前后及不同炮制品的外观性状来判断的。鉴于由人的味觉、嗅觉、触觉、视觉等可直接获得中药的味道、气味、质地、颜色、形状等外观性状的信息，但存在个体差异。近年来借助分光测色仪、质构仪、硬度计、电子鼻、电子舌等技术对性状指标的色、质、气、味等进行量化检测，将传统与现代技术结合，不仅能够用于辨状论质，还可提供有临床应用基础的传统性状检测数据，利于采用多元统计分析性状变化与物质基础及毒效变化的相关性，为阐明炮制导致中药药性变化的科学内涵提供科学依据。

2. 以临床用药方式为载体，研究炮制前后物质基础变化与毒效变化的相关性

中药饮片是供临床使用的，中药炮制的研究只有基于临床用药的方式，其研究结果才能真正地表征在不同用药方式下的中药药性，为临床安全有效用药提供科学依据。目前的研究多以中药炮制前后的饮片粉末进行物质基础变化的研究，毒理药理实验重点在于炮制前后毒效的比较研究，对于中药的主要用药形式汤剂的制备过程对其物质基础的影响尚显不足。开展临床不同用药方式的物质基础变化与毒性和药效变化的相关性研究，准确地表

征其药性变化，有助于探寻治疗不同疾病的中药生、制饮片的专属性质量标志物，该研究方向更契合国家战略的精细化医疗的需要。

3. 多学科联合研究确认对现代疾病起治疗作用的中药药性

当今疾病谱发生了变化，心血管病、呼吸系统疾病明显增加，这与现代社会的生活环境和社会环境发生了很大变化有关。古今对于中药药性的阐述多以传统的功能主治为主，用仲景时代的经方选用生、制饮片的药性对应今天的疾病，是不太可能的。为使中药饮片在治疗现代疾病时更有针对性，则需要传统与现代结合，以现代疾病的药理模型进行生、制饮片的物质基础及其毒性和药效的比较研究，以便于随现代疾病谱的变化不断更新完善中药生、制饮片药性的表征，使中药炮制品治疗疾病谱不断做到“扩大化、标准化、现代化、科学化”，以适应现今临床发展需求。

4. 对中药炮制前后传统性状、物质基础、毒性和药效变化的多维信息融合有助于阐明药性变化科学内涵

中医治病的效果是通过中药的药性来实现的，中药的药性是通过炮制来调整的。炮制改变中药药性的科学内涵是阐明中医用药是否具有科学性的根本所在。如何在工业化生产中药饮片时保证其药性的稳定以保障临床用药的安全和有效，更关系到现代中医的崛起之路。加热炮制和辅料炮制是改变饮片药性的主要炮制方法。中药药性的外在表征是饮片的颜色、质地、气味和味道；内在表征是饮片的物质基础。由于生熟饮片所含的主要化学成分以及这些成分被吸收和在体内代谢所产生的成分群，它们在组成及量比上存在着一定的差异，这些差异导致饮片的生物活性在性质和强度上各不相同。其药性通过临床应用的功能和药效得以体现，并在现代毒性和药理实验中得到验证。深入研究这些物质基础——化学成分群及由此所致的生物活性变化规律，探明中药炮制改变药性的科学内涵变化规律，从而阐明炮制基本原理，不但可进一步丰富中药药性理论的科学内涵，还能为建立专属性的生熟饮片的质量评价指标提供依据。

因此，对不同炮制方法、不同炮制程度的中药生、制品进行外观性状观察及量化检测，对饮片的颜色、质地、气味与物质基础变化的相关性进行分析，探寻炮制适中饮片的特征性物质基础变化；结合毒理和药理实验研究，对中药生、制饮片供试液的物质基础变化与毒效变化进行相关性分析，进一步探寻低毒高效饮片所对应的特征性物质基础组成、含量及其成分配比，找出该成分组合对应的炮制方法及工艺参数；采用多元统计分析的方法对性状指标、成分指标、毒效指标进行相关分析，再将各相关的色－质－气－味－量－毒－效进行多维信息融合分析，有望探寻生、制饮片对应于不同药性和药效的特征性成分组合、炮制方法和炮制程度；揭示炮制导致中药药性变化的科学内涵。此研究方向的成果对于以稳定中药药性和药效为目标，进行炮制工艺的规范化和标准化研究、智能化炮制机械设备的研制、质量评价指标和标准的制定具有重要意义。

参考文献

［1］黄璐琦．论中药药性理论的研究方向［J］．中药与临床，2011，02（2）：1-3.

［2］李和光．中药寒热药性物质基础紫外光谱指纹图谱数字化表征体系的构建［D］．山东中医药大学，2010.

［3］贾天柱，许枬，史辑．炮制引起中药药性及功用的变化［J］．世界科学技术 - 中医药现代化，2017，19（3）：450-457.

［4］贾天柱．中药炮制药性变化论［J］．中成药，2019，41（2）：470-471.

［5］李文兰，王德凤，周海玉，等．TRPV1 通道异源表达体系的建立和功能的初步研究［J］．中国药理学通报，2016，32（3）：439-441.

［6］孟晶，戴逸飞，周炜炜，等．热性中药成分辣椒碱调节小鼠 UCP1 的分子机制研究［J］．中国药理学通报，2017，33（3）：338-342.

［7］周海玉，戴丽，王德凤，等．基于荧光定量 PCR 评测热性中药成分对 TRPV1 通道功能的影响［J］．中国药理学通报，2016，32（10）：1395-1398.

［8］隋峰，戴丽，李倩，等．TRPV1 通道介导的热生成是辛热（温）中药药性表征的重要模式［J］．药学学报，2015，50（7）：836-841.

［9］Ting Ting Zhu，Li Wu，Xiao Li Wang，et al.Investigation on relationships between chemical spectrum and bioeffect of prepared rhubarb decoction in rats by UPLC-ESI-Q-TOF-MS method coupled with gray correlation analysis［J］. Journal of Functional Foods，2017，31：104-112.

［10］张村，李丽，肖永庆．炮制与药性相关性研究方法探讨［J］．世界科学技术（中医药现代化），2010，12（6）：876-881.

［11］钟凌云，孙莹莹，龚千锋．炮制影响黄连药性研究现状及展望［J］．中草药，2010，41（2）：323-325.

［12］张永清，王鹏，纪玉佳，等．中药药性影响因素研究——炮制的调控作用［J］．山东中医药大学学报，2011，35（1）：5-7.

［13］Sun M，Wijk R，Wijk E，et al.Delayed luminescence：An experimental protocol for Chinese herbal medicines［J］. Luminescence，2016，31（6）：1220-1228.

［14］Sun M，Li L，Wang M，et al.Effects of growth altitude on chemical constituents and delayed luminescence properties in medicinal rhubarb［J］. J Photochem Photobiol B，2016，162：24-33.

［15］Sun M，Chang W T，Wijk E V，et al.Characterization of the therapeutic properties of Chinese herbal materials by measuring delayed luminescence and dendritic cell-based immunomodulatory response［J］. J Photochem Photobiol B，2017，01：18.

［16］Pang J，Fu J，Yang M，et al.Correlation between the different therapeutic properties of Chinese medicinal herbs and delayed luminescence［J］. Luminescence，2016，31（2）：323-327.

［17］张玉凤，杨美娜，庞靖祥，等．基于栅藻延迟发光的制天南星、胆南星药性研究［J］．中草药，2018，49（23）：5573-5579.

［18］杨培民，曹广尚．HPLC 法测定地黄不同炮制品中梓醇的含量［J］．齐鲁药事 .2009，28（10）：598-600

［19］段卫娜，张振凌，孔莹莹，等．地黄生熟异用对增液汤降低糖尿病大鼠血糖的影响［J］．中华中医药杂志，2014，（1）：266-268.

［20］龚普阳，谭睿，李佳川，等．地黄合剂中地黄生熟异用对小鼠降糖活性的影响［J］．时珍国医国药，2015，（3）：618-620.

［21］段卫娜，张振凌，孔莹莹，等．地黄不同炮制品组成的增液汤降低糖尿病大鼠血糖血脂作用的对比研究

[J]. 中国实验方剂学杂志，2013，19（6）：187-191.
[22] 王婷婷，钟凌云. 姜制黄连炮制近年来研究进展[J]. 时珍国医国药，2016（2）：427-429.
[23] 钟凌云，王婷婷，徐婷."谱-效-性"关联分析探讨不同姜汁炮制黄连的作用差异[J]. 中国实验方剂学杂志，2018，24（20）：7-13.
[24] 王婷婷，钟凌云，徐婷. 不同姜汁炮制黄连对小鼠止泻作用及胃肠动力的影响[J]. 时珍国医国药，2017，28（8）：1876-1878.
[25] 钟凌云，杨金梅，龚千锋，等. 不同辅料炮制对黄连生物碱类成分的影响[J]. 中药材，2010，33（2）：195-198.
[26] 赵启苗. 胆南星炮制原理及质量评价研究[D]. 辽宁中医药大学，2019.
[27] 梁灿璨. 补骨脂盐炙缓和燥性炮制机理研究[D]. 成都中医药大学，2018.
[28] 梁灿璨，吴诗华，魏羽，等. 补骨脂盐炙前后对肾阳虚大鼠肝肾功能及水通道蛋白表达的影响[J]. 中草药，2017，48（22）：4713-4718.
[29] 夏亚楠，余凌英，王德健，等. 补骨脂盐炙对肾阳虚、脾虚模型动物燥性的影响研究[J]. 亚太传统医药，2016，12（4）：5-8.
[30] 王静，陈悦，袁子民，等. 基于尿液代谢组学研究黄连和胆黄连对热证药效作用机制的差异性[J]. 中国中药杂志，2016，41（14）：2638-2645.
[31] 王静，吕佳，袁子民，等. 猪胆汁炮制对黄连中生物碱类成分溶出的影响[J]. 中国实验方剂学杂志，2016，22（5）：5-8.
[32] 王静，陈悦，袁子民. 胆黄连在实热证大鼠体内的整合药代动力学与药效学的相关性[J]. 药学学报，2016，51（1）：127-131.
[33] 王静，陈悦，袁子民. 黄连胆汁炙前后对热证模型大鼠血清甲状腺激素水平和体温的影响[J]. 中国现代应用药学，2015，32（12）：1417-1419.
[34] 周远征，徐钢，鞠成国，等. 酒炙仙茅"热者益热"作用研究[J]. 中草药，2014，45（10）：1434-1438.
[35] 钟立甲. 基于代谢组学的生当归、当归炭、酒当归活血化瘀作用机制研究[D]. 甘肃农业大学，2016.
[36] 吴育，彭晓清，姜晓燕，等. 酒制对大黄中游离蒽醌在大鼠体内组织分布的影响[J]. 中国中药杂志，2017，42（8）：1603-1608.
[37] 王亚，芮天奇，杨军辉，等. 酒炙对大黄作用于上焦炎症及肝脏能量代谢的影响[J]. 中药材，2015，38（1）：53-57.
[38] Cui C L，He X，Dong C L，et al.The enhancement mechanism of wine-processed Radix Scutellaria on NTG-induced migraine rats[J]. Biomedicine & Pharmacotherapy，2017，91：138-146.
[39] Huang P，Tan S，Zhang YX，Li JS，Chai C，Li JJ，et al.The effects of wine-processing on ascending and descending: The distribution of flavonoids in rat tissues after oral administration of crude and wine-processed Radix scutellariae[J]. J Ethnopharmacol，2014，155：649-64.
[40] Lei，Xuefei，Shan Guoshun，ZhangFan，LiuPengpeng，Meng，Li，Jia，Tianzhu.（2019）.Determination and comparison of alkaloids and triterpenes among tissues after oral administration of crude and processed Phellodendri Chinensis Cortex by UPLC-QqQ-MS.Natural Product Research.1-4.10.1080/14786419.2018.1560293.
[41] 张凡，林桂梅，沈晓庆，等. 黄柏不同炮制品中盐酸小檗碱在大鼠体内组织分布的研究[J]. 中华中医药学刊，2013，31（7）：1547-1549.
[42] 高倩倩，翁泽斌，赵根华，等. 盐炙对杜仲中京尼平苷酸体内药代动力学的影响[J]. 南京中医药大学学报，2015，31（5）：453-456.
[43] 董媛媛，石智华，邓翀，等. 从抗氧化角度评价杜仲"盐制入肾"的炮制机理[J]. 现代中医药，2013，33（1）：77-79.

[44] 王丽娜，何慧明，汪巍，等. 浅析柴胡“入表药生用，清肝炒熟用”的内涵［J］. 辽宁中医杂志，2013，40（4）：667–669.

[45] Lina WANG，Bin CHEN，Wei WANG，et al.Determination of Saikosaponins in Bupleurum Radix from different locations by HPLC–CAD method and its immunomodulation effects on mouse splenocytes［J］. Latin American Journal of Pharmacy，2013，32（8）：1189–1195.

[46] 汪巍，陈映辉，王丽娜，等. 柴胡与醋柴胡疏肝解郁作用比较研究［J］. 中成药，2014，36（3）：617–619.

[47] 汪巍，王丽娜，许枬，等. 柴胡与醋柴胡抗大鼠免疫损伤性肝纤维化作用比较研究［J］. 中成药，2014，36（4）：828–830.

[48] 赵爱娟，李红，图雅，等. 诃子与草乌不同比例配伍对 3 种双酯型生物碱含量的影响［J］. 长春中医药大学学报，2016，32（4）：697–700.

[49] 张晓菲，崔雅婷，苗鑫，等. 蒙药诃子对草乌致大鼠心脏毒性的保护作用研究［J］. 中药材，2017，40（11）：2693–2696.

[50] 李建良，梁慧，蔡淑珍，等. 基于网络药理学探讨蒙药诃子解草乌心脏毒的机制研究［J］. 药学学报，2018，53（10）：1670–1679.

[51] Stefanie Nikles，Heidi Heuberger，Eberhard Hilsdorf.Influence of Processing on the Content of Toxic Carboxyatractyloside and Atractyloside and the Microbiological Status of Xanthium sibiricum Fruits（Cang'erzi）［J］. Planta Med 2015，81：1213–1220.

[52] Misato Ota，Yasutaka Nagachi，Kan'ichiro Ishiuchi，et.al. Comparison of the inducible effects of licorice products with or without heat–processing and pre–treatment with honey on granulocyte colony–stimulating factor secretion in cultured enterocytes［J］. Journal of Ethnopharmacology，2017，11：40.

[53] Yeomoon Sim，Hyein Oh，Dal–Seok Oh.BMC Complementary and Alternative Medicine（2015）15：388 DOI 10.1186/s12906–015–0922–y.

[54] Zi–Min Y，Yue C，Hui G，Jia L，et al.Comparative Pharmacokinetic Profiles of Three Protoberberine–type Alkaloids from Raw and Bile–processed Rhizoma coptidis in Heat Syndrome Rats［J］. Pharmacognosy magazine.2017，13：51–7.

[55] Zhou C，Wang J，Zhang X，et al.Investigation of the differences between the “Cold” and “Hot” nature of Coptis chinensis Franch and its processed materials based on animal's temperature tropism.Science in China Series C［J］. Life sciences.2009，52：1073–80.

[56] Song Y，Hefang X，Baosheng Z，et al.The Difference of Chemical Components and Biological Activities of the Crude Products and the Salt–Processed Product from Semen Cuscutae［J］. Evidence–Based Complementary and Alternative Medicine，2016，2016：1–9.

[57] Xue D H，Liu Y Q，Cai Q，et al.Comparison of Bran–Processed and Crude Atractylodes Lancea Effects on Spleen Deficiency Syndrome in Rats［J］. Pharmacognosy Magazine，2018，14（54）：214–219.

[58] Yu Y，Jia T Z，Cai Q，et al.Comparison of the anti–ulcer activity between the crude and bran–processed Atractylodes lancea in the rat model of gastric ulcer induced by acetic acid［J］. Journal of Ethnopharmacology，2015，160：211–218.

[59] Tao Su，Brian Chi–Yan Cheng，Xiu–Qiong Fu，et al.Comparison of the toxicities，bioactivities and chemical profiles of raw and processed Xanthii Fructus［J］. BMC Complementary and Alternative Medicine，2015，16（1）：24.

[60] Wu X，Chen X，Huang Q，et al.Toxicity of raw and processed roots of Polygonum multiflorum［J］. Fitoterapia，2012，83（3）：469–475.

[61] Sui Z，Li Q，Zhu L，et al.An integrative investigation of the toxicity of Aconiti kusnezoffii radix and the attenuation effect of its processed drug using a UHPLC–Q–TOF based rat serum and urine metabolomics strategy［J］. Journal

of Pharmaceutical and Biomedical Analysis, 2017, 145: 240–247.

[62] Gong P Y, Tian Y S, Guo Y J, et al.Comparisons of antithrombosis, hematopoietic effects and chemical profiles of dried and rice wine–processed Rehmanniae Radix extracts [J]. Journal of Ethnopharmacology, 2018.

[63] Ji P, Wei Y, Hua Y, et al.A novel approach using metabolomics coupled with hematological and biochemical parameters to explain the enriching–blood effect and mechanism of unprocessed Angelica sinensis and its 4 kinds of processed products [J]. Journal of Ethnopharmacology, 2017.

撰稿人：李　飞　张　凡　吴建华　张朔生　李越峰　杜　红

毒性中药炮制研究进展

一、引言

我国对于毒性中药的认识源于古代劳动人民在寻找食物过程中对于药物的发现和认识，"神农尝百草，一日而遇七十毒"的传说流传至今，形象而又生动地说明一些中药确实具有毒性[1]。

"毒性中药"的概念分为广义的毒性中药和狭义的毒性中药两种。广义的毒性中药泛指药物的总称，药即毒，毒即药。《周礼·天官》一书记载"医师掌医之政令，聚毒药以供医事"，张景岳《类经·卷十四》曰"大凡可辟邪安正者，均可称之为毒药"，"药，谓虫鱼草木禽兽之类，以能治病，皆谓之毒"表述的就是这层意思，中医认为"是药三分毒"，药物的毒性具有普遍性。而狭义的毒性中药是指：含有确切的毒性成分、药性峻猛、在治疗剂量下就能使机体产生毒副作用甚至危及生命的中药。现代概念中的毒性中药多指狭义，本报告中的毒性中药即是狭义的毒性中药的概念。

毒性中药虽然有毒，在临床疾病治疗中却占有十分重要的地位，尤其在救治疑难重症方面发挥着重要作用，《淮南子》记载："天雄，乌喙，药之大毒也，良医以活人"。所谓"以毒攻毒"的说法即来自于其临床的疗效。然而，毒性中药药性峻猛、含有毒成分，使用不当易对患者机体产生损伤，甚至造成难以挽回的后果。如何能让毒性中药在发挥治疗作用的同时又能保证其临床应用的安全性？数千年来，历代医药学家采用独特的中药炮制技术炮制毒性中药，使其降低毒性，缓和药性，保存或增强疗效则是毒性中药得以安全应用于临床的重要法宝。中药炮制解毒增效是中药炮制的主要目的，炮制解毒技术则是中药炮制学科中最具特色的技术组成。随着中药炮制学科的发展和理论体系的不断丰富，毒性中药的炮制亦形成了独特的炮制技术体系和炮制解毒理论。

中药炮制技术起始于春秋战国时期。成书于战国时期的《五十二病方》是目前我国发现的最早记载有炮制内容的医书。书中包括了净制、切制、水制、火制、水火共制等炮制技术，其中就有对毒性中药的炮制，如“取商牢（陆）渍醯中”，这就是现在毒性中药商陆的醋制法，为缓和峻下毒性的最早炮制解毒技术的记载。自汉代后，伴随着炮制技术的进步，毒性中药的炮制解毒技术不断发展，理论愈发完善。古代医家有言：“凡小毒大毒之药，贵在炮制，去毒存性”，中药炮制是中药进入临床应用前的关键环节，炮制去毒是为了保证用药安全，存性是为了保障临床疗效，经过炮制后的毒性中药临床应用更加安全、有效。

由于毒性中药的应用涉及临床预防、治疗疾病过程中对于生命和机体的安全性问题，毒性中药从饮片生产、市场流通、临床应用等一直都是国家药品食品管理部门的重点监管对象。早在 1988 年，国家就发布了《医疗用毒性药品管理办法》，2014 年国家食品药品监督管理总局又针对毒性中药饮片的生产等过程发布《药品生产质量规范（2010年修订）》中药饮片等 3 个附录的公告[2]，对毒性中药的采购与毒性中药饮片的生产、贮藏、流通、使用等环节发布了专门的管理条例。因此对于毒性中药的整个产业链过程，从国家到地方、从饮片生产企业到临床应用单位，都应根据相应的管理规范进行严格的监管。

正是因为毒性中药既具有毒性，又具有临床疗效，经过炮制，可以降低或者消除毒副作用、保存或者增强疗效，毒性中药的炮制解毒技术愈来愈受到各方面的重视。国家“九五”至“十三五”从攻关到支撑计划到现在的重点专项都对包括中药炮制解毒技术在内的中药炮制技术和饮片质量进行立项资助；毒性中药的炮制解毒技术被列入《中国禁止出口、限制出口技术目录》，国家明确要求对毒性中药的炮制技术实施知识产权保护；广大中药领域研究者、饮片生产企业、临床药学服务专家和临床医生等都对毒性中药的炮制解毒和临床应用的安全性和有效性给予极高的关注。

中药炮制是中医临床用药的主要特点之一，也是中药区别于天然药物的主要特色之一，而中药炮制中的解毒技术、解毒作用和炮制解毒机制则成为中药炮制学科的重要内容和重要课题。

二、近年最新研究进展

（一）毒性中药炮制回顾

1. 毒性中药分类、毒性作用机制和炮制解毒技术

（1）毒性中药的分类

我国最早的药书《神农本草经》将中药分为上中下三品，其中下品为有毒攻病之药。黄帝内经《素问·五常政大论》则把中药分为两类，即有毒和无毒，其中，有毒中药分成三类：大毒、常毒、小毒。李时珍的《本草纲目》中共记载有毒药物 342 种，把中药毒性的描述分四类[3]，即大毒、有毒、小毒、微毒。《中国药典》（2015 版）共收载毒性中药 82 种，分为大毒、有毒、小毒三类，其中大毒有 10 种、有毒有 42 种、小毒有 30 种[4]。

国家药典是国家法典，需严格遵照执行，因此药典中收载的毒性中药品种和饮片质量标准应引起中药乃至中药炮制领域各方面的重视。

20 世纪 80 年代末期，我国颁布的《医疗用毒性药品管理办法》，其中毒性中药的管理品种为 28 种，这 28 种毒性中药为：砒石（红砒、白砒）、砒霜、水银、生马钱子、生川乌、生草乌、生白附子、生附子、生半夏、生南星、生巴豆、斑蝥、青娘虫、红娘虫、生甘遂、生狼毒、生藤黄、生千金子、生天仙子、闹羊花、雪上一枝蒿、红升丹、白降丹、蟾酥、洋金花、红粉、轻粉、雄黄。28 种特别监管的毒性中药中既包括了现版药典收载的有大毒中药 10 种，也包括了现版药典中部分的有毒中药。

（2）毒性中药的毒性作用和主要毒性成分

毒性中药的作用主要表现在对中枢神经系统的毒性，主要是损害人体中枢神经系统，如含乌头碱的川乌、草乌、附子等；含雷公藤碱的雷公藤和昆明山海棠；含马钱子碱的马钱子、马钱子粉等；含莨菪碱的曼陀罗、洋金花、天仙子等。对循环系统的毒性，如洋地黄、万年青、蟾酥、夹竹桃、络石藤、商陆、苍耳子等，其毒性成分多是苷类；对消化系统的毒性，如藜芦、常山、芫花、藤黄、商陆、甘遂、大戟、巴豆、千金子等；对肝肾功能有损害的中药，毒性成分多为毒素、毒蛋白及一些重金属类元素，此类药物可使肝、肾功能受到不同程度的损害，如斑蝥、青娘子、巴豆、苍耳子、蜈蚣、铅丹、轻粉、雄黄等。对皮肤、黏膜、肌肉等局部组织有刺激性或腐蚀性的中药，如斑蝥、芫花、商陆、生天南星、生半夏、巴豆、硫黄等，这些毒性中药若口服则产生刺痛、肿胀、麻舌感、刺激咽喉和胃肠道黏膜引起呕吐、腹痛、腹泻等消化道刺激症状，外用可刺激黏膜、皮肤，引起发红、烧灼感、水疱，甚则溃烂，影响到肌肉组织等[5-17]。

28 种国家监管的毒性中药，其主要的毒性成分已经研究得比较清楚。如生物碱类：川乌、草乌、附子、马钱子、夹竹桃等；毒蛋白类：巴豆、半夏等；萜类与内酯类：京大戟、甘遂等；有毒重金属、有害元素及无机化合物类：雄黄、砒石、轻粉等；毒针晶类（毒蛋白针晶）：半夏、天南星、白附子等；脂肪油类：巴豆、千金子等[8-23]。

（3）毒性中药的炮制解毒技术

1）净制去毒。净制去毒指药物在净选加工过程中，通过除去含有有毒成分的非药用部位，以达到降低或消除药物毒副作用的方法。如蛤蚧毒在眼、蕲蛇毒在头、全蝎毒在尾，应用前均需去除这些部位。

2）水制去毒。水制去毒是指药物经过水洗、水漂、水泡、水浸等过程处理时，其所含的某些毒性成分溶于水而降低毒性。如天南星、附子、半夏等。有又如朱砂水飞降低游离汞、雄黄水飞降低三氧化二砷等，从而降低毒性。

3）加热解毒。加热解毒，即通过炒、爆压、砂烫、蒸煮、焙等方法加热破坏，减少或转化毒性物质。古有“水煮三沸，百毒皆消”之说，如川乌、草乌通过水煎煮的处理，双酯型乌头碱水解转化为毒性更小的乌头原碱和乌头次碱，达到解毒目的。马钱子通过砂炒或油炸等加热炮制方法，使马钱子中的马钱子碱及士的宁转化为其氮氧化物，毒性低于马钱子碱和士的宁使毒性降低。蜈蚣通过焙法也可降低毒性[8]。

4）加辅料解毒。加辅料解毒是指药物与米、灶心土、麦麸、酒、醋、蜂蜜、姜汁、甘草汁、白矾水、豆腐等各种辅料共制，利用辅料来吸附、结合、转化毒性中药的毒性成分，从而降低或者消除中药毒性的方法，如米炒斑蝥。

5）制霜解毒。制霜法，即将某些富含油脂类毒性成分的果实种子类药材，经过加热、压榨去油或结晶，以减少炮制品中毒性成分的含量，成为松散药材粉末或粉渣或析出结晶的方法。如巴豆，汉代《金匮玉函经》有“去皮心，复熬变色”“别捣令如膏”的炮制方法。

6）复制解毒。将药材加多种辅料，反复炮制以减毒的方法。如半夏、天南星、白附子等，要加入白矾、生姜、甘草等，反复炮制，可使之减毒。

2. 毒性中药的炮制研究

（1）毒性中药炮制解毒原理研究

炮制可不同程度解除药物毒副作用，大大提高用药安全。近年来，对于炮制为什么能够解毒的研究较多，已有半夏、天南星、甘遂、巴豆、马钱子、附子等毒性中药的炮制解毒作用和炮制解毒机理研究报告，取得了较好的研究进展[24–26]，并能够阐明炮制解毒机理。以大戟科植物为例[27]，京大戟、狼毒、甘遂均属于大戟科大戟属的根类有毒中药，毒性成分均为萜类成分，经过醋制后萜类成分发生结构转化，毒性高的萜类成分含量降低，而具有调节水通道蛋白、产生利尿作用的萜类成分含量升高，说明在炮制过程中，毒性成分与效应成分发生的转化，这些研究成果可用于饮片质量标准的制定和炮制工艺的改革，同时提出了一些现代的炮制解毒理论。对于毒性中药的炮制解毒原理可主要归纳为三方面：一是使毒性成分分解或水解而造成结构改变，如川乌、草乌炮制后乌头碱水解成乌头原碱、马钱子炮制后马钱子碱转化为异马钱子碱；二是使毒性成分含量减少，如巴豆炮制后巴豆毒蛋白和脂肪油含量降低、千金子炮制后毒性的千金子甾醇、脂肪油减少；三是利用辅料的解毒作用，如白矾制天南星、白矾制半夏，辅料白矾具有破坏毒性成分的作用等。

然而，许多中药的毒性成分亦是其有效成分，在提高药物安全性的同时，中药药效也会受到相应的影响。因此，近来关于炮制“解毒存效、解毒增效”的研究不断深入，期望能够证明在中医药理论指导下，根据药物有效成分、用药需求、中医辨证施治，采用不同炮制方法对中药药方中的对应药物进行炮制，对其临床施治具有较大的影响。既能降低和消除药物的毒副作用，也可增强药物的药理作用和临床疗效。

（2）国家对于毒性中药的监管

我国在 1988 年颁布了《医疗用毒性药品管理办法》（国务院令第 23 号，1988），明确规定毒性中药管理品种为 28 种（见“毒性中药的分类”），到目前为止，该管理规定已经颁发了整30年之久，自颁发之日起至今，该28种毒性中药一直作为从地方到中央各级政府的药品部门严格执行监管的药物。2014年，国家食品药品监督管理总局发布《药品生产质量规范（2010年修订）》中药饮片等3个附录的公告，在“附录－中药饮片”中对毒性中药的采购与毒性中药饮片的生产、贮藏、流通、使用等环节发布了专门的管理条例。

管理条例规定：凡加工炮制毒性中药，必须按照《中华人民共和国药典》或者省、市、自治区、直辖市卫生行政部门制定的《炮制规范》进行；毒性中药饮片生产许可，必须经过省级药监部门批准后方可生产；毒性中药材加工、炮制应使用专用设施和设备，并与其他饮片生产区严格分开，生产的废弃物应经过处理并符合要求；从事毒性中药材等有特殊要求的生产操作人员，应具有相关专业知识和技能，并熟知相关的劳动保护要求；毒性中药材和毒性中药饮片的生产操作应当有防止污染和交叉污染的措施，并对中药材炮制的全过程进行有效监控；购进毒性中药材外包装上应有明显的标志；收购、经营、加工、使用毒性药品的单位必须建立健全保管、验收、领发、核对等制度；严防收假、发错，严禁与其他药品混杂，做到规定仓间或仓位，专柜加锁并由专人保管；毒性药品的包装容器上必须印有毒药标志，在运输毒性药品的过程中，应当采取有效措施，防止发生事故；生产毒性药品及其制剂，必须严格执行生产工艺操作规程，在本单位药品检验人员的监督下准确投料，建立完整的生产记录，并保存5年备查。在生产毒性药品过程中产生的废弃物，必须妥善处理，不得污染环境。

上述有关管理规定条款的表明，国家对于毒性中药生产从源头开始到饮片炮制生产到饮片的市场流通乃至临床应用，整个产业链都制定了严格的管理规范和程序，并作为法定条例必须严格执行，其目的就是为了毒性中药临床应用的安全、有效。

（二）学科发展动态

对毒性中药的炮制研究，一方面通过对药物炮制的历史沿革及国家药典和地方炮制规范确定药物的炮制解毒工艺；同时通过文献研究，确定毒性中药的临床中毒表现、可能存在的毒性成分，以建立合适的动物毒理评价模型；并且重视毒性中药的毒性与效应之间的相关性，包含有效成分的结构类型、药理作用、临床功效等，并结合药物的炮制工艺进行设计，确定炮制解毒研究的设计思路和方法。通过建立毒性评价模型和效应评价指标，分离筛选毒性部位进行筛选，纯化毒性成分，从整体、系统、器官、细胞、分子多水平和多层次研究有毒中药的毒性机制及毒性成分的毒性作用机制；此外，对有毒中药的效应物质进行研究，阐明毒性物质与效应物质之间的相关性，阐明炮制前后毒性及药效变化与成分变化的相关性，从而揭示有毒中药炮制解毒、存效或增效的机制，并为炮制解毒工艺规范化及饮片质量标准研究提供科学依据。

近年来对于毒性中药的炮制研究主要集中在以下内容：

（1）炮制对毒理的影响[28-32]

毒性中药毒副作用的考察，一般从急性毒性、长期毒性、特殊毒性和刺激性等方面进行，多方面综合评价中药炮制前后的安全性，为临床安全合理用药提供依据。

炮制对急性毒性的影响：生半夏具有强烈的刺激性毒性，小鼠急性毒性试验表明，生半夏混悬液小鼠腹腔注射的 LD_{50} 为 3.5 g/kg，而经过炮制的姜汁煮半夏、姜矾半夏、矾半夏均未见明显毒性。雷公藤炮制前后急性毒性比较结果显示，生品雷公藤 LD_{50} 为 111.45 g/kg，经莱菔子炮制后 LD_{50} 为 155.37 g/kg，毒性明显降低。高乌头具有较大毒性，急性毒性实验表明生品高乌头的 LD_{50} 为 1.424 g/kg，甘草汁炮制后的 LD_{50} 为 2.625 g/kg，说明炮制能够降低高乌头的毒性。再如蒙古族常用药物狼毒生品 LD_{50} 为 2.694 g/kg，而诃子汤制狼毒 LD_{50} 为 4.309 g/kg，诃子汤炮制可明显降低狼毒毒性。

炮制对长期毒性的影响：经过炮制后的炮制品虽然毒性降低，但仍属于有毒中药，临床上不可长期大量服用。如制川乌，观察大鼠长期（3 个月）灌胃制川乌后对脏器指数变化的毒理影响，表明制川乌能增加肺指数，说明制川乌长期服用可导致肺脏水肿、炎症等有病理变化；增加肾上腺指数，有使血糖升高等肾上腺素样作用。观测大鼠长期口服制川乌后 11 项血生化指标的变化来评价和比较其安全性，发现制川乌组与对照组比较丙氨酸氨基转移酶含量明显升高；白蛋白含量单项减低；并能使血糖升高，因此临床上应考虑服药期间血糖变化带来的影响。

炮制对特殊毒性的影响：马钱子炮制过程中马钱子碱可转化为马钱子氮氧化物，通过斑马鱼胚胎发育实验，发现给药后 24 小时、96 小时的马钱子碱氮氧化物 LC_{50} 分别是马钱子碱的 15 倍和 10 倍，其孵化率和成活率明显高于马钱子碱组，表明马钱子碱氮氧化物较马钱子碱对斑马鱼胚胎的毒性有显著降低。生甘遂有促肿瘤生长作用，而炮制品醋甘遂的促肿瘤作用明显减弱。

炮制对刺激性的影响：半夏的毒性主要表现为对口腔、咽喉、胃肠道等黏膜的刺激性，引起肿胀麻木、呕吐、腹泻等症状。家兔眼结膜及小鼠腹腔刺激性实验表明，生半夏刺激性最强，刺激性程度依次为：生半夏 > 姜浸半夏 > 姜矾半夏 > 矾半夏 > 姜汁煮半夏，研究表明半夏中由蛋白结合草酸钙形成的特殊针晶以及药物中的凝集素蛋白是半夏主要的毒性成分，8% 的明矾水和 pH>12 的碱性溶液对生半夏中具有特殊针样晶形的草酸钙针晶具有破坏、溶解作用，对凝集素蛋白具有降解、变性沉淀作用，因而可显著降低或消除其刺激性毒性。醇制半夏也能够降低对家兔结膜的刺激性，使大鼠腹腔渗出液 PGE_2 量降低，而对半夏中核苷等水溶性成分无显著影响，表明醇制法可作为半夏减毒存效的新方法。掌叶半夏所含毒针晶和凝集素蛋白可刺激机体呈现炎症反应，导致炎症介质释放，而掌叶半夏矾制后亦可显著降低其致炎作用。

（2）炮制对毒性成分和毒－效成分转化的影响

毒性中药，除少部分毒性成分可以通过炮制去除以消除毒副作用以外，大部分的毒性中药按照以毒攻毒的理论，含有的成分既是其毒性成分，又具有功效。炮制可以改变毒性成分的结构使毒性降低，并转化成具有疗效的成分，从而保证临床应用安全、有效。

附子的炮制品药典收载附片（黑顺片、白附片）、盐附子、淡附子和炮附片。炮制方法和工艺各不相同，但均能使附子中毒性剧烈的双酯型乌头碱转化成毒性仅双酯型乌头碱1/2000~1/4000的亲水性氨基醇型乌头原碱。附子中双酯型二萜类生物碱既是主要毒性成分，又是镇痛、抗炎的有效成分。炮制后由于双酯型乌头碱类成分破坏而使其毒性降低，成分含量与生品饮片相比，相差通常为10倍，但其镇痛、抗炎作用仍然明显。若是炮制太过，毒性成分虽水解完全，但药效也降低[33-34]。北京中医药大学谭鹏课题组分析了乌头碱和次乌头碱在水中模拟炮制不同时间下的水解产物，乌头碱和中乌头碱在稀乙醇中的模拟炮制产物发现了四种特征成分，乌头碱和次乌头碱在甲醇中加热的反应产物发现了三种新的反应产物，这些新产物的发现为乌头属中药炮制、制备药酒和成分分析等方面的研究提供了新的依据，也为乌头类有毒中药的炮制工艺优化和质量标准提高提供了依据。成都中医药大学黄勤挽课题组研究表明，附子炮制过程前期总生物碱含量逐渐降低，后期略升高；双酯型生物碱明显降低；单酯型生物碱呈现升高 – 降低 – 再升高的趋势；4种水溶性成分（盐酸多巴胺、尿嘧啶、腺苷、鸟苷）在泡胆、切片漂洗均下降，最终稍降低或维持在较低水平。各环节样品水提液的急性毒性变化主要与胆巴的含量相关，基本不表现乌头碱类毒性。样品醇提液急性毒性，泥附子、漂附片主要与双酯型生物碱有关，胆附子、煮附子、冰附子是双酯型生物碱和胆巴中毒的共同反应；毒性大小顺序为：胆附子 > 煮附子 > 冰附子 > 泥附子 > 漂附片＞蒸附片，黑顺片基本无毒。对大鼠在体心脏毒性的影响，胆巴不会引起直接的心脏毒性，各样品点心脏毒性原因及强度与急性毒性类似。

南京中医药大学蔡宝昌团队研究发现马钱子炮制过程中加热导致士的宁和马钱子碱醚键断裂开环，转变成它们的异形结构和氮氧化物，转化后的这些生物碱较其原型生物碱毒性变小，且保留或增强了生物活性。研究表明，士的宁和马钱子碱的毒性分别比它们相应的氮氧化物大10倍和15.3倍；而镇痛、抗炎作用，马钱子碱氮氧化物强于马钱子碱；抑制K652、HeLa肿瘤细胞作用，异士的宁氮氧化物强于士的宁及马钱子碱；抑制HEP2肿瘤细胞，异马钱子碱氮氧化物强于士的宁及马钱子碱。马钱子炮制品及其经炮制后转化的生物碱对呼吸中枢和血管运动中枢的作用则没有降低。阐明了砂烫马钱子主要通过改变生物碱的结构来达到解毒存效的炮制机制[35]。

南京中医药大学吴皓课题组研究发现天南星科的毒性中药半夏、天南星、白附子、掌叶半夏临床中毒具有共性的毒性表现，主要为因接触刺激产生严重的炎症反应，其毒性物质是该科植物毒性中药中均含有的尖锐细长具倒刺的毒针晶，针晶上带有的毒蛋白。进一步以天南星科4种有毒中药毒针晶中蛋白类成分为研究对象，采用蛋白质谱及生物信息学分析，发现4种毒针晶中的毒蛋白是相应药物的凝集素蛋白，分子量约12kDa。凝集素蛋白具有极强的诱发炎症作用，可诱导中心粒细胞迁移，并协同毒针晶加重炎症反应程度，说明4种有毒中药中的凝集素蛋白是共性的毒蛋白。进一步的研究发现，4种毒性中药产生毒性的作用机制是：毒针晶可刺入机体组织，针晶带有和药物中的凝集素蛋白随之进入机体组织，刺激巨噬细胞活化，诱导氧化应激，激活NF-κB、MAPK、炎性小体等炎症信号通路，促发炎症因子大量释放，导致炎症级联反应，产生强烈的急性炎症毒性。该科属4种有毒中药的毒性是毒针晶的机械刺激和凝集素蛋白促发炎症共同的结果。采用白矾炮制解毒，研究发现白矾溶液中Al^{3+}可与组成毒针晶的草酸钙中草酸根形成稳定的络合物，促使草酸钙溶解，毒针晶的刚性结构被破坏，机械刺激消失；同时白矾溶液使针晶带有的和药物中的凝集素蛋白溶解并降解，破坏蛋白的结构，促炎效应显著降低，双重作用导致4种有毒中药的毒性显著下降，以上研究首次发现天南星科4种有毒中药含有共性的凝集素蛋白具有促发炎症的毒性作用，阐明了凝集素蛋白与该科有毒中药产生急性炎症毒性的相关性；首次揭示采用白矾溶液炮制天南星科4种有毒中药进行解毒的共性机制。在上述研究的支撑下，该课题组经过多年研究的总结和归纳，提出了“有毒中药炮制解毒共性规律理论”。

中国中医科学院中药所王祝举课题组同样证实天南星中具有特殊晶型结构的草酸钙针晶即是产生刺激性毒性的物质；矾水炮制能有效地降低天南星的毒性，其机理就是明矾中的铝离子能够与草酸钙中的草酸根离子结合，生成草酸铝络合物，破坏了草酸钙针晶的原始形态，从而失去了刺激作用，达到了炮制减毒的效果。他们的研究结果进一步证实天南星科的毒性中药炮制解毒的机理是由于辅料白矾的解毒作用。

北京中医药大学王英姿课题组以毒性和药效评价指标为导向，研究比较了千金子制霜前后的药理作用和化学成分含量变化，确定千金子石油醚部位为其主要毒-效部位，用现代分析手段进行了化学成分的分离鉴定，研究结果表明千金子能提高胃肠道平滑肌的敏感性，促进肠蠕动，制霜后对胃肠道刺激作用减弱；研究发现千金子中二萜醇酯类成分千金子素L1、L2、L3可能为P-gp的底物，可阻断P-gp对底物的外排作用，并且能被肠微粒体CYP450酶所代谢分解。研究表明千金子制霜后对促炎因子的抑制作用高于生品，对肠道黏膜炎症和损伤减弱。该研究从整体动物、细胞、分子水平研究千金子制霜减毒的作用机理，为千金子临床使用的安全性评价提供了参考依据，并对千金子的合理用药起到一定的指导作用。

南京中医药大学张丽课题组基于中医临床采用醋制降低甘遂毒性的实践，以模式生物斑马鱼、小鼠脾淋巴细胞、巨噬细胞、L-O2肝细胞、GES-1胃细胞和IEC-6肠细胞等建立了甘遂毒性评价体系，通过系统的提取分离，明确了乙酸乙酯部位为甘遂毒性部位及醋炙能够降低甘遂乙酸乙酯部位的毒性。研究表明醋炙后甘遂中毒性萜类含量有所下降。研究推测甘遂醋炙减毒的作用机理可能是其毒性较大巨大戟烷型二萜醇酯类化合物经醋炙水解为毒性较小的醇。本研究亦提示在醋炙过程中加热和醋润两个炮制程序能起到降低甘遂毒性的协同作用，为揭示甘遂醋炙减毒的内在本质，保证临床用药安全有效提供了依据。

南京中医药大学郁红礼课题组对大戟科大戟属的毒性中药炮制解毒开展了研究，初步揭示了醋制解毒的共性机制：大戟科大戟属的 3 种毒性中药京大戟、甘遂、狼毒经醋制炮制后，致炎及肠细胞毒性作用显著降低，其解毒作用与破坏二萜类毒性成分的结构相关。醋制可使京大戟中 casbane 型二萜类成分含氧环的破坏，生成双键，毒性较强的成分转化为毒性较弱的成分，从而降低毒性；醋制也可致狼毒、甘遂中酯类二萜类成分含量显著下降，其机制可能与二萜成分醋制后水解，结构被破坏相关，从而减轻毒性，为大戟科有毒中药炮制解毒工艺的优化和饮片质量标准建立奠定了坚实的基础。

上述炮制研究均表明，毒性中药经过炮制解毒技术炮制后，可以降低或者消除其毒副作用，保存药效或增效，尤其是炮制解毒机理的阐明和揭示，为传统炮制解毒技术的科学性、合理性提供了佐证，同时也为毒性中药炮制后饮片标准的制定、炮制工艺的规范、炮制技术的改革与创新奠定了坚实的理论基础。

（3）炮制对毒性中药药效的影响

毒性中药经过炮制后，可以降低毒性，缓和药性，保存或增强疗效，这些在药理作用上均可以得到体现。

附子，被誉为回阳救逆第一要药，附子炮制前后水煎液能显著提高离体蛙心振幅的作用，附子最大提升 56.69 ± 52.34%，而炮附子最大提升 91.11 ± 87.66%。附子炮制后还能延长强心时间，有学者比较了附子炮制前后对急性心衰大鼠血流动力学的影响，结果表明无论生附子还是炮附子都具有强心作用，生附子起效快，作用强，但维持时间短；经过炮制后的炮附子作用慢，弱于生附子，但维持时间长，二者强心作用成一定的量 – 效、时 – 效关系[36]。

雷公藤，味苦，有大毒，作为传统中药具有活血化瘀、清热解毒、消肿散结、杀虫止血的功效，是现代临床上用于治疗风湿性关节炎、强直性脊柱炎、红斑狼疮、肾病综合征等自身免疫系统疑难杂症疗效最为确切的一味中药。雷公藤化学成分复杂，目前从雷公藤中分离的单体化合物已有 200 多种，包括二萜类、三萜类、倍半萜类成分，既是其有效成分又是毒性成分。以莱菔子汁作为辅料炮制雷公藤既能降低毒效成分雷公藤甲素和雷公藤红素的含量，又可提高雷公藤的抗炎作用[37]。

商陆为峻下逐水药，来源于商陆科植物商陆或垂序商陆的干燥根，性寒、味苦，有毒，归肺、脾、肾、大肠经；具有逐水消肿、通利二便的功效。商陆的特征性化学成分为三萜皂苷类化合物，是一大类皂苷元母核基本相同而连接的基团和糖分子不一的多种成分。目前研究表明，该类成分既是药效成分又是毒性成分，即部分皂苷类成分具有利尿、抗炎作用，同时部分皂苷类成分又有肠黏膜刺激、致炎致泻[38]的毒性作用。醋制法炮制商陆可降低其毒性成分商陆皂苷 B、C 含量，缓解腹泻毒性作用[39–40]，同时药效成分商陆皂苷 A 含量未见明显下降，保留了商陆利尿的药效作用，达到解毒存效的炮制目的。

（三）学科重大进展及标志性成果

1. 学科重大进展

（1）创新炮制解毒技术

炮制作为中药饮片生产过程中解毒增效的重要技术，在历史上就备受历代医药学家的重视，发展至今，更加高效安全的炮制新工艺不断发展，为毒性中药的临床应用保驾护航。

1）双向发酵法。“双向发酵”是一种现代发酵工艺，这种工艺源于传统的发酵法，通过纯种发酵的技术应用于毒性中药的炮制，药材营养为真菌生长所用，有毒成分又在真菌体内酶的催化下发生转变，以达到降低或消除毒副作用，产生或增强疗效的目的，是适合中药现代化生产的新途径。天南星，有毒，需炮制方可内服。《中国药典》2015 版收载了生天南星、制天南星和胆南星三种，其中胆南星是采用生南星加上胆汁进行发酵炮制的炮制品。

2）微波炮制工艺。微波炮制技术是物料吸收微波后通过偶极子旋转和离子传导 2 种方法内、外同时加热药物的方法。相较于传统热处理，微波炮制技术能大大缩短加热时间，提高炮制效率。苦杏仁，有小毒，大量服用易引起中毒，需炮制后服用。传统的苦杏仁炮制方法包括焯法、蒸发、炒法等，而改进后的苦杏仁微波炮制工艺，保苷效果好，为苦杏仁的加工炮制提供了新技术。

3）爆压炮制工艺。爆压炮制工艺是指利用现代设备，使药物在旋转加压条件下加热，待压力达到一定程度，减压爆出药物，以达到去毒目的的方法。马钱子生品有大毒，一般炮制后使用。《中国药典》2015 版收载马钱子的炮制方法为砂烫法。近年出现了压爆法炮制马钱子的方法，具有良好的降低毒性的作用。

4）膨化炮制技术。膨化技术是指利用相变与气体的热压效应原理，使物料内部的液体快速升温汽化，通过外部能量供应，物料内部压力增加，并通过气体的膨胀力带动组分中高分子物质发生性质改变，从而使物料成为具有蜂窝状组织结构特点的多孔性物质。半夏生品有毒，需炮制方可内服。《中国药典》2015 版收载了半夏 4 种炮制品，即生半夏、清半夏、姜半夏、法半夏。程芬[41]研究了膨化技术对半夏的影响，结果显示半夏经膨化炮制后，组织结构发生变化，质地疏松，半夏多糖含量增加，刺激性成分——草酸钙针晶含量大大降低，为半夏的炮制提供了新的方法。

（2）阐明炮制解毒机理

为防止中药在临床应用时产生中毒和不良反应，毒性中药的炮制解毒研究已被国家列入重点研究课题。近年来，对于炮制解毒原理的研究取得了长足的进步[42-45]，到目前为止，采用相应的炮制解毒技术炮制毒性中药，已经可以阐明的炮制解毒原理有毛莨科的川乌、草乌、附子、雪山一支蒿、铁棒锤采用水煮法炮制解毒；天南星科的毒性中药半夏、天南星、白附子、掌叶半夏、海芋采用白矾生姜煎煮炮制解毒；大戟科的京大戟、甘遂、狼毒采用醋制法缓和峻下之性；芫青科的斑蝥、红娘子采用米炒法降低毒性等。另外，如马钱子砂炒、巴豆加热压去油制霜、千金子制霜、胆南星发酵降毒等炮制技术的解毒机理也在得到不断的揭示，更多的毒性中药炮制解毒原理的研究正在进行中。相信在不远的将来，采用炮制解毒技术为什么会降低或者消除其毒副作用的现代科学内涵会得到更多的阐明，也将会为毒性中药饮片的炮制工艺改革和创新、毒性中药炮制品的饮片质量标准的建立和制定等带来质的飞跃。

（3）制定毒性中药饮片标准

毒性中药经过炮制成为毒性中药饮片，在饮片标准上，以往除少数有大毒的饮片如川乌、草乌、巴豆等有饮片标准以外，大部分因毒性成分不清，炮制解毒机制不明，无法建立饮片标准，也难以控制炮制程度和饮片质量。

国家从“十五”攻关计划、“十一五”支撑计划，都对中药饮片的标准研究进行立项资助，其中“十五”期间支持了50味中药饮片的炮制工艺规范化和饮片标准化研究，“十一五”期间又重点支持了炮制辅料标准和炮制共性技术的规范化和饮片标准研究。在“十二五”期间，开展了诸如硫黄熏蒸技术、饮片产地加工与炮制一体化的重点项目研究，“十三五”期间国家开始启动中药的标准化研究，从成方制剂中的饮片标准到药材种植、炮制工艺、饮片成品的标准均作为重点支持对象，在这些重点研究的炮制工艺和饮片标准中，诸如半夏、天南星、白附子、狼毒、甘遂、京大戟、附子、千金子等毒性中药饮片均建立了规范的炮制工艺和制定了饮片标准，并在近年来颁布的国家药典中作为国家法定饮片标准收载和颁布。

2. 标志性成果

（1）提出“有毒中药炮制解毒共性规律理论”

将现代植物学科属分类、植物化学分类学的理论和传统的炮制解毒技术和毒性中药毒性进行融合分析，提出“毛茛科有毒中药炮制解毒共性规律、天南星科有毒中药炮制解毒共性规律、大戟科有毒中药炮制解毒共性规律、芫青科有毒中药炮制解毒共性规律、茄科有毒中药炮制解毒共性规律……”；根据含有同类有毒成分的毒性中药，融合炮制解毒技术，提出“蛋白类有毒中药炮制解毒共性规律、有毒重金属矿物类有毒中药炮制解毒共性规律、树脂类有毒中药炮制解毒共性规律、脂肪油类有毒中药炮制解毒共性规律、挥发油类有毒中药炮制解毒共性规律……”等。

有毒中药炮制解毒共性规律理论可指导一类毒性中药的炮制解毒机制研究，分析其科属特征、成分类别、毒性表现、炮制解毒技术，可以归纳总结出共性的毒性成分类别、相同的炮制解毒技术，从而通过现代科学技术手段的应用，揭示其共性的炮制解毒机制，建立规范的炮制解毒工艺，指导饮片质量标准的建立。炮制解毒共性规律理论同样也可指导非毒性中药饮片的炮制研究和炮制工艺改革，如炮制技术相同、同属同科属的中药，临床具有类似的功效，可以总结出炮制增效的共性规律，该理论具有实际应用价值和普遍的理论指导意义。

（2）揭示毒性中药炮制解毒机制

天南星科毒性中药天南星、半夏、白附子、掌叶半夏炮制解毒共性机制：辅料白矾的铝离子在炮制过程中可使毒针晶的草酸钙溶解。另外，白矾溶液促使毒蛋白凝集素毒蛋白降解、变性，两种途径达到炮制解毒的作用。

大戟科大戟属毒性中药炮制解毒共性机制：醋制使得大戟科大戟属毒性中药的毒性“萜类成分”醋制后发生的含量及结构变化，包括酯键水解、环氧环开环等，既达到了降低毒性的目的，又保留了这些中药泻下、利水、通便的作用[46]。

毛茛科毒性中药炮制解毒共性机制：在水煮制的炮制过程中，乌头碱的 C_8 和 C_{14} 位上的酯键水解，最后得到亲水性氨基醇类乌头原碱，从而使得炮制后的制川乌、制草乌、制附子等的毒性仅为原来生品双酯型乌头碱的 1/4000 ~ 1/2000。

芫青科毒性中药炮制解毒共性机制：其共性毒性成分斑蝥素升华点为 110℃，在米炒炮制时温度为 130℃左右，正适合斑蝥素的升华，又不至于温度太高致使斑蝥焦化。当与米同炒时，斑蝥均匀受热，使斑蝥素部分升华而含量降低，从而使其毒性降低。

根据中药毒性成分的中毒机制以及各类药物的共性毒性成分，针对性地进行炮制解毒效果显著，既具有理论意义，又可实际指导临床应用。

（3）毒性中药饮片标准收载入国家法定标准

2010 版国家药典明确炮制后的中药饮片是中医临床处方配伍的基础药物，是中成药制剂的原料药，并单列了 328 种中药的饮片标准。在其中，单独作为饮片单列的毒性中药饮片标准有清半夏、姜半夏、法半夏、天南星、制天南星、胆南星、绵马贯众、马钱子粉、巴豆霜、制川乌、制草乌、千金子霜。毒性中药饮片标准上升为国家法定标准，对于毒性中药的饮片质量控制是一个巨大的进步。2015 版药典中毒性中药饮片标准与 2010 版相同。而即将发布的 2020 版药典，修订的毒性中药饮片又增加了附片、淡附片、炮附片、生巴豆、马钱子粉、胆南星、全蝎、蕲蛇、蜈蚣、生狼毒、干漆、天仙藤、白屈菜、三颗针、榼藤子、使君子等，上述毒性中药饮片将作为单列的饮片品种从性状、浸出物、水分、灰分以及含量测定、含量限定等方面来加以控制炮制成度和饮片质量。

（4）创新中药炮制解毒增效原理研究思路

中药炮制后毒性、药性和药效的变化，其根源是中药经炮制后内在物质基础发生了质变或量变，而毒性中药的毒性成分在炮制过程中发生的变化，是其毒－效转化的物质基础，同时毒性成分转化为低毒的效应成分在被服用后进入机体的吸收与代谢转化是其发挥药效的关键。因此，多学科知识体系的交叉和现代先进技术的应用如中药化学技术（如色谱分离技术、波谱鉴定技术）、现代分析技术（HPLC-MS/MS、GC-MS 以及 UPLC-QTOF-MS 等），系统分析毒性中药饮片炮制前后的成分变化，寻找炮制后质变和量变特征成分，进而探明质变和量变特征成分在炮制过程中的变化规律、转化机制，然后利用中药药理学、毒理学、药代动力学、分子生物学等手段，比较炮制前后质变与量变成分的毒性、药效、生物活性及体内吸收与代谢等方面差异，从而揭示毒性中药的炮制解毒增效机制是近几年来该领域研究的发展趋势，所得研究结果既能阐明炮制解毒机制，又能指导炮制工艺的优化和生产的规范、临床的实际应用，丰富中药炮制理论，从而推动中药炮制学科的发展[47]。

三、本学科与国外同类学科比较

在我国的中药领域，毒性中药可通过炮制技术达到解毒存效或增效的目的。这些技术方法与手段历经临床几千年的实践，得到了临床验证并形成了我国独特的炮制解毒技术和理论体系。国外对于中药毒性研究起步较晚，并且很多理解与认知都是由中国传播过去，并在其本国后期发展中形成了相应的理论体系，如汉方医学、韩药研究等。国外并无中药炮制这一概念，许多植物药仅仅加工成生药直接入药使用，如大黄就只有生大黄一种，作为生药或天然药物使用，并无熟大黄、炒大黄、醋大黄等炮制品。国外科研机构及企业主要相关研究领域为天然药物及植物药等，其药物的解毒研究更倾向于通过多种药物联合用药、药物的结构修饰等方式以降低药物的毒性。

中草药在世界传统药物中的应用已有数千年之久，尽管一般认为它们是安全的，但越来越多的病例报告显示由于使用它们而引起急性或慢性中毒。为此，国际监管机构发布的《人用药品体外和体内毒性试验》[48]对如何进行毒性评价进行了综述，并将其用于THMS的毒性评价，旨在根据已发表的规范性文件，为传统中草药的毒性风险评估提供科学指南。因此，国际上根据这些已发布法规的汇编，对传统中草药的毒性进行以下试验：卵母细胞毒性、遗传毒性、急性和重复剂量毒性、致癌性、生殖和发育毒性、局部耐受性试验、毒代动力学试验中研究和其他毒性试验，此外还包括安全药理学、免疫毒性和抗原性、内分泌系统毒性、胃肠毒性、肾和肝毒性以及药物相互作用研究。

日本药典收载了高压蒸乌头及其粉、盐溶液漂洗后蒸或高压蒸乌头及其粉、盐溶液漂洗后用氢氧化钙处理的乌头。日本学者山田千鹤子等在20世纪70年代，研究了附子在炮制过程中生物碱和毒性的变化。生附子的剧毒成分为乌头碱与次乌头碱等，经120℃湿热处理40 min所得的制附子中，大部分有毒的乌头碱类生物碱水解成毒性较小的苯甲酰乌头胺和一些可能降低乌头碱类生物碱毒性的与其共存的物质，使制附子基本无毒。80年代末日本的突出贡献，主要是乌头炮制解毒机理的研究，该方面的研究水平当时远高于同时期中国的炮制研究水平。如日本大阪大学北川熏教授等在80年代，开展乌头和附子的炮制机理研究，从炮制前后的附子中分离得到生物碱类成分，并进行了镇痛、抗炎等药效学研究；同时，采用HPLC方法测定炮制前后的含量变化，首次发现有毒的生物碱类成分含量下降，脂肪族生物碱含量升高。90年代末，日本株式会社中央研究所为保证蒸煮川乌粉的质量，研究了4年生长的川乌中生物碱随季节的变化、不同炮制条件下乌头块茎的急毒和慢性毒性。在105℃下蒸煮50 min，500 mg/kg（p.o.）的加工块茎的镇痛作用与0.05 mg/kg（p.o.）的中乌头碱相当。奥地利维也纳大学学者认为乌头碱及其衍生物通常通过热解和水解预处理来解毒，但四逆汤中的甘草主要用于中药解毒，通过形成甘草苷和乌头碱的复合物，可降低水煎液中游离乌头碱的浓度。复方的解毒机理是国外学者很少关注的研究内容，但该研究针对四逆汤的解毒作用机理进行了研究，在对复方的配伍理解方面已与国内水平并跑[49]。

韩国有学者研究了大黄的炮制，对生大黄采用米酒浸泡2小时，蒸后充分干燥，重复七次后几乎完全降低大黄的肝毒性[50]。这些研究采用了新方法炮制大黄，降低了其肝肾毒性。韩国首尔大学 Byeong-Cheol Kang 教授对芫花醋制前后的毒性进行了比较研究[51]；Jinwoong Kim 教授采用液质联用技术分析了马钱子炮制前后主要成分的含量变化[52]，该校在炮制研究领域做了较多探索，并且也在进行韩药相关研究工作，具有一定的研究积累。

然而，目前国际上有关炮制解毒研究与国内的相关研究相比较，国内对毒性中药的毒性及其炮制解毒研究的系统性、深入程度以及水平和所涉及毒性中药的数量都远高于国外，尤其国内在炮制解毒机理研究方面取得了令人瞩目的成就。南京中医药大学蔡宝昌教授的马钱子炮制解毒机理研究、吴皓教授的天南星科毒性中药半夏、天南星、白附子炮制解毒共性规律的研究深入系统，远远领先于国外的相关研究结果。这也说明我国传统的炮制解毒技术作为中医临床用药安全、有效的制药技术，是我国历代医药学家所创造的独特技术，国外难以企及。

综上所述，我国关于毒性中药炮制解毒的研究和技术水平远高于国外，我国毒性中药的炮制研究起步早，具有整套的炮制解毒技术、炮制解毒理论以及丰富的临床应用经验，研究体系较为全面，并借鉴、引进国外的前沿性研究手段和生命科学的前沿性研究成果，为炮制学科所用特别是为炮制解毒存效、解毒增效的机理研究、毒性中药饮片的安全性评价、质量标准的建立和炮制解毒工艺的改革和创新所用。

四、展望与对策

历代医药学家对有毒中药的炮制解毒十分重视，为了避免药物使用时发生中毒，创制并不断改进了多种炮制方法，现代科学研究证明许多的炮制解毒技术具有科学性和合理性，如醋制甘遂、矾制半夏、砂烫马钱子、煮制川草乌、米炒斑蝥、巴豆加热压去油制霜等，这些经过长期实践积累的丰富经验十分可贵。近年来，炮制解毒工艺、炮制解毒机理等方面都取得了长足的进步，系统性的深入研究日益受到重视，科研思路亦愈加活跃，但仍有一些问题，尚待解决。

（1）解毒与存效。有些炮制方法虽然能够去除药物的毒性，但也会使有效物质损失，这既发挥不了毒性中药应有的疗效，也造成了药物的浪费。毒性中药的有效物质与有毒物质即使不是同一种化学成分，如果采用加热破坏或用长时间水处理使有毒物质减少，也必然使有效物质受到一定影响。如半夏的有毒物质不溶或极难溶于水，若采用水漂洗的方法漂洗到无麻辣味，必须经过很长时间的浸泡水洗。这样虽然去掉了刺激性毒性成分，但水溶性物质也必然随着浸泡时间的延长而丢失，因此在半夏炮制解毒技术演变发展的历史中，“汤洗数十度，令水清滑尽”的炮制方法在宋代即被淘汰，而宋代发明的白矾水浸泡半夏（清半夏）和白矾生姜煮制半夏（姜半夏）的炮制技术一直沿用至今，说明炮制技术的创新十分重要。一方面可以降低或者消除半夏的毒性，另一方面又能防止有效成分的流失。因此在研究炮制解毒技术的过程中，应该注意炮制技术对于毒性成分和有效成分的影响，在保证中药使用安全的同时，应尽可能地保留药物的有效成分，做到解毒存效。

当然对于有毒物质或有效物质尚且不清楚的中药，采用什么炮制方法更应慎重。应寻找既能去除有毒物质，又能最大限度地保存有效成分的炮制新工艺。

（2）炮制解毒的辅料。关于用辅料炮制解毒，仍值得进一步探讨。一种药材中加入多种辅料炮制，是否都能达到去毒的作用？姜半夏炮制时同时要加入生姜和白矾并煎煮至透心，研究表明，在这样的炮制辅料和工艺中，辅料白矾可以使得药物中的毒性成分溶解、降解、变性，加热可使毒蛋白降解变性，而生姜对于药物的毒性成分则没有影响，但机体中毒后，生姜却可以降低机体中毒的症状。因此辅料生姜的作用是一方面可以增强半夏的降逆止呕功效，另一方面也可以消除机体因半夏残存的刺激性成分而产生的余毒。说明在应用辅料进行炮制解毒，并不是辅料的种类和用量越多越好，哪些辅料能够解毒？哪些没有解毒效果？又有哪些辅料有更好的解毒作用而又不影响疗效？都需要进行深入系统的研究。

（3）毒性中药炮制解毒与临床应用的相关性。中药具有药性，四气五味、升降浮沉、归经、有毒无毒等均属于中药的药性，中药的毒性属于中药的药性之一，采用炮制技术可以缓和药性，降低或消除中药的毒副作用。毒性中药经过炮制后的这种药性变化是中医临床用以治疗疾病的基础和依据。在毒性中药的炮制研究中，现代学者对毒性中药炮制的探讨多集在毒性中药的本身，而脱离临床上的毒性反应和炮制品的临床应用。因此，毒性中药的炮制研究应结合有毒中药的药性、制则、制法、临床应用的病证、效应、毒性的变化等进行多维度、多层次系统的研究中药的炮制解毒，如基于临床不良反应较多的临床案例、中药十八反、十九畏中中药毒性变化、中药与西药在联合应用时出现的问题等。应注重中药药性和毒性成分的研究，应用现代高科技手段深入研究炮制解毒技术对于毒性中药“毒－性－效”三者的关系和变化规律；对于炮制解毒工艺、采用的辅料与毒性中药炮制时发生的解毒作用原理与机制进行更深入探讨，揭示炮制解毒机制；同时结合现代高科技的分析手段和生命科学的细胞生物学、分子生物学等前沿性技术，阐明临床应用炮制后的毒性中药饮片其安全性和效应机制，使炮制研究和临床结合更为紧密，更能体现炮制为临床服务的特点，从而传承、发展、创新炮制解毒技术，更好地服务于临床。

（4）加强传统炮制解毒技术的传承。目前的炮制解毒技术多源于药典和教材，很多的传统炮制解毒技术仍旧散落在医药典籍中，特别是自 2017 年起，国家中医药管理局和国家食品药品监督管理总局实施的经典名方开发。经典名方中组方药物的炮制技术均源于古典医籍，当时的炮制技术很多未被传承下来，这就需要进一步的整理和挖掘，对古籍的炮制解毒技术进行考证，利用现代信息技术整理提高。

（5）规范并加强毒性中药临床应用指导。毒性中药经过炮制解毒技术炮制的炮制品是用于临床治疗疾病，但目前有的临床中医不会应用炮制品，甚至不知道中药需要炮制。这对毒性中药的临床应用带来了安全性隐患，最近几年出现的何首乌肝肾毒性的问题就源于临床用于补肝肾的何首乌未经炮制或炮制程度不及。因此，亟须加强对临床医生应用炮制品尤其是毒性中药炮制品知识的培训，希望国家教育部门和国家中管局制定有关政策，作为强制性要求，要求中医专业的学生和临床中医师学习中药炮制，并在医药院校开设对医学生的炮制课程。

（6）国家药监部门进一步强化监管力度。国家对于毒性中药材、中药饮片的监管，尤其是毒性中药炮制品的炮制程度和质量安全的监管，以防止炮制不到位，或者质量不过关的毒性中药饮片流入市场是国家药品监管部门的中药职责。国家对于毒性中药的管理在 1988 年出台了的国务院令之后，再未见有关于毒性中药的管理文件出台，虽然 2014 年发布有关于 GMP 中对毒性中药饮片的要求，但随着市场变化、行业发展，中药的应用范围已经从单纯的治疗疾病扩展到可以作为大健康产业从源头到终端，包括日常保健、疾病调理、食疗美容、旅游文化等全方位的产品。因此，对毒性中药的监管任务日益复杂和繁重，必须进一步出台有关符合中医药法的可实施的管理文件。

参考文献

［1］夏东胜．中药毒性历史溯源与现代认识的比较与思考［J］．中草药，2011，42（2）：209-213.

［2］国家食品药品监督管理总局（2014 年第 32 号），《药品生产质量管理规范（2010 年修订）》附录 - 中药饮片［Z］．2014.6.

［3］郑文杰，王振国．本草纲目中毒性药物的炮制［J］．时珍国医国药，2018，29（8）：2007-2009.

［4］杜立平，王东升．2015 版《中国药典》（一部）毒性药材及饮片的归纳分析［J］．中国药房，2017，（28）：4023-4026.

［5］赵琴，房芸，潘凌云，等．基于致炎毒性，胃和十二指肠 AQP3、AQP4 表达的藤黄炮制解毒机制研究［J］．中国中药杂志，2016，41（9）：1627-1634.

［6］丁一冰，樊夏雷，黄青．关木通等含马兜铃酸中药材及中成药毒理机制的代谢组学研究［J］．药物分析杂志，2015，35（10）：1751-1756.

［7］吴豪，钟荣玲，夏智，等．潜在肝毒性中药的成分研究进展［J］．中国中药杂志，2016，41（17）：3209-3217.

[8] Bo, Yang, Yun, Xie, Maojuan, Guo, et, al. Nephrotoxicity and Chinese Herbal Medicine [J]. Clinical Journal of American Society of Nephrology, 2018, 13 (10): 1605-1611.
[9] 钱怡云. 白果复合毒性物质基础及其解毒机制研究 [D]. 南京中医药大学, 2017.
[10] 骆玮玮, 陆金健, 陈修平, 等. 川楝素的药理作用及机制研究进展 [J]. 中药药理与临床, 2016, 32 (4): 161-164.
[11] 杨敏, 刘婷, 冯伟红, 等. 何首乌肝毒性物质基础探索研究 [J]. 中国中药杂志, 2016, 41 (7): 1289-1296.
[12] 谢晨琼, 周萍, 李祥, 等. 昆明山海棠化学成分及药理作用和临床应用研究进展 [J]. 中草药, 2015, 46 (13): 1996-2010.
[13] 李旻, 李华, 汪溪洁, 等. 蟾酥心脏毒性研究进展 [J]. 中国药理学与毒理学杂志, 2016, 30 (5): 605-610.
[14] 蒋且英, 罗素花, 杨瑞昆, 等. 炮制对雷公藤毒效及其化学成分影响的研究进展 [J]. 中国实验方剂学杂志, 2018, 24 (4): 216-221.
[15] 张雪, 彭富全, 何风雷, 等. 含雷公藤甲素中药的风险控制 [J]. 中成药, 2019, 41 (7): 1667-1671.
[16] 李坤, 崔楠楠, 孟祥龙, 等. 商陆皂苷甲对水负荷大鼠肾脏 AQP2 及 AQP4 表达的影响 [J]. 中药材, 2015, 38 (08): 1685-1689.
[17] 崔楠楠, 孟祥龙, 马俊楠, 等. 商陆皂苷甲急性毒性与利尿作用研究 [J]. 医药导报, 2014, 33 (8): 981-984.
[18] 翟金晓. 雷公藤, 夹竹桃及常见有毒生物碱的中毒、检测及评价研究 [D]. 苏州大学, 2015.
[19] 曾宝, 黄孟秋, 唐君苹, 等. 巴豆炮制新工艺及其生品与炮制品的对比研究 [J]. 中药材, 2012, 35 (3): 371-375.
[20] 陈璐璐. 苍耳子毒性成分的检测及毒代动力学研究 [D]. 广州中医药大学, 2013.
[21] 邱韵萦, 郁红礼, 吴皓. 大戟科大戟属根类中药的毒性研究进展 [J]. 中国实验方剂学杂志, 2011, 17 (23): 259-264.
[22] 王晓烨, 林瑞超, 董世芬, 等. 含汞矿物药的毒性研究进展 [J]. 中国中药杂志, 2017, 42 (7): 1258-1264.
[23] 李永刚. 升丹制剂——五五丹外用对大鼠的肾毒性及毒性机制研究 [D]. 南京中医药大学, 2012.
[24] Wei W, Hao W, Hongli Y, et al.Typhonium giganteum Lectin Exerts A Pro-Inflammatory Effect on RAW 264.7 via ROS and The NF-κB Signaling Pathway [J]. Toxins, 2017, 9 (9): 275.
[25] 汪兰云, 庄果, 张永鑫, 等. 醋狼毒炮制工艺研究 [J]. 南京中医药大学学报, 2012, 28 (3): 265-268.
[26] 唐力英, 吴宏伟, 王祝举, 等. 天南星炮制解毒机制探讨 (Ⅰ) [J]. 中国实验方剂学杂志, 2012, 18 (24): 1-4.
[27] 王奎龙. 大戟科大戟属根类有毒中药醋制解毒共性规律研究 [D]. 南京: 南京中医药大学, 2017.
[28] 李谦, 过立农, 郑健, 等. 乌头属药用植物的研究进展 [J]. 药物分析杂志, 2016, 36 (7): 1129-1149.
[29] 潘耀宗, 郁红礼, 吴皓, 等. 掌叶半夏毒针晶及凝集素蛋白的致炎作用与巨噬细胞的相关性研究 [J]. 中华中医药杂志, 2014 (5): 1397-1401.
[30] 南丽红, 郑燕芳, 徐伟, 等. 不同炮制方法对雷公藤的急性毒性和抗炎作用的影响 [J]. 时珍国医国药, 2015, 26 (8): 1900-1902.
[31] 李芸, 徐婷, 胡昌江, 等. 高乌头炮制前后高乌甲素含量测定及小鼠急性毒性实验 [J]. 中成药, 2016, 38 (1): 179-181.
[32] 李佟拉嘎, 于欢, 龚千锋, 等. 不同炮制方法对蒙古族药狼毒毒效的影响 [J]. 中国实验方剂学杂志, 2017, 23 (22): 27-31.
[33] Yogini, Jaiswal, Zhitao, Liang, Peng, Yong, et, al.A comparative study on the traditional Indian Shodhana and

Chinese processing methods for aconite roots by characterization and determination of the major components [J]. Chemistry Central Journal，2017，7（1）：169.

[34] Lu G，Dong Z，Wang Q，et al.Toxicity Assessment of Nine Types of Decoction Pieces from the Daughter Root of Aconitum carmichaeli（Fuzi）Based on the Chemical Analysis of their Diester Diterpenoid Alkaloids [J]. Planta Medica，2010，76（8）：825–830.

[35] 蔡宝昌.马钱子的炮制研究 [M]. 北京：中国医药科技出版社，2018：27.

[36] 温瑞卿，李东辉，赵昕，等. 基于化学分析的毒性中药附子炮制方法的合理性研究 [J]. 药学学报，2013，48（2）：286–290.

[37] 朱锡龙，李煌，张勋，等. 雷公藤不同炮制品中雷公藤甲素与雷公藤红素含量的高效液相色谱法测定 [J]. 时珍国医国药，2014，25（2）：341–343.

[38] Yu H，Gong L，Wang X，et al.Rabbit conjunctivae edema and release of NO，TNF–α，and IL–1β from macrophages induced by fractions and esculentosides isolated from Phytolacca americana. [J]. Pharmaceutical Biology，2016，54（1）：1–7.

[39] 张程超.商陆肠道毒性及炮制解毒机理的研究 [D]. 南京中医药大学，2016.

[40] 程梓烨，郁红礼，吴皓，等. 醋制对商陆促利尿作用的影响及其机制研究 [J]. 南京中医药大学学报，2019，35（2）：156–159.

[41] 程芬.膨化炮制技术对毒性中药附子/半夏影响的研究 [D]. 西南交通大学，2013.

[42] YU H，PAN Y，WU H，et al.The alum–processing mechanism attenuating toxicity of Araceae Pinellia ternate and Pinellia pedatisecta [J]. Arch Pharm Res，2015，38（10）：1810–1821.

[43] 赵腾斐，张倩，张雯，等. 半夏毒针晶的致炎效应与巨噬细胞的相关性研究 [J]. 中国中药杂志，2013，38（7）：1041–1045.

[44] 李兴华，钟丽娟，王晶晶.京大戟与红大戟的急性毒性和刺激性比较研究 [J]. 中国药房，2013（3）：208–210.

[45] 颜晓静，张丽，李璘，等. 醋制降低甘遂对人正常肝细胞LO2毒性研究 [J]. 中国中药杂志，2012，37（11）：1667.

[46] 王奎龙，郁红礼，吴皓，等. 京大戟毒性部位及其醋制前后成分变化研究 [J]. 中国中药杂志，2015，40（23）：4603–4608.

[47] 蔡宝昌，龚千锋.中药炮制学专论 [M]. 北京：人民卫生出版社，2017：26.

[48] Maria Dusinska，Elise Rundén–Pran，Jürgen Schnekenburger et al.Toxicity Tests：In Vitro and In Vivo [J]. Adverse Effects of Engineered Nanomaterials，2017，77（3）：51–82.

[49] Peter K，Schinnerl J，Felsinger S，et al.A novel concept for detoxification：complexation between aconitine and liquiritin in a Chinese herbal formula（'Sini Tang'）[J]. J Ethnopharmacol.2013，149（2）：562–569.

[50] Yeomoon Sim1，Hyein Oh1，Dal–Seok Oh2，et al.An experimental study on providing a scientific evidence for seven–time alcoholsteaming of Rhei Rhizoma when clinically used [J]. BMC Complementary and Alternative Medicine，2015，15：388.

[51] Choi YH，Sohn YM，Kim CY，et al.Analysis of strychnine from detoxified Strychnos nux–vomica [corrected] seeds using liquid chromatography–electrospray mass spectrometry [J]. Journal of Ethnopharmacology，2004，93（1）：109–112.

[52] Yun J W，Kim S H，Kim Y S，et al.Evaluation of subchronic（13week）toxicity and genotoxicity potential of vinegar–processed Genkwa Flos [J]. Regulatory Toxicology & Pharmacology，2015，72（2）：386–393.

撰稿人：吴　皓　郁红礼　梁泽华　隋利强

中药炮制辅料研究进展

一、引言

中药炮制辅料，是指在炮制时能发挥辅助作用的液体和固体物料，它可通过增强主药疗效、降低毒性、改变药性等方式影响中药饮片的品质。中药炮制辅料根据其形态可分为固体和非固体：固体辅料（常温下呈固体状态的炮制辅料），如稻米、豆腐、白矾、滑石粉、朱砂、伏龙肝等；非固体辅料（常温或经加热后可以流动的液体辅料），如炮制用黄酒、米醋、蜂蜜、盐水、姜汁、胆汁等。作为中药中的传统组成部分，中药炮制辅料的质量不仅可以影响患者用药安全、改善药物治疗效果，还对推进我国中医药事业的现代化与规范化、传承和弘扬我国传统民族文化方面具有重要的意义。但中药炮制辅料由于其所依据的中医思想理论独特、药材来源复杂、炮制方法多样以及不少品种具备“食药同源”等多方面的特点，其标准更难制定，监管更具挑战。目前2015年版《中国药典》中《炮制通则》对炮制方法的步骤、常用辅料的使用量，以及部分临用现制的辅料的制法做出了规定，但大多数辅料没有明确的技术要求也没有质量标准。由于现阶段专门用于中药炮制辅料的标准数量尚少，且中医在传统上素有“食药同源”“药辅同源”的特点，在实际生产中经常参照食品、化学药用辅料的相关标准执行[1]。

二、近年最新研究进展

（一）发展历史回顾[3-5]

中药炮制辅料应用的历史可以追溯至春秋战国时期，始见于《五十二病方》中记载的醋制辅料之应用，后《雷公炮炙论》提出了辅料质量的标准，还记载了药汁制、糯米炒、蜜涂炙等辅料炮制药物的方法，《肘后备急方》《神农本草经》《本草蒙筌》《修事指南》等中药专著也对中药炮制辅料应用进行了详细记载。最新研究报道称，西汉海昏侯墓园主墓（M1）中出土了由木质漆盒盛装的样品，通过核磁及三维重建、显微分析，发现该样品是由外部辅料层和内部植物层构成，样品的辅料层内含有淀粉粒与蔗糖，这可能与中药炮制“矫味矫臭、利于服用”的作用有关。M1 木质漆盒内遗存样品是迄今报道的我国古代最早的中药辅料炮制品，其发现和鉴定为深入了解我国古代药物炮制与应用历史奠定了基础[2]。我国现代在国家层面对于中药炮制辅料的标准要求主要见于《中国药典》和 1988 年版《全国中药炮制规范》，后者是我国第一部专门用于中药炮制的标准，共收载中药材及中药饮片共 554 种，并对炮制用水、醋、酒的来源做出了规定。但由于制定时间较早，对于炮制用辅料的规定仅限于凡例对炮制用水、炮制用酒和炮制用醋的来源要求，即“炮制用酒，除另有规定外，一般用黄酒。炮制用醋，一般采用米醋、高粱醋或其他发酵醋”，以及炮制通则对于加辅料炮制时常用辅料用量的要求，新版全国炮制规范目前正在制定中。新版《全国中药饮片炮制规范》将研究制定符合中药饮片生产实际的炮制辅料标准，制定炮制辅料质量控制指导原则，对炮制辅料质量控制和质量评价方法予以规范。在地方炮制规范收载炮制辅料标准的基础上进一步增加辅料标准的数量。《中国药典》2010 版收载了姜、蜂蜜的质量标准，酒、醋、盐等有国家食品标准。目前，《中国药典》2015 版《炮制通则》中对炮制方法的步骤、常用辅料的使用量，以及部分临用现制的辅料的制法做出了规定。

由于大部分炮制用辅料具有“药食同源”的特点，所谓“食辅兼用”品种指炮制辅料本身为食品或调味品的品种，如食盐、米醋、黄酒等。目前中药炮制行业只能一直借用其食品标准，如国标食用盐按生产加工分为精制盐、晒盐，标准方面均有要求，而炮制辅料盐只能是不加碘的大青盐，否则影响炮制饮片的药效。国标黄酒按其生产原料可分为稻米酒和非稻米酒，对感官指标、物理指标、含量测定指标以及卫生学要求等进行了规定，而炮制辅料黄酒只能是稻米发酵的，不能勾兑，否则不但起不到增效减毒，改性引经的作用，而且可导致饮片降低药效。国标醋有米醋、陈醋、麦醋、曲醋、香醋等，有固态发酵、液态发酵、配制和勾兑方法，作为食品调味剂允许加入焦糖着色、调味剂和香料等调配，而作为炮制辅料醋传统是不加任何矫味赋色剂，其他如白酒、蜂蜜亦然。炮制企业可以从任何地方购买任何品种、任何等级的辅料，因此使用食用标准风险较大。正因为炮制辅料没有相关炮制机制的研究结论作为依据，炮制辅料标准的制定只依靠传统和经验，炮制辅料标准的科学化药用标准的制定进展较慢，其应用一直无法纳入标准化管理范畴。

（二）学科发展现状及动态

炮制辅料是影响药物炮制质量的重要因素之一，其来源复杂，目前尚未有统一的质量标准，因此，常使中药炮制质量受到影响。鉴于目前国家正在进行中药饮片生产规范化、饮片质量标准化的管理，制定统一的中药炮制辅料标准也亟待进行。

1. 炮制辅料标准研究现状及动态

近年来，随着中药产业的发展升级和标准化工作的进步，国家药品监管有关部门及学术界开始重视炮制辅料工作，然而针对炮制辅料标准及相关基础研究的课题与成果不多，仅有科技部“十五”国家科技攻关计划首次立项“醋和酒的规范化示范性研究”、“十一五”国家科技支撑计划立项“食药两用 8 种炮制辅料药用标准研究”和“十三五”国家重点研究计划拟再立项“10 种炮制辅料药用标准研究”等。2012 年国家药典委员会发布药典（2015 年版）辅料品种增修订任务，立项支持食醋（包括米醋和陈醋）、食盐、黄酒、姜汁、麦麸、炼蜜和白酒（蒸馏酒）等 7 个炮制辅料质量标准起草和复核工作。在已完成的部分炮制用辅料标准中，炮制用辅料的来源和制法得到了明确，如米醋，强调一定要用粮食酿造醋，而市售的食品米醋，经检验，并非都为粮食酿造。标准还规定了炮制用辅料的性状、鉴别、检查（包括固含量、乙醇量、总糖、总酸、总酯、水分、重金属、黄曲霉毒素、微生物限度等）、含量测定的要求，检验方法和限度值。尽管上述炮制辅料科研部分完成，但是由于相关研究深度与广度不足，对于炮制辅料在炮制过程中的作用机制没有搞清楚，对于炮制辅料中起关键作用的成分没有完全弄明白，最后均未形成全国性炮制辅料标准[4]。药汁类炮制辅料其加工制备工艺尚无详细的规定，饮片生产企业自己制备过程中无法统一，难以控制此类辅料的质量。“药辅兼用”品种相对来讲药用标准较为完善，炮制辅料标准可“借用”其药品标准。而目前更多炮制辅料品种尚无任何可控标准，如砂、灶心土（伏龙肝）、麦麸、羊脂油、胆汁、胆巴、蛤粉、萝卜汁、鳖血、石灰水、米泔水等因无标准，因此，均需深入研究，制订标准。

（1）炮制用黄酒的质量标准研究

多年来，政府职能部门、行业协会和专家学者们共同努力，逐步建立了符合我国黄酒质量技术的标准体系，自 1966 年制定颁布的 QB525-1966《黄酒试验方法》，到 2008 年颁布的 GB/T3662-2008《黄酒》国家推荐标准，从部颁标准到行业标准再到国家标准，前后共颁布 6 版，历时 42 年。除国家颁布的国家推荐标准外，许多地方也制定了地方黄酒标准，如广东省食品安全地方标准《广东黄酒》DBS44/002-2013、房县黄酒 DB42/T1020-2014 等。不同类型的黄酒质量标准差异很大，尤其是对药材酒制影响较大的酒精度（乙醇浓度）、含糖量、总酸等组分并未规范[6]。

（2）炮制用醋的质量标准研究

毛淑杰等按照国家标准方法及自建方法对初筛出 46 个有代表性的食醋进行相关的分析，首次建立 HPLC 测定醋中乳酸含量，建立了醋中乳酸及糖的薄层鉴别方法，采用气质联用法对 10 种食醋进行挥发性香气成分的测定，实验表明米醋中含有大量香气成分，包括酸类、酯类、醇类、酮类、醛类，其中酯类为主要成分。据此建立中药饮片炮制辅料——醋的药用质量标准，包括国家标准规定强制执行标准，推荐执行的 8 个标准及另外建立的 10 项指标。具体有感官特性、总酸、还原糖、氨基态氮、盐、不挥发酸、可溶性无盐固形物、18种游离氨基酸的含量、乳酸含量、糖的薄层鉴别、酸的薄层鉴别、灰分、pH值、重金属、农残、游离矿酸、酒精残留量、卫生学指标等共18项指标的测定[7]。

（3）炮制用姜汁的质量标准研究[8-10]

钟凌云等采用HPLC法检测3种姜汁里面主要成分6-姜辣素和8-姜酚含量，选择6-姜辣素、8-姜酚含量作为综合评价指标，并应用正交试验方法优选出生姜榨汁工艺参数、生姜煮汁工艺参数、干姜煮汁工艺参数。此外，采用GC—MS，UPLC和紫外分光光度计法对生姜煮汁，生姜榨汁和干姜煮汁的挥发性成分、姜辣素成分以及黄酮类成分进行定性定量分析，发现三种姜汁的成分类别及含量存在差异。生姜榨汁远比生姜煮汁和干姜煮汁所含挥发性的化合物种类要多。总姜辣素含量为生姜榨汁＞干姜煮汁＞生姜煮汁，6-姜酚含量为生姜煮汁＞生姜榨汁＞干姜煮汁，生姜煮汁和干姜煮汁中8-姜酚和10-姜酚的含量均低于生姜榨汁，且含量较低三种姜汁中黄酮含量为干姜煮汁＞生姜榨汁＞生姜煮汁，其中干姜煮汁的总黄酮含量最高。对于姜汁质量标准，干姜汁和生姜汁也略有差异。建议最低含固量生姜汁2.8%，干姜汁5.9%；最小相对密度（20℃）生姜汁1.013，干姜汁1.027；pH为生姜汁5.3~6.9，干姜汁4.6~6.2；最低总酚质量浓度生姜汁1.1g · $^{-1}$，干姜汁7.4 mg · L^{-1}。

（4）炮制用炼蜜质量标准研究

李先端等参照国家食品蜂蜜标准（GB18796—2005）方法，选取自炼蜜及饮片厂用炼蜜21个样品，对炼制后蜂蜜中含水量、密度、酶值、酸度等指标进行测定，发现随着炼蜜时间、温度的增加，水分减少有一定规律。这一结果提示炼蜜时应根据原蜜含水量及另外加入水量等，设计炼蜜时间、温度，以控制成品合适的含水量。酸度方面，炼制时间越长，温度越高，炼制后的蜂蜜酸度呈上升趋势，其中在132℃炼20 min，酸度几乎接近40 ml/kg，因此炼蜜要控制一定温度。国际标准主要强制性要求控制水分、含糖量、灰分、HMF等。推荐执行标准如淀粉酶、蔗糖酶、氨基酸等。该研究更进一步证明炼蜜时间、温度对其质量影响很大，在130℃炼20 min质量明显下降，说明炼蜜不应超过此时间与温度。要保持天然蜂蜜中的成分、性质、比例不发生较大改变，各类成分既符合国家标准又利于保存，同时要符合中药炮制特点和需要，推荐炼蜜在80℃炼10 min以下为佳，并且要避免直火加热[11]。

（5）炮制用盐质量标准研究

食盐作为食品，其国标不断发展完善，目前要求符合国家标准GB/T 5461—2016。标准规定：食用盐按其生产和加工方法可分为精制盐、粉碎洗涤盐、日晒盐；按其等级可分为优级、一级、二级。感官要求白色，味咸，无异味，无明显的与盐无关的外来异物；理化指标主要包括粒度、白度、氯化钠、硫酸根、水分、水不溶物等的含量；污染物限量主要包含铅、总砷、镉、总汞、钡。中药炮制用辅料药用盐的质量标准建立，范润勇等采集34种来自不同产地、不同厂家的盐，根据中药炮制用辅料的要求和特点，参考

"GB 5461—2000 食用盐（含第 2 号修改单）""GB 2721—2003 食用盐卫生标准（含第 1 号修改单）""NY/T 1040—2012 绿色食品食用盐"及氯化钠（《中国药典》2010 年版二部）、大青盐（《中国药典》2010 年版一部）等标准，对比研究以上几种标准中"盐"的内容，制定药用盐相关标准。综合研究结果，建议中药炮制用辅料药用盐含有钠盐和氯化物，溶液澄清无色，水分不得过 2.0%，水不溶物不得过 0.2%，本品含重金属不得过百万分之十，含砷盐不得过百万分之五，亚铁氰化钾检测时供试品溶液吸光度需小于标准溶液吸光度（精确至 0.001），按干燥品计，含氯化钠（NaCl）不得少于 93.0%，低钠盐暂不纳入本标准[12]。

（6）炮制用麦麸质量标准研究

陕西炮制规范收载的麸皮标准，规定了来源、制法、性状，同时对水分、总灰分、霉菌总数、粗蛋白含量进行了测定，对储藏也有明确要求[13]。通过收集 10 个不同产地的麦麸，按照《中国药典》（2010 版）的方法，对麦麸外观性状进行描述，对所含水分、总灰分、酸不溶性灰分，砷盐、重金属盐及总黄酮的含量进行了测定等，比较系统地报道了麦麸作为炮制辅料应用时应具备的基本质量标准。

白宗利等采用直观法描述麦麸性状，TLC 法进行鉴别，药典法测定麦麸水分、总灰分、重金属及有害元素含量，紫外分光光度法测定总黄酮含量。结果：麦麸性状为淡黄色至棕黄色的碎屑，有麦麸香味，握之松软，味淡；各产地麦麸均含有丙氨酸、亮氨酸；麦麸水分含量不得超过 13.7%，总灰分不得超过 5.6%，铅含量不得超过 5 mg/kg，砷含量不得超过 2 mg/kg，总黄酮含量不少于 0.7%[14]。麦麸质量标准的制定工作必须与其炮制机制研究相结合，只有通过炮制机制研究，明确了炮制过程中麦麸所起的作用，才能更有针对性地制定其质量控制项目，进而避免出现质量分析方法专属性不强以及盲目照搬饲料标准或其他行业标准造成药用辅料使用混乱的问题，才能使所制定的麦麸标准更适合于中药饮片的生产。麦麸药用质量标准需要的指标有外观性状、粒径大小、灰屑含量、水分、总黄酮、阿魏酸、醇浸出物、水浸出物、重金属含量、微生物限量、有机磷农药残留量、黄曲霉毒素等[15]。

（7）炮制用大米的质量标准研究

王清浩等收集市售不同商品名的粳米、籼米，基于炒制方法，对其外观色泽、粒型、碎米率、长宽比、千粒重、比热容等理化性质，以及水分、直链淀粉、蛋白质等多指标测定，运用判别函数分析，确定影响辅料大米质量的有效因素。综合分析，建议粳米红绿色值 a* 应不低于 0.5，圆形度不低于 53.0，千粒重不低于 16.0 g，直链淀粉质量分数不低于 12.0%，蛋白质质量分数不低于 4.0%。籼米红绿色值 a* 应不低于 –1.0，圆形度不低于 41.0，千粒重不低于 13.0 g，直链淀粉质量分数不低于 9.0%，蛋白质质量分数不低于 3.5%[16]。

（8）炮制用甘草汁的质量标准研究

蔡翠芳等依据现行药典中对液体制剂的相关质量要求，对甘草汁进行 pH 值、相对密度、总固体检查，采用高效液相法对甘草酸、甘草苷和甘草次酸进行含量测定。结果：甘草汁的pH值、相对密度和总固体的平均值分别为5.61、1.0741和10.1560，甘草汁中的甘草苷浓度、甘草酸浓度和甘草次酸浓度的平均值分别为0.7288%、1.4527%、0.3338%。建议甘草汁的质量标准暂定为：pH值≥5.4，相对密度≥1.06，总固体≥10.0，甘草苷浓度≥0.6%，甘草酸浓度≥1.3%，甘草次酸浓度≥0.3%[17]。钮正睿等采用TLC鉴别、常规检测和HPLC测定法对炮制用甘草汁进行研究，根据研究结果建议炮制辅料甘草汁中可溶性固形物含量不低于13g·L^{-1}，总灰分和酸不溶性灰分不高于1.7g·L^{-1}，酸不溶性灰分不高于0.1g·L^{-1}，甘草酸含量不低于1.1g·L^{-1}，甘草苷含量不低于0.49g·L^{-1}[18]。

（9）炮制用吴茱萸汁的质量标准研究

韩旭阳等采用薄层色谱法（TLC）对13批实验室样品与10批中试吴茱萸汁样品进行定性鉴别，采用高效液相色谱法测定吴茱萸内酯、吴茱萸碱、吴茱萸次碱的含量，平均为6.964 mg/g、0.296 mg/g、0.133 mg/g[19]。

综上，近年对炮制辅料的研究方兴未艾，取得了一定的成果，研究制定了部分炮制用辅料的质量控制指标和标准。而目前更多炮制辅料品种尚无任何可控标准，如砂、灶心土（伏龙肝）、羊脂油、胆巴、蛤粉、萝卜汁、鳖血、石灰水、米泔水等因无标准，饮片生产企业在选择和使用过程中随意性大，给饮片的质量和安全造成隐患，需更进一步地加大研究力度。

2. 炮制辅料应用研究现状及动态

迄今为止，有200多种中药饮片需加辅料炮制。最常用的中药饮片中有30多种为蜜制的饮片、30多种盐制的饮片、40多种醋制的饮片、40多种酒制的饮片。研究辅料及其不同品质对炮制品质量的影响对于深入探讨炮制原理、保证临床安全、高效用药具有重要的现实意义。

（1）不同酒对炮制品影响的研究

刘爽等利用HPLC法同时测定芍药苷、芍药内酯苷、苯甲酰芍药苷、β-PGG、没食子酸的含量，并测定浸出物的含量，利用SPSS20.0数据分析软件进行主成分分析，并进行综合评价。结果发现15.0%vol黄酒组中芍药苷、芍药内酯苷、苯甲酰芍药苷、没食子酸及浸出物含量高于其他组别；β-PGG含量为56.0%vol白酒组较高，15.0%vol黄酒组次之；主成分分析综合评分结果为：15.0%vol黄酒组＞12.0%vol黄酒组＞56.0%vol白酒组＞12.0%vol酒精组＞9.0%vol黄酒组＞蒸馏水组。该研究表明不同种类、不同浓度酒对白芍饮片内在质量产生不同影响，建议酒白芍等酒炙饮片炮制选用黄酒作为炮制辅料，且乙醇浓度不得少于15.0%vol[20]。周友红采用热浸法、醚溶性浸出物测定方法测定不同辅料用酒、蒸馏水炮炙的牛膝饮片及其生品饮片中浸出物的含量，比较不同炮制用酒对牛膝饮片浸出物的影响，发现水浸出物、不同浓度乙醇提取物的含量整体上随炮制辅料用酒的乙醇含量的升高而增加，生品水浸出物、不同浓度醇提取物的含量基本上都小于炙品的，且白酒炙品水浸出物、不同浓度乙醇提取物的含量最高，可以初步得出牛膝水浸出物、不同浓度乙醇提取物的含量与炮制辅料用酒含醇量成正比关系，酒炙可以促进水浸出物、不同浓度乙醇提取物的溶出[21]。

（2）不同醋对炮制品影响的研究

邓翀等选择12个不同厂家的醋为考察对象，以五味子甲素、五味子酯甲为评价指标，采用HPLC/UV法对不同厂家醋炮制南五味子中的五味子甲素、五味子酯甲含量进行分析，考察不同炮制品中五味子甲素、五味子酯甲含量差异。结果发现7、9、12号厂家相对其他厂家的食醋，对南五味子化学成分影响较大。结合中药炮制理论，认为中药炮制辅料米醋的原料主要应以小米为主，编号为7的淘大醋香米醋原料主要以大米为主，编号为9的海天陈醋原料主要以麸皮为主，编号12的水塔米醋以小米为原料。所以，在中药炮制理论基础上，该研究确定以水塔米醋为原料炮制南五味子[22]。

（3）不同姜汁对炮制品影响的研究

邓玉芬等通过动物宏观行为实验来探讨黄连用不同姜汁辅料炮制前后药性寒热的变化，通过对各组大鼠的饮食、饮水、体重及肛温等一般能量代谢指标的观察和测定，发现黄连经过辅料姜炮制后寒性得到缓和。辅料干姜从药性上来说，热性强于鲜姜，且在炮制黄连中，干姜制黄连的寒性要低于鲜姜制黄连[23]。钟凌云等运用UPLC-TOF-MS高分辨质谱联用技术，通过给大鼠灌服生黄连、鲜姜汁制黄连、干姜汁制黄连、鲜姜汁和干姜汁，收集不同时间点各组大鼠的尿液，对大鼠尿液进行代谢组学分析，探讨生姜榨汁和干姜煮汁2种不同姜汁辅料炮制对黄连药性的影响。结果显示，黄连经不同药性姜汁辅料炮制后对其能量代谢产生不同影响。确定了9个与药性相关的生物标记物，在大鼠尿液中的含量从高至低依次为干姜制黄连组、鲜姜制黄连组和生黄连组，各标记物在干姜汁组中含量均高于鲜姜汁组。可见生黄连、干姜汁制黄连、鲜姜汁制黄连寒性由强渐弱，其药性差异对药物抗炎作用也产生不同影响，不同辅料姜汁的药性研究结果与干姜汁性热、鲜姜汁性温的结论相吻合[24]。以动物小肠推进率和抗腹泻指数为指标，考察生姜榨汁、生姜煮汁和干姜煮汁3种不同姜汁对小鼠胃肠动力作用的影响，结果发现，生姜榨汁、生姜煮汁和干姜煮汁均有促进胃肠动力作用，其中以生姜煮汁作用最强，但3种姜汁均无抗腹泻作用，提示生姜煮汁具有最佳的胃肠推动和止呕作用[25]。

研究比较了3种姜汁炮制后厚朴对大鼠胃黏膜损伤的抑制作用，结果发现生品组、姜汁炮制组胃黏膜损伤均有所减轻，指数均显著降低（$P<0.05$），炮制品抑制作用均强于生品，以生姜榨汁组最明显。姜汁炮制组TNF-α、IL-8含有量均有所降低，其中除生姜煮汁组外，其他2组6-keto-$PGF_{1\alpha}$含有量均有所升高。说明姜汁制厚朴可抑制大鼠胃黏膜损伤，以生姜榨汁效果最理想[26]。邓小燕等采用番泻叶致腹泻和蓖麻油致腹泻两种腹泻模型，测定6h内小鼠的腹泻指数来研究不同姜汁制黄连的抗腹泻作用。并采用灌服营养性半固体糊的方法，测定不同姜汁制黄连对小鼠肠推进率和胃残留率的影响；采用大鼠的

异嗜模型，通过测定腹腔注射顺铂前后大鼠异嗜高岭土的量和摄食量来探究不同姜汁制黄连止呕作用的差异。结果发现黄连经过姜汁炮制后可以增强其止呕作用，在保留止泻作用的基础上缓和其胃肠动力障碍；生姜汁、干姜汁炮制黄连其药效上存在一定的差异，采用生姜汁炮制黄连在止呕作用和在调节胃肠机能方面效果较干姜汁好[27]。

（4）不同麦麸对炮制品影响的研究

张琳等采用 HPLC 法测定不同粒径及水分麦麸炮制所得枳壳其芸香柚皮苷、柚皮苷、橙皮苷、新橙皮苷含量的变化。结果提示与生品相比较，麸炒枳壳黄酮类成分含量均有所提高，炮制品之间相比较，粒径越小、含水量越高其内在质量越差。说明麦麸的质量会影响麸炒枳壳饮片成分的含量，枳壳麸炒时，应选用过 10 目筛、含水量低于 10% 的麦麸，为辅料的选择提供了实验依据[28]。

综上所述，同种辅料的不同来源、制备工艺、理化性质、品质等，对于中药炮制品的质量具有显著的影响。积极开展药用辅料标准工作，提高药用辅料标准水平，对确保药品安全、有效具有重要的意义。

（三）学科重大进展及标志性成果

1. 部分炮制辅料标准载入现行药典

2015 年版《中国药典》“炮制通则”中对炮制方法的步骤、常用辅料的使用量，以及部分临用现制的辅料的制法做出了规定。药典作为国家最高药品法典，2015 年版药典四部收载有 270 种药用辅料，其中大豆油、滑石粉、碱石灰 3 种可兼作炮制辅料，目前可借用其标准作为炮制用辅料标准。另外，本身为常用中药且又作为炮制辅料使用的“药辅兼用”品种，如药典一部、二部收有滑石粉、大青盐、蜂蜜、白矾、氯化钠及饮片本身制备的药汁，如甘草汁、吴茱萸汁、姜汁、黑豆汁等少数品种在 2015 年版《中国药典》中均已作为药材饮片或化药收载，如在蜂蜜的标准中，规定了蜂蜜的来源，在性状项下规定为半透明、带光泽、浓稠的液体，呈现白色至淡黄色或橘黄色至黄褐色，检查项有相对密度、酸度、杂质（淀粉和糊精）、5- 羟甲基糠醛限度等，含测项有还原糖测定。

2. 国家对炮制用辅料进行了专门立项研究

“十五”国家科技攻关项目——醋的规范化示范性研究取得了阶段性的成果，该项目首次对全国炮制辅料的应用情况进行了摸底调查，走访了全国 20 多个省市 30 多个有代表性的中药饮片厂以及醋厂，搜集并整理取得了第一手资料。对炮制辅料醋在中医药中应用沿革及现代研究等进行了研究整理，并对食醋的相关成分进行了分析测定，对醋的增效减毒作用进行了探讨，优选了醋的规范生产工艺。该项目为其他更多炮制用辅料的规范化研究起了示范性作用。

三、本学科与国外同类学科比较[29]

中药炮制辅料是药用辅料中的特殊类别，也是中药中不可或缺的重要组成部分，是保证中药安全有效的独特因素，也是中药区别于其他天然药物的一个特殊标志。国外虽然没有同类学科，但是作为药用辅料，炮制辅料的现代研究和发展亦可以考虑借鉴现代药物辅料的他山之石以攻玉。

（一）品种、规格、性能方面的比较

国外药用辅料品种多、规格全、性能多样化，为制剂生产厂家提供了很大的选择余地，可以满足不同层次的制药生产企业制剂生产需要。世界新型辅料的发展，大大促进了全球新药研发并满足了制药企业生产的需求。炮制辅料目前仅有数十种，远远不能满足中药炮制的现代化发展需求，需在炮制原理等研究成熟的基础上，进一步开发适用于不同中药炮制目的的更多辅料，以拓宽中药炮制的现代化发展空间。

（二）生产、管理方面的比较

美国大部分辅料由具有《GMP》认证资格的专业厂商按辅料要求生产，严格限制了制药行业以外的行业企业生产药用辅料，规范了生产、供应市场行为，既杜绝了药用辅料市场的无序竞争，专业生产企业生产药用辅料，又保证了药用辅料的品种、数量、质量和药品生产企业生产的需求。炮制辅料除了少数辅料品种在药厂作为附属品生产外，多数辅料品种仍在化工、食品等行业中生产。虽然也开发和生产了一部分新辅料，但是，品种仍然很少，规格剂型不全，远远不能适应中药的现代化发展。

（三）质量标准控制及多样化方面的比较

欧美等制剂生产厂家不仅非常关注和使用新辅料用以开发新制剂，还十分重视对辅料质量的控制。生产企业对药用辅料的质量控制除了严格执行英、美药典标准外，还增加了一系列内控指标以及相应的测试方法，以控制并消除采用同一质量标准检测下存在的辅料质量差异性和性能差异性。现在辅料和制剂生产厂家都尽可能收集、研究辅料的理化性质和技术参数，以保证同一辅料在统一标准下的一致性和稳定性。

中药炮制辅料则大多数无国家标准，多采用食品或其他行业标准，有些甚至还没有可参考的标准。我国辅料检验所使用的质量标准呈现出多样性，没有可靠执行标准的辅料数量也相当大，尤其在国内药品生产企业，辅料的质量控制未能得到重视，企业关于辅料质量标准的制定具有很大的随意性，必然导致物料进厂把关不严。

（四）新辅料研究开发的重要途径和方法方面的比较

目前发达国家除了采用生物工程发酵、高分子聚合等方式开发了一大批新辅料外，还十分重视对现有辅料在化学结构上进行修饰，得到多个衍生物，开发出一系列不同特点的新辅料，以适用不同生产的需要。炮制辅料的创新开发相对而言极其落后，需要在炮制理论研究成熟的基础上更进一步深入开发新型炮制辅料。

四、展望与对策

（一）加强基础研究，完善国家标准

完善的标准首先要有基础研究的支持。可由中国食品药品检定研究院或其他国家药品技术机构针对安全风险较高、实际运用较多的中药炮制辅料品种及其中药材进行基础研究，理清在药材及辅料中的主要成分、有效成分以及杂质，阐明相互之间的作用机制，确定具体品种的检验项目、主要成分及含量，如炮制用醋应用何种制法何种类型的醋，其中主要成分应不包含什么、醋酸含量应当如何等。对含有毒性或有其他特殊属性的品种，运用药动学等研究其有效成分在人体内的吸收、分布。此外，在《中国药典》四部中专门增加中药炮制辅料的研究指导原则，对企业及技术机构研究制定品种标准能有一定的参考依据。

（二）辅料作用原理的研究是突破该领域发展瓶颈的关键

中医药理论与中药炮制辅料相关的一些经典而独特的应用方法早已被广为流传，但对这些传统方法背后的原因、机制等研究仍有待进一步的深入。例如，清热凉血的生地经酒蒸制成熟地后，功能可由清转补，滋阴补血。其方法虽然为人们所熟知，但对于其中的中药与炮制辅料之间相互作用的机制是什么、有效成分及杂质是什么、炮制方法是否会产生一些不良反应或有害物质等相关的问题尚待进一步的研究。这类问题既是我国中医药走向世界必须要研究的问题，也是国家中药标准、检验项目与方法制定的重中之重，更是保证中药成品稳定性、安全性、有效性与均一性的关键所在。

（三）新辅料与辅料多样化是促进中药炮制现代化发展的重要途径

炮制之所以能达到增效减毒的目的，除了加热之外，辅料也可发挥重要的作用。药剂学的飞速发展也是凭借高分子辅料出现了各种新剂型。然而炮制辅料依旧是传统辅料“酒醋盐姜蜜、麸米蛤土砂”。传统辅料仍然发挥着很好的作用，但对行业发展的促进作用却不明显。目前辅料是限制炮制工艺发展的主要因素，所以寻找新的炮制辅料则是当务之急。新炮制辅料，如酸、碱、氧化剂等无毒的化学辅料，均可在炮制工艺中尝试。新辅料

的原则是能够起到增效减毒的作用，且不与被炮制的饮片起增毒作用。辅料多样化是促进炮制行业发展的关键因素[30]。

目前，国家药典委员会再度立项支持“制定中药炮制辅料通用要求”，以中国药典2020年版的编制为契机，将炮制辅料相关指导原则及常用炮制用辅料品种标准列为专题研究项目，在丰富和完善炮制辅料基础性和机制研究的基础上，逐步完善炮制辅料的国家和地方标准，使炮制辅料走向规范化、标准化，形成更加科学、合理的中药炮制辅料相关标准体系。

参考文献

[1] 邹宜諠，陈云，邵蓉，等．浅谈中药炮制及其辅料的监管现状与完善［J］．中国新药杂志，2018，27（20）：2346-2350.

[2] 彭华胜，徐长青，袁媛，等．最早的中药辅料炮制品：西汉海昏侯墓出土的木质漆盒内样品鉴定与分析［J］．科学通报，2019，64（9）：935-947.

[3] 邹宜諠，陈云，邵蓉，等．浅谈中药炮制及其辅料的监管现状与完善［J］．中国新药杂志，2018，27（20）：2346-2350.

[4] 曹晖，张保献，涂家生．关于我国炮制辅料现状及标准化思考与建议．中国食品药品监管，2018（8）：47-51.

[5] 杨春雨，曹晖，王孝涛，等．我国炮制用辅料标准现状研究及工作建议．中国中药杂志，2017，42（7）：1401-1407.

[6] 戴冰，黄雍，张嘉妮，等．中药炮制辅料黄酒的现代研究概况．中医药导报．2018，24（20）：114-116.

[7] 毛淑杰，李先端，顾雪竹，等．中药炮制辅料——醋的规范化示范性研究［J］．中国中药杂志，2006（22）：1916-1918.

[8] 毛淑杰，李先端，顾雪竹，等．中药炮制辅料——醋的规范化示范性研究［J］．中国中药杂志，2006（22）：1916-1918.

[9] 钟凌云，何平平，龚千锋，等．作为炮制辅料用的不同姜汁制备工艺研究［J］．中华中医药杂志（原中国医药学报）2018，33（10）：4650-4655.

[10] 钟凌云，何平平，吕沐．作为炮制辅料的不同姜汁成分差异比较［J］．时珍国医国药，2018，29（5）：1096-1100.

[11] 张丽．中药炮制辅料姜汁的质量标准研究［D］．郑州：河南中医学院，2008.

[12] 李先端，钟银燕，毛淑杰，等．中药炮制辅料炼蜜中成分测定及鉴别［J］．时珍国医国药，2011，22（9）：2255-2258.

[13] 范润勇，孙佳彬，张红玲，等．炮制辅料药用盐质量标准研究［J］．时珍国医国药，2017，28（9）：2115-2119.

[14] 侯影，张旭，贾天柱．辅料麦麸质量标准研究［J］．中华中医药刊，2011，29（6）：1258-1260.

[15] 白宗利，都盼盼，卢宇超，等．中药炮制辅料麦麸质量标准研究［J］．亚太传统医药，2018，14（11）：49-51.

[16] 郑京胜，金利思，王孙富，等．中药炮制辅料麦麸的研究思路探析［J］．中华中医药杂志（原中国医药学报），2019，34（2）：680-683.

[17] 王清浩，王云，张雪，等. 米炒法中辅料大米的质量标准研究［J］. 中国中药杂志，2019，44（9）：1814–1822.
[18] 蔡翠芳，冀小君，吕建军，等. 炮制辅料甘草汁的质量标准研究［J］. 农业与技术，2010，30（1）：95–98.
[19] 钮正睿，毛淑杰，顾雪竹，等. 中药炮制辅料甘草汁的质量标准研究［J］. 中国实验方剂学杂志，2011，17（21）：100–1005.
[20] 韩旭阳，边宝林，李娆娆，等. 炮制辅料吴茱萸汁的质量标准［J］. 中国实验方剂学杂志，2013，19（17）：132–134.
[21] 刘爽，张振凌，李军，等. 基于主成分分析法评价不同种类辅料对酒白芍饮片的影响［J］. 中药材，2019，42（1）：78–83.
[22] 周友红．不同种类酒炮炙对牛膝饮片浸出物的影响［J］. 中国中医药现代远程教育. 2010，8（11）：251–252.
[23] 邓翀，高阿宁，宋小妹，等. 不同厂家食用醋蒸制南五味子化学成分差异分析［J］. 西北大学学报（自然科学版），2012，42（2）：267–270.
[24] 邓玉芬，钟凌云，孟振豪. 基于大鼠宏观行为观察的不同姜汁对黄连寒热药性的影响研究［D］. 世界科学技术—中医药现代化，中药研究，2016，18（3）：517–523.
[25] 钟凌云，苏丹，祝婧，等. 基于代谢组学的不同姜汁制黄连药性的比较研究［J］. 2016，41（14）：2712–2719.
[26] 钟凌云，吕沐，何平平. 作炮制辅料用的不同姜汁对胃肠作用的差异比较［J］. 中国实验方剂学杂志，2017（6）：27–30.
[27] 钟凌云，谭玲龙，何平平. 3 种姜汁炮制后厚朴对大鼠胃黏膜损伤的抑制作用［J］. 中成药，2018，40（9）：172–175.
[28] 邓小燕，钟凌云，王婷婷，童恒力. 不同姜汁制黄连对胃肠功能作用研究［J］. 江西中医药，2019，50（2）：57–61.
[29] 张琳，赵凤平，张传辉，等. 不同麦麸对枳壳不同炮制品质量的影响［J］. 重庆中草药研究，2017：29.
[30] 刘竹. 我国药用辅料管理现状及对策研究［D］. 成都中医药大学，2014.
[31] 贾天柱. 论中药炮制的“四新八化”［J］. 药学研究，2019，38（7）：399–402.

撰稿人：许润春　黄勤挽　余凌英　江　云

中药材产地加工与炮制一体化研究进展

一、引言

中药产业主要包括中药材、中药饮片和中成药三大支柱。中药材是生产中药饮片和中成药的原料，是中药产业发展的基础。中药饮片、中成药的生产是中药产业的核心，是实现中药材原料向饮片、成药转变的必要过程，药材原料经过特定的加工处理后形成可直接用于中医临床的中药。中药饮片是中医临床用药的基本形式之一，保证中药饮片优质、优效是确保中医临床疗效的重要基础，已受到各级政府部门的重视。国家发改委颁布《产业结构调整指导目录（2013 年修订）》中，将“中药饮片创新技术及运用”列为鼓励发展项目，表明中药饮片的重要性和国家对中药饮片产业发展的重视，也为中药饮片产业的发展提出了明确的目标和方向。中药材产地加工与炮制是中药饮片生产过程的两个重要环节，其生产工艺是否适宜及规范对中药饮片质量具有重要影响。《药品管理法》规定：中药材的产地加工品只是原药材不同的存在形式，并不具备药品的基本属性，不可以直接作为药品用于中医临床，只有经过必要的炮制处理形成饮片才能进入药品环节。

中药材产地加工是指对药用植物或药用动物，根据药材性质和商品销售运输保管的要求在产地进行的初加工，制成品归属中药材；中药炮制是按照中医药理论，根据药材自身的性质，以及调剂、制剂的不同要求，所采取的一项制药技术，制成品称之为中药饮片。中药炮制是中医临床用药的特色，中药材须经炮制成饮片后才能入药。由于中药商品的出现导致中药材产地加工和炮制产生行业分化，中药材产地加工与中药炮制在政策、法规、管理、行业划分等多方面有明显差异。中药材产地加工是中药材生产与品质形成的重要环节，不仅起到去除其非药用部位以利于净制、终止其生理生活状态以利于干燥等目的，同时通过适宜的加工方法，还起到促使药用部位中药效物质最大保留、毒性成分有效降低、化学成分间相互转化等目的。因此，基于传统经验形成的中药材产地加工赋予了中药材性状、规格、品质、药性等诸多内涵，蕴涵着丰富的科学道理。然而，由于中药材可作为农副产品允许在各地药市经营，对中药材产地加工技术、管理与发展重视不够，中药材产地加工多处于无序状态。目前中药饮片炮制工艺多为传统加工方式，对于需软化切制的品种，经过较长时间水处理软化和再干燥，不仅费工费时，而且在浸泡过程中易导致饮片质量不稳定，甚至导致有效成分的大量流失；同时，在中药材传统加工过程中出于防止虫蛀霉变和色泽的需求，存在不同程度的使用硫黄反复熏蒸，也易导致中药材质量参差不齐。因此，中药饮片传统生产模式一定程度上制约了中药产业现代化的发展进程。

中药饮片生产属于传统加工产业，对产地资源的依赖性很强。中药行业可充分利用产地资源优势，在产地采收新鲜中药材原料，就地加工生产中药饮片，实施中药材产地加工与中药饮片炮制一体化。一是打破行业藩篱，摒除中药材作伪掺假的空间，中药材产地加工与炮制一体化的实施有利于将产地加工到炮制纳入同一监管体系内，从而解决管理难的问题；二是减少重复环节，可减少成分损失，提高饮片质量；三是中药材产地加工与炮制一体化后可整合工艺，缩减成本，提高效率，同时工序的减少可以免去重复的厂房设施投资和能耗，降低生产成本。

二、中药材产地加工与炮制一体化研究进展

近年来，由于产地趁鲜切制技术的不断完善和发展，趁鲜切制品种不断增多，使中药材产地加工与炮制一体化的研究已成为目前热点之一。中药材产地加工与炮制一体化主要是指在中药材产地加工规范化的基础上，选择适宜品种，干燥至一定程度，将其切制为规定的片型，再进一步干燥至规定程度。此工艺针对传统中药饮片在生产过程中，产地加工与炮制生产环节交叉重复、加工操作烦琐、易导致中药饮片有效成分流失等问题，通过技术研究与集成创新，将中药材产地加工与炮制生产相关工序进行有机整合；明确各环节技术参数及应用范围，建立具有合理的生产环节，便于储存运输、降低成本、利于保证药效等优势的中药材产地加工与炮制生产一体化的关键技术、规范和加工设备，以有效提升中药饮片的品质。同时，需研究适宜产地加工与炮制一体化的中药材，以及仍需保持传统加工特色不宜一体化加工生产的品种类别。

中药材产地加工与中药饮片炮制生产呈分离状态，相互衔接不到位，给中药饮片生产、质量、应用、监管等带来一系列问题：①中药产地加工方法的多样性、不统一性及其科学内涵不明确性，影响饮片质量的稳定性。何首乌、苦参、葛根、片姜黄等体积粗大、质地坚硬、不易切制，黄精、玉竹、天冬、木瓜等含黏液汁、淀粉或糖分较多、易变质的根与根茎类中药在各主产地加工方法存在多样性与随意性。例如中药材天麻，四川通江县产地加工是采用烘干法，湖北则采取白矾水煮透心后干燥，吉林将天麻与小米共煮透心后干燥。这些方法一直沿用至今，尚无统一标准，造成了中药材产地加工的“一药多法”，进而影响到中药材的质量参差不齐。②产地加工与炮制生产部分环节交叉重复对饮片质量

及生产成本的影响。薄荷、荆芥、藿香、益母草、丹皮、黄柏、肉桂、杜仲等质地疏松、不易贮藏运输、成分易流失的全草类和皮类中药材在产地加工时，通常把原药材干燥，在炮制生产时，全草类药材又重新打湿、润透、切段、干燥，易于使活性成分散失；质地坚硬粗大的根及根茎类药材产地加工时干燥困难、耗时较长、易霉变，而在饮片切制过程中又存在切制困难，需要闷润透心后切片、干燥，势必会损失中药材有效成分的含量，同时降低生产效率。此外，产地加工与炮制标准规范之间的差异性，产地加工手工作业与炮制生产机械化的差异性等也为目前中药材产地加工与中药饮片炮制过程中亟待解决的重要问题。由于中药饮片产地加工相关技术不规范，缺乏与饮片炮制生产相互衔接的标准化体系，使生产的饮片质量不稳定，无法保证临床应用的安全有效性，影响中药产业的发展。迫切需要对中药饮片产地加工与炮制生产一体化进行全面系统研究，将部分炮制工序和产地加工进行科学合理的有机融合，构建饮片产地加工与炮制生产一体化体系，健全完善中药饮片产业的发展。

（一）中药材产地加工与炮制一体化研究历史回顾

自明、清以来，各地出现经营当地特色中药的药行，后来形成著名的“十三帮”，以祁州、禹州、樟树、亳州等地为集散地经营药材。各地设有“切药棚”，药商采购原药材后，就地切制加工，净货打包运输，这种情况一直延续到中华人民共和国成立后。1956年，在国家实行公私合营制度之前，各大中药店自行加工原药，自制自售。到 20 世纪 80 年代，药店仍然有代客加工的服务。直到 1985 年国家开始执行《中华人民共和国药品管理法》，结束了药店自行制作药剂、饮片的历史。在这之前的时期内，中药材产地加工与中药炮制没有明确的划分，是行业的自发行为。1985 年以后，中药饮片作为药品，按照药品管理，逐步规范化。2008 年实施中药饮片厂强制“GMP”认证，至此药材与饮片分属两个不同管理体系。国家“十一五”以来对中药材产地加工、中药饮片炮制研究分别进行了专项支持，促进了中药材产地加工与饮片炮制技术的发展。“中药材生产实用技术规范化及其适用性”专项针对以当归为代表的中药材进行了针对产地趁鲜切制加工技术的立项研究。“中药材设施干燥技术”对党参等药材的干燥加工方法及适宜设备类型进行了立项研究，取得相关成果。

部分中药材在采收、干燥后再进行加工，常会出现难以切制（如首乌藤等木质化的藤茎类中药材）、有效成分损失（如葛根等有效成分不稳定类中药材）、非药用部分难以分离（茯苓等去皮类中药材）、不易干燥仓储（浙贝母等富含汁液类中药材）等弊端。为了保证中药材（中药饮片）质量，减少再加工难度，便于仓储运输，《药品生产质量管理规范（GMP）》（2010 年修订）规定，可在产地直接趁鲜切制加工；购进产地趁鲜加工中药材的单位，应对其加工质量进行评估。但中药材经过产地趁鲜加工后，其外观、性状已经发生变化，难以全面评价质量状况。加上中药材是作为农副产品市场化管理，一些不法药材商利用药材产地加工技术不统一、医药监督部门无法严格监管等薄弱环节，采用掺杂使假、以次充优等非法手段，严重影响中药材的质量。另外，一些产地加工技术的原理不明确，产地加工的手工操作多、体力劳动强度大也造成实施产地加工的药农为了追求经济利润而粗制滥造，很难保证中药材的质量。中药材的产地加工在某种意义上已经成为制约整个产业发展的瓶颈，是中药行业面临的共同问题。

近些年，国家加大了中药饮片的监管力度，但问题饮片屡禁不止，很大程度上是由于加工混乱，故意掺杂、掺假等造成的。中药材产地加工与炮制生产在某些中药饮片生产过程中无法明确划分，同时二者在生产工艺上有一些重复环节，如净制、干燥等。20 世纪 80 年代以来，我国学者已经意识到上述问题的存在，提出中药材产地加工与中药炮制一体化概念，旨在从源头抓起，杜绝问题隐患，确保饮片质量及临床安全和疗效。

部分中药材可采用“鲜切制法”以减少药材“软化”过程中成分的损失；药材在产地加工成饮片，给包装的改革带来了有利条件。郭双庚[1]等认为加强中药趁鲜切制的研究，在中药产地逐步推广，对于提高中药饮片的质量，改善中药包装，减少人力、物力及能源的消耗，都具有十分重要的意义。张家骏[2]等认为把饮片切制与产地加工结合起来，这样既可以节省切制时浸润等操作程序，又可以提高饮片内在质量，减少有效成分在切制过程中的流失；在比较集中的专业性生产基地，传统的中药材集散地都可以提倡一体化加工切成饮片。

陆兔林等承担的国家中医药行业科研重大专项“30 种中药饮片产地加工与炮制一体化关键技术规范研究”，使中药材产地加工与炮制一体化进入实质性研究及实施阶段。项目研究从中药饮片产地加工与炮制一体化的渊源、生产与实践、研究成果、发展趋势及建议等方面对中药材产地加工与炮制一体化进行了深入的阐述[3]，对代表性的知母[4]、生地黄[5]、黄柏[6]、秦皮[7]、香薷[8]、枳壳[9]、乌药[10]等中药饮片产地加工一体化示范研究成果进行总结报道，将中药产地加工炮制一体化研究推向了新的高度。《中药材保护和发展规划（2015—2020 年）》指出“推进中药材产地初加工标准化、规模化、集约化，鼓励中药生产企业向中药材产地延伸产业链，开展趁鲜切制和精深加工。”

（二）中药材产地加工与炮制一体化研究现状及动态

1. 中药材产地加工与炮制一体化研究现状

近年来的研究表明，在中药材产地加工与炮制一体化的研究过程中，有的放矢地展开中药材质量与产地加工的关系研究，明确影响中药材产量、质量（包括商品质量和药效质量，商品质量包括药材的性状、生长发育情况等，药效质量指有效成分的组成及含量）的作用特征和规律，揭示产地加工影响药材质量的作用机理，进而提出理论与对策。进一步利用正确有效的理论指导中药材产地加工研究，定量地揭示中药材质量与采收、加工的关系。

（1）中药材产地加工与一体化生产工艺研究

金传山等[11]通过测定芍药苷的含量及饮片的平整度，考察白芍煮制工艺、饮片切制工艺的影响因素，认为可在其含水量为28%~32%时，切1.5~2mm薄片后干燥（晒干或80℃烘干）。徐建中等[12]通过采用不同的一体化加工工艺，并与传统的加工炮制工艺进行对比，测定各样品中折干率、水浸提物和芍药苷的量，认为杭白芍产地加工炮制一体化工艺较传统的加工炮制工艺具有减少有效成分流失的优越性。李清正[13]等以干燥时间、温度、加酒量和蒸制时间为考察因素，采用HPLC同时测定马钱苷、莫诺苷、没食子酸、5-羟甲基糠醛的含量，结合酒萸肉饮片的外观性状，采用正交设计试验方法优选酒萸肉的产地加工工艺为每100 kg去核鲜山萸肉加25 kg黄酒浸润30 min至透，100℃干燥3 h后再蒸1 h，取出，干燥。罗明华[14]等采用归一距离评价法，以桔梗皂苷D、桔梗总皂苷、黄酮、多糖和乙醇浸出物为研究对象，考察产地加工炮制一体化方法和传统加工方法、切片厚度和干燥温度对桔梗饮片质量的影响，并优化出一体化工艺为桔梗药材捡去沙石等非药用部位，刮皮后用纯净水抢水洗净，52℃鼓风干燥3 h至含水量在35%~45%，取出切1~3 mm厚片，继续用52℃鼓风干燥4 h，含水量在12%以下，期间翻动2次。

（2）传统饮片与一体化饮片质量对比研究

吕文海等[15]通过实验确定了黄芩饮片产地加工的工艺，分析了不同药用部位的醇溶性浸出物和黄芩苷量，证明黄芩具备在产地加工成饮片的条件；产地加工黄芩饮片与按《中国药典》方法制备的饮片具有相同的紫外光谱图，其内在质量完全一致。谢云龙等[16]采用高效液相色谱法，对通过药材产地加工法与《中国药典》方法加工的白芍进行芍药苷的测定，结果提示2种方法加工的白芍中芍药苷含量无显著性差异，认为白芍药材鲜货产地加工是可行的。

（3）传统饮片与一体化饮片药效对比研究

杨毅等[17]采用热板法、小鼠扭体法、热水缩尾法观察加工炮制一体化延胡索与传统炮制延胡索的镇痛作用，结果表明，加工炮制一体化延胡索饮片与传统加工炮制延胡索饮片均能提高小鼠热板法的痛阈值，与生理盐水组比较差异有统计学意义（$P < 0.05$）；加工炮制一体化延胡索饮片镇痛作用优于传统加工炮制延胡索，差异有统计学意义（$P < 0.05$）。

综合评分法优选黄精产地加工与炮制一体化工艺[18]，基于响应面法的天麻[19]、秦皮[7]产地加工炮制一体化工艺研究，基于过程控制的何首乌产地加工与炮制一体化方法分析[20]；从化学成分、化学等量性等方面比较研究黄柏[6]、知母[4]、香薷[21]，苦参[22]、温莪术[23]、天冬[24]、益母草[25]饮片产地加工炮制一体化工艺研究；从药效学和等效性方面比较研究黄柏[26]、何首乌[27]、秦皮[28]产地加工与饮片炮制一体化工艺。综合上述研究成果，进一步说明中药材产地加工与饮片炮制一体化工艺切实可行，可操作性强，同时，有利于提升中药饮片的品质。研究表明，以产地趁鲜加工品种为载体，针对最佳切制程度（含水量）、饮片厚度、片型平整度、干燥方式等方面，系统开展产地加工与炮制一体化的研究和产地趁鲜切制的研究，已建立白芍、桔梗、牡丹皮、白术、白芷、苍术、茯苓、前胡、何首乌、黄芩、知母、天花粉、粉防己、独活、党参、泽泻等16种中药材产地趁鲜切制产业化加工工艺的生产操作规程，建立了白芍等16种中药饮片生产过程质量控制体系，实现无硫化生产。其中，白芍、白术、何首乌、知母等研究成果已列入2018年《安徽省中药饮片炮制规范》。此外，《浙江省中药饮片炮制规范》收载了杭白芍等品种可实施中药饮片产地加工与炮制一体化进行加工生产；《湖北省中药饮片炮制规范》（2018版）收载的鲜切天麻片亦为产地加工与炮制一体化工艺生产而成。

2. 中药材产地加工与炮制一体化发展动态

近年来，中药材产地加工有一定的发展，但对于整个产业链来说，仍是最薄弱的环节。从发展方向来看，随着产业化程度的加大，在集中的专业性生产基地、传统的中药材集散地，率先推行中药材产地加工与炮制一体化较为可行。通过提倡一次性切成饮片、干燥密封、定型包装，减少了反复润药工序，研究构建中药材产地加工与炮制一体化评价标准体系显得尤为迫切，以规范中药材一体化产业化生产加工。

（1）建立中药材产地加工炮制一体化生产饮片的质量评价标准

对中药材产地加工与炮制一体化生产的饮片质量标准评价进行系统研究，选择主要成分基本明确、具有可公认的药理评价模型，具有一定代表性的品种，以化学为基础，在传统炮制和中医临床应用的指导下，结合药效学评价、安全性评价、药物分析等方法，进行多成分、多指标、多模型的综合评价。将中药材产地加工与炮制生产一体化加工的饮片与传统炮制的饮片进行等量、等效性对比实验，以性状、成分、主要药效为指标，得出中药材产地加工与炮制生产加工的饮片与传统炮制的饮片之间的等量、等效性与差异性，便于科学合理指导临床应用。参照《中国药典》相关质量要求，对中药材产地加工与炮制生产加工的饮片进行性状、鉴别、检查、浸出物、含量测定等研究，建立其质量标准控制与评价。

（2）拟定中药材产地加工炮制一体化的品种选择原则

中药材种类繁多，来源复杂，其质量受种植地点、采收季节、加工方法等各方面的影响，应区别来对待，不宜盲目扩大中药材产地加工炮制一体化品种范围。对于中药材是否可以产地加工炮制一体化，要针对中药材来源和药材性质，分门别类加以研究。中药材在产地趁鲜切片仅适用于有效成分稳定的药材，对于某些含挥发性成分或有效成分容易氧化的药材并不适宜，因切碎后容易造成有效成分的流失、分解、变化，得不偿失。同时，一体化并非简单的趁鲜切制加工，有很多中药材都有特殊的产地加工工艺，对保证药材的优良品质起到决定性作用，不宜轻易替代或省略。

目前虽然已经开展了一体化研究工作，但对于整个中药产业的需求而言，尚属垒土，近千种的常用药材中已经开展一体化研究的不足百种，对目前尚未进行中药材产地加工与炮制一体化的大宗药材品种，应该对其产地加工方法及其加工原理进行深入研究的基础上，比较产地加工与炮制一体化所形成的饮片和按传统加工、炮制的饮片质量差异，筛选出适合进行产地加工与炮制一体化的药材品种，并确定其加工工艺与质量标准。从法定标准明确中药材产地加工炮制一体化中药材品种范围，划清中药材与中药饮片（即药材与药品）的界限，防止中药材专业市场将中药材产地加工炮制一体化中药材品种范围扩大化，借中药材产地加工炮制一体化的名义销售中药饮片。这样既有利于药品生产企业的执行，又有利于药品监督管理部门对医药市场的监督管理，规范市场行为。根据《中国药典》收载以及饮片产业较具前景的品种拟定原则：

1）根与根茎类（体积粗大、质地坚硬者）。以大黄、苦参、片姜黄、乌药、土茯苓、地榆、商陆等为代表。此类中药体积粗大、质地坚硬，不易干燥，不易软化，产地加工时需经长时间晾晒干燥，或先行切制成大块干燥，转至炮制工序，又须经长时间的润制过程来软化以便于后期的切制，导致成分在反复的干燥软化过程中流失，影响饮片的质量。将产地加工和炮制进行整合，对一体化生产切制规格、干燥方式及时间等工艺技术规范等进行规范研究。

2）根与根茎类（含黏液汁、淀粉或糖分较多者）。以何首乌、莪术、延胡索、黄精、玉竹、天冬、知母、地黄、山药、茯苓等为代表。此类中药由于黏液汁、淀粉或糖分较多，导致其不易干燥，且容易腐烂变质，在产地加工过程中多包含蒸、煮、燀步骤，使黏液汁、淀粉变性，从而使药材便于干燥，便于储存，但经蒸煮后的药材质地变得致密坚硬，炮制过程反而需要长时间的润制软化，甚至需重新蒸制，导致成分流失的同时，还浪费大量的能源。将产地加工和炮制进行融合，将前后的产地加工和炮制工序中相同的工序进行整合，对一体化生产蒸、煮、发汗、切制规格、干燥方式及时间等工艺技术规范等进行规范研究。

3）皮类。以黄柏、肉桂、秦皮等为代表。此类中药炮制工艺需切丝，但产地加工时为显示产品等级和规格，多加工成整块树皮。此类中药的有效成分多易随水流失，故在炮制的软化过程，操作稍有不当，即会导致内在质量大幅度下降。对一体化生产去皮、切制规格、干燥方式及时间等工艺技术规范等进行规范研究。

4）果实种子类。以山楂、佛手、枳壳、宣木瓜、苦杏仁、连翘等为代表。此类中药或汁液丰富、或有效成分易酶解，故产地加工步骤多较复杂，需长时间晾晒或涉及蒸煮，而炮制过程多较简单，在炮制和产地加工过程反而容易混入杂质。对一体化生产蒸、煮、切制规格、干燥方式及时间等工艺技术规范等进行规范研究。

5）全草类。以佩兰、香薷、藿香、益母草等为代表。此类中药质地疏松，易于切制，但贮藏及运输不便，且有效成分易随水流失，多不耐高温。通过将产地加工和炮制进行整合，可以通过减少水处理步骤，控制干燥的温度和时间，从而保证饮片的质量。

（3）中药材产地加工与炮制一体化生产的机械化、规模化程度的提升

传统的中药材产地加工大多由各地药农分散进行，干燥基本上靠日晒，环境卫生很难保证，加工的药材质量差异很大。一体化的实施，可以将饮片厂直接建在药材种植集散地，将药材集中加工，可引入现代化、智能化加工设备，提高中药饮片生产一体化的机械化、规模化程度，同时又可以保证中药饮片质量均一、可控。

（4）中药材产地加工与炮制一体化现代生产设备的研发

根据中药材产地加工和饮片炮制一体化生产的工艺要求和特点，选用、改造或研制开发相应的生产设备。①传统设备的选用、适应性改造。根据前期产地加工和饮片炮制一体化研究的结果，选用适合于饮片一体化生产的设备，在此基础上，对设备进行改造，以期更适用于一体化生产。②中药饮片生产一体化的联动线的开发研究。由于将产地加工和炮制生产一体化，简化了流程，且同一类别的中药在加工炮制过程有着极大的同质性，故为中药饮片生产一体化流水线提供了可能。通过开发中药饮片炮制生产一体化流水线，可以有效节省人力物力，便于控制质量。通过对洗、切、蒸煮、烘干、包装等加工炮制设备进行小型化、集成化研究，将相应的设备整合成一体化生产线，并在基地和企业应用。在此基础上，引入现代信息及物联网技术，开发中药饮片生产一体化过程控制的生产信息化管控系统，进一步保证所生产饮片的质量。

（5）中药材产地加工与炮制一体化生产饮片的包装与储藏研究

由于中药产地加工与炮制一体化实施，在产地直接将中药材加工成中药饮片。值得重视的是包装材料与饮片的性质不相适应，容易造成中药饮片的二次污染，导致霉变、虫蛀以及脂溶性饮片与塑料中的有机成分互溶和渗透等情况。迫切需要寻找经济、有效、操作简单的包装贮藏方法，防止包装材料对饮片的污染以及在贮存保管中产生变质现象，影响饮片质量和疗效，导致大量饮片报废，浪费资源。

加强传统的药材包装向其形成的饮片包装技术改变的研究，探讨聚乙烯塑料袋、双层复合袋、可食用膜等不同新型包装材料以及低温冷藏包装技术、抽真空封口包装技术、除氧保鲜包装技术对产地加工饮片质量的影响将显得尤为重要。目前，在产地积累了较多的包装材料对中药材质量影响的经验，而包装材料对中药材产地加工与炮制一体化所形成的饮片质量影响的研究尚属空白。另外，中药材产地加工与炮制一体化所形成的饮片在储藏保管过程中，也将面临容易霉变、虫蛀、变质等诸多问题，需要探讨该类饮片的质量稳定性，研究储藏保管新技术、新方法；同时，尚需研究探讨产地加工时大量新鲜药材不能及时加工成饮片时所面临的趁鲜保管的技术问题，保证中药材及中药饮片的质量。

（三）中药材产地加工与炮制一体化研究取得重大进展及标志性成果

1. 系统阐述了中药材产地加工与炮制一体化加工科学性与可行性

通过文献研究及产地调研，系统整理了中药材产地加工与炮制一体化加工的历史沿

革、现代加工技术应用现状等。通过对中药饮片产地加工与炮制生产一体化进行全面系统的研究，将部分炮制工序和产地加工进行科学合理的有机融合，构建了饮片产地加工与炮制生产一体化体系。整合了各地中药材生产加工经验、炮制规范化的技术和现代研究进展，集成中药饮片生产实用技术，通过对其规范，研究其适用范围，为适宜产地加工成饮片的中药生产加工的有效监管提供科学依据和技术支撑。阐明中药材产地加工与炮制一体化加工的科学性与可行性。

2. 中药材产地加工与炮制一体化生产关键技术的产业化

白芍、黄芪等大品种已经在部分规模化饮片企业中进行一体化生产。通过研究解决中药材产地加工及饮片生产一体化方面的关键技术问题，提高中药材产地加工过程的科技水平。相关企业选择一体化加工生产品种，在道地主产区，按照中药产地加工和饮片炮制一体化生产的工艺技术要求和特点，建立生产车间，有效地推行中药产地加工和饮片炮制一体化生产模式。通过一体化生产，提高相关品种 30% 左右的市场份额，引领中药饮片产业的科技进步和产业转型升级，促进了中药饮片产业的发展。

3. 制订了《中药材饮片产地加工与炮制生产一体化技术规范》团体标准

在系统研究中药材产地加工与炮制一体化加工技术历史沿革及对饮片质量影响的基础上，根据中药一体化加工的主要目的，结合大黄等中药材产地加工与炮制一体化加工过程特点，开展产地加工与炮制一体化对比与系统研究，以药材性状、有效成分、主要药效等指标进行比较研究，优化出普适性强的中药材产地加工与炮制一体化加工技术。建立了相关品种产地加工和炮制一体化生产 SOP，制定了《中药材产地加工与炮制生产一体化技术规范》。实现中药材产地加工与炮制生产一体化可减少中间加工及储藏环节，减少资源消耗及生产设备的投入，提高生产效率，降低生产成本。已完成起草的《中药材采收与产地初加工技术规范通则》《白芷等采收与产地加工技术规范》等，已通过相关部门的专业审评，即将发布团体标准。

三、本学科与国外同类学科比较

中药材产地加工与炮制一体化加工技术为我国独有的制药技术，国外未见一体化技术相关研究。中药材产地加工和中药炮制是中药产业链中两个密切相连的环节。已有的研究表明，发展中药材产地加工和中药炮制一体化符合历史发展趋势，是解决目前中药质量问题的一个很好途径。但目前存在着一体化的行业归属和界定存疑、一体化的品种的筛选和程度的把握缺少依据、一体化研究基础薄弱等问题。通过基础研究，深入行业调研，推动行业立法，贯通行业监管，从而保障中药材产地加工与炮制一体化能够健康有序发展。通过加大对中药材产地加工的研究投入，完善和发展产地加工的理论体系；将中药材产地初加工与炮制结合在一起的加工技术，可缩短加工时间、能耗，减少内在成分的流失，符合中药行业发展的规律。中药产业化的发展给中药材产地加工和中药炮制提供了一个一体化平台，也将是其发展的必然趋势。随着产业化程度的加大，这种模式将会增多，最终形成主流，具有良好的产业化前景。

四、展望与对策

（一）推进中药材产地加工与炮制一体化饮片的法规研究

中药材产地加工与炮制一体化产品打破了过去的农业和医药行业的藩篱，但是目前仍然面临着监管、产品界定的问题，中药材产地加工与炮制一体化的行业归属和界定存疑。就目前而言，除了少量药材品种《中国药典》允许趁鲜切制外，很多中药材产地加工与炮制一体化产品不符合现行《中国药典》的规定，合法性存在问题，需要积极促使中药材产地加工与炮制一体化发展的合法化。针对目前中药材产地加工与炮制一体化产品大多无法可依，不得不通过饮片企业贴牌等形式合法化的状况，需积极开展各层面的研讨，加强呼吁和宣传，争取让中药材产地加工与炮制一体化早日取得合法地位。

（二）进一步研究阐明中药材产地加工与炮制一体化发展的合理性

从中药材的采收加工到饮片炮制生产的整个产业链的各个环节入手，揭示中药材加工过程中化学成分、外观品质与药效活性的动态变化规律，为中药材产地加工与炮制一体化的推行奠定理论基础。

对中药材加工行业和中药炮制行业的需求进行深入调查研究，探讨二者面临的共性问题和交叉问题，找出二者的结合点，从行业需求方面论证中药材产地加工与炮制一体化发展的可行性。

（三）加强中药材产地加工与炮制一体化加工条件建设

中药材产地加工与炮制一体化是保证中药饮片质量的重要环节，是保障中药饮片质量的起始工序，中药生产企业应将质量保证体系前移，把中药材产地加工与炮制一体化加工的品种纳入过程质量控制范围。在中药材产地加工与炮制一体化加工品种的原产地和GAP基地选择加工（种植）专业户，并对加工条件、加工工序、干燥设施、水源质量等提出具体要求，进行评估后确定，进行定点加工。

（四）中药材产地加工与炮制一体化生产关键技术规范与标准

通过中药材产地加工与炮制一体化的实施，使产销各种优质资源与饮片加工企业本身的优势进行科学合理的整合，推动中药饮片加工行业形成集中大批量、规模化生产经营模式，适合现代社会经济发展，有利于最大限度地优化中药饮片加工资源，正确引导中药饮片加工生产及市场逐步向全国一体化市场和大企业、大规模、大物流、大营销、国际化、标准化、集约化的方向发展，根本改变中药饮片加工行业当前所处的落后的小农经济式经营状况。在此基础上，推动中药饮片加工生产强势企业和优势产品的快速成长，最终形成中药饮片产品的优势大品牌和在全国范围内有影响的大企业，为中医药及市场用药提供药效保证、质量稳定的优质中药饮片，推动我国中医行业进入国际市场，为人类健康事业做出更大贡献。

参考文献

［1］郭双庚，周超凡．中药材趁鲜切制的探讨［J］．中国中药杂志，1990，15（5）：3-5.

［2］张家骏．中药材产地加工刍议［J］．中医药研究，1995（6）：52-53.

［3］杨俊杰，李平，郝敏，等．中药材产地加工与炮制一体化的现代研究进展［J］．中草药，2018，49（20）：4726-4730.

［4］黄琪，贾鹏晖，吴德玲，等．知母产地加工与饮片炮制一体化工艺研究［J］．中草药，2018，49（20）：4760-4766.

［5］张振凌，吴若男，于文娜，等．生地黄产地加工炮制一体化工艺研究［J］．中草药，2018，49（20）：4767-4772.

［6］张凡，吴琦，鞠成国，等．产地加工炮制一体化与传统黄柏饮片的化学成分比较研究［J］．中草药，2018，49（20）：4748-4752.

［7］赵重博，王晶，吴建华，等．响应面法优化秦皮产地加工与饮片炮制一体化工艺研究［J］．中草药，2018，49（20）：4753-4759.

［8］孙冬月，高慧，王晓婷，等．产地加工炮制一体化香薷的解热抗炎作用研究［J］．中草药，2018，49（20）：4737-4741.

［9］罗雪晴，张金莲，颜冬梅，等．枳壳趁鲜切制工艺优选及药效研究［J］．中草药，2018，49（20）：4743-4747.

［10］罗云云，康显杰，杨莹，等．产地鲜切加工与传统加工乌药饮片抗痛经药效比较研究［J］．中草药，2018，49（20）：4731-4736.

［11］金传山，李素亮．吴德玲，等．白芍饮片趁鲜切制产业化生产工艺研究［J］．中国中药杂志，2011，36（24）：3444-3448.

［12］徐建中，孙乙铭，俞旭平，等．杭白芍产地加工炮制一体化技术研究［J］．中国中药杂志，2014，39（13）：2504-2508.

［13］李清正，张振凌，闫梦真，等．酒萸肉饮片加工炮制一体化工艺［J］．中国现代中药，2019，21（6）：817-822.

［14］罗明华，康卫龙，陈桂芳，等．四川中江桔梗产地加工炮制一体化工艺研究［J］．绵阳师范学院学报，2019，38（2）：1-5

［15］吕文海，容蓉，张力中，等．山东黄芩产地调查与饮片加工的实验研究［J］．中国中药杂志，2006，31（15）：1286-1289.

［16］谢云龙，周新蓓，曹臣．白芍药材产地加工可行性研究［J］．湖南中医学院学报，2001，21（2）：23-24.

[17] 杨毅，孙乙铭，徐建中，等. 延胡索加工炮制一体化饮片与传统炮制饮片镇痛作用比较［J］. 中国现代应用药学，2013，30（10）：1074-1077.
[18] 李妍，王建科，顾田，雷宇. 综合评分法优选黄精产地加工与炮制一体化工艺［J］. 微量元素与健康研究，2019，36（4）：35-37.
[19] 单鸣秋，钱岩，于生，等. 基于响应面法的天麻产地加工炮制一体化工艺研究［J］. 中草药，2016，47（3）：420-424.
[20] 郑英，李玮，赵贵，等. 基于过程控制的何首乌产地加工与炮制一体化方法分析［J］. 中国实验方剂学杂志，2018（15）：29-35.
[21] 孙冬月，王晓婷，王馨雅，等. 香薷传统切制与产地加工炮制一体化比较研究［J］. 中国中医药信息杂志，2017（12）：72-76.
[22] 岳琳，王岚，刘颖，等. 产地加工与饮片炮制一体化对苦参饮片主要功效的影响［J］. 中国实验方剂学杂志，2017（12）：31-35.
[23] 陈琪瑶. 温莪术产地加工与炮制生产一体化关键技术研究［D］. 湖北中医药大学，2017.
[24] 刘梦迪. 天冬饮片产地加工与炮制一体化工艺研究［D］. 安徽中医药大学，2017.
[25] 王梦溪. 益母草药材产地加工与饮片炮制生产一体化工艺研究［D］. 南京中医药大学，2017.
[26] 吴琦，张凡，鞠成国，等. 产地加工一体化与传统加工黄柏饮片对巨噬细胞作用比较［J］. 中国民族民间医药，2017，26（24）：26-31.
[27] 李帅锋，丁安伟，张丽，等. 何首乌产地加工与饮片炮制一体化工艺研究［J］. 中草药，2016，47（17）：3003-3008.
[28] 赵重博，王晶，邹俊波，等. 产地加工与炮制一体化工艺对秦皮饮片抗炎作用的影响［J］. 世界科学技术——中医药现代化，2018，20（6）：1040-1046.

撰稿人：陆兔林　金传山　刘艳菊　董志颖　李　林

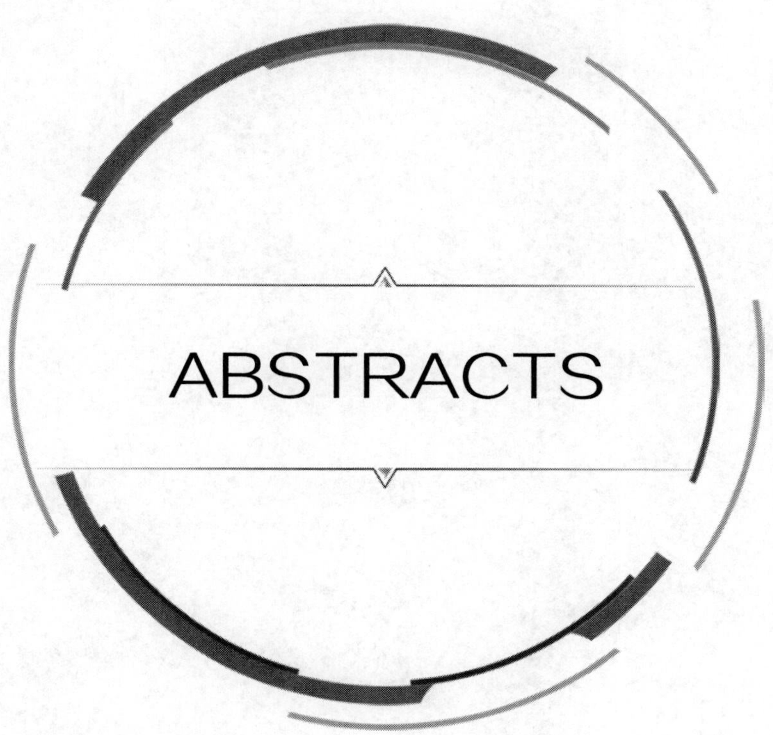

ABSTRACTS

Comprehensive Report

Advances in Processing of Chinese Materia Medica

The discipline of Chinese Materia Medica Processing (hereafter CMMP) is a characteristic subject of traditional Chinese medicine (TCM). As a unique traditional pharmaceutical technology originating in China, CMMP has a long history and profound cultural value. CMMP technology was listed as a national intangible cultural heritage in 2006. Processing can change the flavor, nature, meridian entry, and suitability of TCM for clinical application, rendering each medicine suitable for a specific use according to syndrome differentiation. CMMP is a unique pharmaceutical technique combining the theory of TCM, the natural characteristics of herbal materials, as well as the needs for prescription adjustment, preparation, and clinical application of Chinese materia medica (CMM). It is also a key component that distinguishes TCM from natural medicine. The 2010 edition of Chinese Pharmacopoeia clearly states that *YinPian* (decocting pieces) are prescription medicinal materials that can be directly used in clinical settings and for preparation of TCM formulations after being processed from CMM. There would be no *YinPian* without the CMMP technology, and likewise, there would be no TCM formulations to be used in clinics without *YinPian*. Formulating prescriptions and preparing decoctions both rely on *YinPian*, and the administration of CMM prescriptions should be performed with caution, according to the patient's specific syndrome. Multiple tasks are involved in science of CMMP--organizing the theory and technology of CMMP, reviewing the historical literature of each medicine, and delineating the development of CMMP; researching and improving the herbal medicine processing technology; analyzing the principles of CMMP; formulating quality standards for *YinPian*; and developing new equipment to promote the intelligent production, prescription adjustment, and decoction preparation of *YinPian*.

Great progress has been made in the development of science of CMMP in recent years, including the establishment of the subject in academia, personnel training, construction of key disciplines and platforms as well as the CMMP bases, scientific research and related awards, publication of papers and books, patent applications, formulation of regulations for CMMP, processing of temporary TCM prescriptions, and the development of businesses focusing on *YinPian*. As a consequence, the progress has contributed to an elevated status of CMMP and TCM *YinPian*, and also, the improved quality of *YinPian* by standardizing the processing technology. In general, a great deal of fundamental work has been performed for this industry, aiming to improve the clinical efficacy of TCM and *YinPian*.

With the progress of TCM modernization and rise of the big health industry, the TCM industry has undergone vigorous development. The researchers and practitioners related to the field of TCM have made significant improvement in the theory, technology, and methods of both traditional and new forms of CMMP, including the processing techniques and adjuvant materials, processing theory and principles, processing chemistry, quality control, and changes in medicinal nature and toxicity caused by CMMP. The technology used in the production of *YinPian* has undergone continuous amelioration, leading to a great improvement in its quality and clinical efficacy.

Analysis of the literature related to CMMP published by foreign researchers since the 1980s showed that most of these papers were achievements from Chinese or Chinese-descent authors in other countries. Only 34 articles were published by non-Chinese researchers, including 19 English- and Japanese-language papers from 1980 to 2010, and 15 English-language papers since 2010. According to the analysis, non-Chinese researchers have carried out the research on CMMP, and also some in-depth investigations on certain botanical medicines, which merits attention by the researchers in China. However, there have been few studies on the theory, principle, technology, or standardization of CMMP performed by non-Chinese researchers, possibly because they lack the knowledge about the theory of TCM and CMMP. As a matter of fact, their research on processing of botanical medicines is merely limited to simple treatments and mechanical processing of medicinal materials.

Being such a unique and most traditional pharmaceutical technology in China, CMMP needs to be developed by prioritizing the inheritance of its quintessence, which should be used as a basis for further efforts, such as the mechanism analysis of the efficacy enhancement and toxicity reduction, deeper research into the processing technology, adjuvant materials, *YinPian* innovate and intelligent production, as well as the construction of teams with innovative talents. The disciplines supporting CMMP should work as a force keeping pushing for breakthroughs in multiple fields such as processing technology, adjuvant materials, equipment, and theory over the next 5 to 10 years. All these efforts should be made based on the development strategy and innovation guideline of "Four Innovations and Eight Normalizations", i.e., new processing technologies, new adjuvant materials, new equipment, and new theory, as well as raw material base construction, process standardization, standard internationalization, mechanism clarification, diversified adjuvant materials, uniform specifications, intelligent production, and networked distribution. Only in this way, we can expect CMMP to adapt to the new situation and requirements of the era of the "Three Intelligents"—intelligent prescribing, intelligent production, and intelligent decoction preparation.

Written by Shi Ji

Reports on Special Topics

Report on Advances in Inheritance of Processing of Chinese Herbal Medicine

Processing of Chinese Herbal medicine (PCHM) is an unique and traditional pharmaceutical technology in China.It is not only a link between Traditional Chinese Medicine (TCM) and clinic, but also a combination of natural science and social science.In the development of inheritance and innovation, PCHM has experienced from stagnation to revitalization, and has made great progress in the past 70 years since the founding of the People's Republic of China.The main processing factions in the country, such as Zhang Bang(in Zhangshu , Jiangxi), Jianchang Bang(in Nanchang, Fuzhou), Jing Bang(in Beijing and Tianjing) and Cheng Bang(in Sichuan), have made proud achievements in literature collation, principle research, process specification, equipment development and scientific and technological innovation, for example, the inheritance of processing technologies emphasizing ancient books, ancient technologies, ancient equipments and ancient theories has achieved remarkable results; The innovation of processing focusing on the principle, theory, technology, standards and production of processing is gradually improved; The talent training runs through the whole process of inheritance and innovation, and a national project of processing inheritance was carried out to complete four achievements including documentaries, databases, museums and monographs, a large number of ancient books and antiquities were collected and analyzed, a large number of Chinese herbal medicine processing professionals and TCM practitioners were trained, a series of characteristic technologies and decoction pieces were successfully transformed and applied, the prescription-based processing products were effectively expanding in clinic, which made the PCHM outstanding throughout the world.Meanwhile, the inherit of PCHM technologies, talents, culture and transformation still need to strengthened make PCHM gradually develop in the future.

Written by Zhong Lingyun

Report on Advances in Innovative of Prepared Drug in Pieces

It was not invariable for thousands of years in Traditional Chinese medicine (TCM).The ancients summarized and improved the understanding of diseases in their struggle with nature.Meanwhile, prepared drug in pieces were also continuous improvement to meet the needs of clinical use of TCM in various historical periods.In recent years, influenced by the favorable policies and the public's pursuit of healthy life, the industry of prepared drug in pieces has developed rapidly.At the same time, it has been made a series of advances in the aspects of piece of type, processing technology and theory. The new type of piece of freeze-dried slices and tiny slices are appeared in succession.Microwave, fermentation and other technologies are used in the processing of TCM.The processing theory of "Four Innovations and Eight Normalize" as a representative are increasingly perfect.This report will introduce on the detailed advances of piece type, processing technology and theory in TCM.

Written by Shan Guoshun

Report on Advances in Equipment and Intelligent Production of Prepared Drug in Pieces

In a long period of time, the production of Traditional Chinese Medicine decoction pieces has remained in the cottage mode.The processing of TCM is relying on the experience of pharmacists, which use knife and grinding tools to process the Chinese medicinal materials in manual.After the founding of the People's Republic of China, the TCM industry has developed vigorously. With the increasing of market requirement, the government began to pay attention to the quality and production of TCM decoction pieces.From the 1970s, the processing equipment began to appear in the washing, moistening, cutting, processing and other processes of TCM decoction pieces.Thanks to the national 10th and 11th Five-year Plan and 10th and 11th Five-year Plan, the mechanization and controllable level of processing equipment has been continuously improved.

Since the beginning of the new century, under the influence of national policies and the development of the great health industry, the TCM decoction piece industry has become the profit hot spot of the pharmaceutical industry.A large number of utility model technologies have been applied to the processing equipment for decoction pieces.The corresponding processing equipment for decoction pieces has also obtained rapid development and gradually to the direction of automation.Especially in recent years, with the development of Internet technology and artificial intelligence, the processing equipment of decoction pieces has also begun to develop in the direction of linkage, informatization and intelligence, which is of positive significance for promoting the modernization of TCM.Thus, this report summarizes the development status and dynamic situation of the processing equipment and intelligent production of TCM decoction pieces, introduces the latest achievements of the development and intelligent production of TCM decoction pieces, and forecasts the opportunities and challenges faced it.

Written by Shan Guoshun

Report on Advances in Chinese Materia Medica Processing Chemistry

Processing of Chinese Materia Medica (CMM) is a traditional pharmaceutical technique to fulfill different requirements of therapy, dispensing and making preparations according to traditional Chinese medicine theory.It is also the main characteristic property that distinguish traditional

Chinese medicine and natural medicine.The aims of processing are to enhance the efficacy and/or reduce the toxicity of crude drugs.Those processed products are named as decoction pieces, which are used in clinics.Therefore, there is a close relationship between processing, safety, and efficacy of Chinese medicines.Some toxicity or side effects are caused by improper processing methods and some are due to improper combination of herbal mixtures.

The processing methods of CMM are mainly divided into cleaning, cutting, and processing practices which include stir-frying, charring, steaming, boiling, calcining, etc.Fifteen processing methods are recorded in the Chinese pharmacopoeia.Many crude drugs can be processed in different ways.Some crude drugs under different processing methods will be used for producing different therapeutic effects.For others, crude drugs processed in different ways may have the similar therapeutic qualities.

There are complex chemical changes during the process of Chinese medicine processing, and these chemical constituents maybe the basis of clinical efficacy changes.New components may be formed or the relative contents of certain components may change, other components may disappear or their contents may decrease.Clarifying the changes of the chemical constituents in Chinese medicine is the main purpose of the mechanism research of Chinese medicine processing.In recent years, many research institutions at home and abroad have done deeply research in chemical mechanism during the process of Chinese medicine processing, and initially clarify the chemical reactions and chemical mechanisms during the process of Chinese medicine processing.So it is formed the discipline of Chinese medicine processing chemistry.The main research task is to have chemical mechanism research during the process of Chinese medicine processing, illustrate the relationship between chemical components and enhanced efficacy, detoxification, meanwhile provide the evidence for finding new processing adjuvants, and then promote the chemical transformation in the process.

Some processing methods, such as steaming, stir-frying and hot-ironin, can inhibit the transformation of glycosides, we called destroying enzymes and reserving glycosides, these processing methods are considered inhibitory enzyme activity processing.

Difference of contents of some components between the crude drugs and processed products: for the investigation on the influences of different processing methods on the chemical components, we found that the contents of some compounds increase and others decrease at the same time in the process of processing, the toxic components in many toxic/potent CMM decrease after being processed, some active components may also decrease after processing.Change in the varieties of chemical components apart from the change in content.

The main chemical reactions occurred in the CMM processing are hydrolysis reaction, oxidation reaction, replacement reaction, isomerization reaction, decomposition reaction and so on.When the chemical transformations and the pharmacodynamics change role mechanism were clear, the processing principle would be clarified.Based on this, we can verify the optimal processing parameters, develop innovative processing technology with new processing adjuvants.In the process of innovative processing technology, there have the same chemical transformation, we called chemical processing, which means the process achieved directional processing.

CMM rely on multiple components to exert pharmacological effects.Accordingly, the isolation and identification of individual components in most drugs remain a great challenge due to their structural diversity and complexity.Novel chromatographic and high-resolution tandem mass spectrometric methods facilitate the structural characterization of complex compounds in TCM with improved accuracy and sensitivity.Other spectroscopic approaches, such as NMR, XRD, and Raman spectroscopy, in combination with appropriate chemometric methods, such as correlation analysis and principal component analysis (PCA), facilitate the evaluation of the chemical profile in relation to the pharmacological and toxicological profile of TCMs.Metabolomics involves the global profiling of endogenous metabolites and dynamic responses to both indigenous and exogenous factors to identify complex interactions among biological systems, drugs and diseases. Complex chemical compositions of TCMs demand a metabolomic approach to identify their diverse metabolic pathways in relation to their pharmacodynamic activities.

Current research on TCM mainly focuses on small molecules, however, macromolecules, such as polysaccharides and proteins, also exert therapeutic effects.In addition, primary metabolites and inorganic ions have been overlooked, despite being vital for drug efficacy.Effects of processing methods on these active components will extend the horizons of TCM research.For studying component content changes caused by processing, for studying in vivo changes in components caused by processing, for studying the effects and toxicity changes in components caused by processing, for studying metabolic changes of components caused by processing.

Chinese Materia Medica processing chemistry is the premise of the processing technology innovation, while chemical processing is the implementation for processing technique innovation. It is a complex task to elucidate the chemical reaction mechanism of CMM processing. Considerable progress has been made in recent research, with the modern techniques of analysis, separation and pharmacology.Most studies focused on changes in the content and transformation of active ingredients, while the research for reaction system and mechanism is still not in-depth enough.For organic synthetic chemistry, new substances production requires very harsh reaction conditions, but it is relatively easy to produce new active substances in the CMM processing.So finding the incentives for chemical reactions, and verifying chemical components transformation mechanism will have new and broad prospects for the development of CMM processing.

Written by Huang Qinwan, Yu Lingying, Xu Runchun

Report on Advances in Quality Control of Processed Chinese Medicines

Quality control of processed Chinese medicines (Yinpian, YP) is an important part of the discipline of Materia Medica Processing.The authenticity and the quality of YP affect its clinical efficacy and safety.This report systematically summarizes the development status and dynamics of quality control of YP in recent years from the following six aspects: 1) current quality standards of YP in Chinese Pharmacopoeia (2015 edition), 2) modern color and odor identification technologies, 3) adulteration detection technologies, 4) integrated quality control technologies, 5) safety-oriented quality control technologies, and 6) grading system studies.

In the past five years, China has made significant progress and landmark achievements in administrative policies of Materia Medica.Some new analytical techniques have been developed for quality control of YP.Compared to the relevant field abroad, quality control of YP in China is superior in simultaneous quantification of multiple components, quantitative analyses of multiple components using one marker, and fingerprint chromatograms; but is inferior in safety evaluations, such as detections of sulfur dioxide residue, heavy metals, harmful elements and aflatoxin.

With the revision of the quality control standards for YP in the Chinese Pharmacopoeia (2020 edition) and the continuous development of quality control technologies, it is becoming the dominant trend to scientize, standardize and modernize quality control of YP by using multi-disciplinary methods and techniques.

Written by Wang Manyuan, Zhang Zhenling

Report on Advances in Biological Processing of Traditional Chinese Medicine

Biological processing of traditional Chinese medicine is the processing technology that make use of microorganisms or enzymes to change the original physical and chemical property, promote biological efficacy, reduce toxicity of the TCM prepared drugs in pieces and produce new products.It not only includes the traditional natural fermentation, germination and other processing technology, but also includes modern methods for preparing new TCM decoction pieces and raw medicinal materials by fermentation and enzymatic engineering in modern processing technology.The biological processing decoction pieces commonly used for clinical purpose, such as Sojae Semen Preparatum (Dandouchi in Chinese), Massa Medicata Fermentata (Liushenqu in Chinese),Chinese gall leaven (Baiyaojian in Chinese), Red Yeast Rice (Hongqu in Chinese), Pinelliae Rhizoma Fermentata (Banxiaqu in Chinese), Arisaema Cum Bile (Dannanxing in Chinese), Processed Aconitum Carmichnaeli (Paotianxiong in Chinese), Fructus Hordei Germinatus (Maiya in Chinese),Fructus Setariae Germinatus (Guya in Chinese), Fructus Oryzae Germinatus (Daoya in Chinese),Millet sprout (Suya in Chinese), Sojae Semen Germinatum (Dadouhuangjuan in Chinese)and so on, are all produced by biological processing. In recent years, the researches on TCM biological processing were focused on the mechanism of processing, the optimization of effective microorganisms or enzymes, the optimization of biological processing technology and methods, the development of new TCM decoction pieces, the development of novel equipment.Varieties of research progress has been achieved.The research on the standardization of fermentation processing techniques of 7 kinds of Chinese Materia Medica such as Massa Medicata Fermentata, supported by the national research project of TCM public welfare industry in China, was carried out systematic research on 7 kinds of fermented TCM drugs and made a break through.In the study, the dominant strains or flora of seven kinds of fermented TCM drugs were identified, the changes of biological effective material basis and pharmacological action before and after fermentation processing were analyzed, and the fermentation process method was optimized.The quality standards of fermented processed products of Sojae Semen Preparatum, Massa MedicataFermentata, Chinese Gall Leaven, Red Yeast Rice, PinelliaeRhizomaFermentata, Arisaema Cum Bileand Processed Aconitum Carmichnaeli were established.Pure breed fermentation and industrial production of Red Yeast Rice, Chinese Gall Leavenand Indigo Naturalis have tentatively realized in leading drug enterprises,which achieved remarkable economic and social benefits.It is suggested that the relevant state departments should continue to pay more attention to and support the research on the action mechanism and automatic and standardized production of TCM biological processing technology, renew and implement new approve management of biological processing products, so as to improve the clinical curative effect and promote the product quality and international competitiveness of TCM decoction pieces.

Written by Shi Ji

Report on Advances in Research on Influence of Processing on Chinese Medicinal Herbs Property

The properties of Chinese medicinal herbs, which are the essential basis of the analyses and clinical usage of Chinese medicinal herbs, are summarized in medical practice and on the basis of the theories of yin-yang, meridians, and therapeutic principles of traditional Chinese medicine. The theories of the properties are mainly summarized as the four natures and five flavors, floating and sinking, channel tropism, and toxicity, etc.Traditional Chinese medicine is processed, and four natures five flavors, floating and sinking, meridian tropism, and toxicity may change to some extent, resulting in a corresponding change in its efficacy.Research on the changes in the property of traditional Chinese medicines caused by processing has always been a difficult point in traditional Chinese medicine industry and even in the medical sciences.In the book “10000 scientific problems and medical volumes” published in 2011, the research on the influence on Chinese medicinal herbs property by processing has been listed.It can be seen that the research is difficult, but with the input of national basic research, there are successive projects of the National “973” Project, the National Natural Science Foundation, the National Development and Reform

Commission, and other projects, and the research on the chemical changes of the processing is gradually carried out.

In National “973” Project name Study on the Basic Issues Related to the Property Theory of Chinese Medicine Pharmacy, Based on the original thinking and cognitive rules of TCM, the project takes the cold and hot drug as the main line, takes the efficacy as the core, focuses on the material basis, biological effects and information expression, combines the ancient and modern literature description and clinical application, and applies multidisciplinary knowledge and methods to the Chinese medicinal herbs.The theory of macroscopic regression and reduction research based on microscopic analysis reveals the scientific Chinese medicinal herbs property. And also in this National “973” Project, some new method were used to do the research on the Chinese medicinal herbs property.

The National Development and Reform Commission, the project named Clinical standardization study of different between raw and processed 19 traditional Chinese medicines.Through the combination of holistic pharmacology and molecular biology, the project reveals the differences in the pharmacodynamics and mechanism of action between raw and processed drugs, and clarifies the modern medical mechanism of the use of raw and processed drugs, correlation between the difference of composition of raw and processed decoction pieces and the difference of single medicinal taste and its compound effect.

(1) Current status and development of subject

In the National Natural Science Foundation,the projects such as “Exploring the Molecular Basis and Evaluation System of Traditional Chinese Medicine Cold and Heat Attributes Based on Thermal Generation Network Nodes” and “Biology-based research on the identification of tetralogy of traditional Chinese medicine based on thermal steady-state regulation network node-TRP channel”,found some new methods to measure the Chinese medicinal herbs property.

Application of new methods and techniques in the study of Chinese medicinal herbs property caused by processing. ① Judging the material basis and drug change by correlating the changes in efficacy before and after processing with the Chromatography and clinical effect. ② Using heat syndrome model, metabolomics, system thermodynamics and other techniques to study the effects of processing on the cold and hot drug properties of traditional Chinese medicine. ③ Discrimination of cold and hot medicinal properties of traditional Chinese medicine artillery products by Grid-gate delayed luminescence technology.

(2) Research progress

1) The influence of processing on four natures and five flavors.

a. To rectify and alter drug's original property.Rehmanniae radix steamed with wine,Coptidis rhizome stir-fried with ginger,Arisaematis rhizome processed with bile,Psoraleae fructus stir-fried with salt-water,the processing of the above Chinese medicinal herbs has confirmed that the medicinal properties have been alleviated and changed from the research of the recent years.

b. To strengthen the drug's original property.Coptidis rhizome stir-fried with bile,Curculiginis rhizome stir-fried with wine,Angelicae Sinensis radix stir-fried with wine,the processing of the above Chinese medicinal herbs has confirmed that the medicinal properties have been strengthened from the research of the recent years.

2) The influence of processing on the actions of ascending, descending, floating, and sinking.Stir-frying Raphani semen,Rhei radix et rhizome stir-fried with wine,Scutellariae radix stir-fried with wine,Phellodendri Chinensis cortex stir-fried with salt-water,Eucommiae cortex stir-fried with salt-water,the processing of the above Chinese medicinal herbs has confirmed that the trend of action have been changed from the research of the recent years.

3) The influence of processing of channel tropism.The research of recent years confirmed that the Bupleuri radix stir-fired with vinegar enhanced the role of soothing the liver, thereby verifying channel tropism of Bupleuri radix stir-fired with vinegar is liver.

4) The influence of processing on toxicity.Aconiti kusnezoffii radix processed by chebulae fructus. The results showed that different concentrations of the total alkaloids of Aconiti kusnezoffii radix and the total alkaloids of the product processed by chebulae fructus.had different effects on cardiomyocytes.The total alkaloids of Radix Scutellariae were alleviated by myocardial cell membrane permeability and hypoapoptosis rate, thereby reducing myocardial cytotoxicity.This explains the detoxification mechanism of the Aconiti kusnezoffii radix processed by chebulae fructus.

(3) Major progress and landmark achievements of the discipline

1) Publication of "Clinical Identification and Application of Chinese Herbal Medicine Pieces" written by Jia Tianzhu.The book deeply studies and analyzes the medicinal properties of the decoction pieces, the production of the processing, the chemical composition and the changes of pharmacological effects, and further finds the differences of the raw and processed pieces, and

provides a scientific basis for the rational application of the clinical preparation decoction pieces.

2) “The relevance between Chinese medicine processing and drug property, quality evaluation model of its decoction pieces” won the Li Shizhen Medical Innovation Award of the Chinese Medicine Association of China in 2014.

The main research results of the Xiao Yongqing team of the Chinese Academy of Traditional Chinese Medicine, China Academy of Chinese Medical Sciences, were based on the National Natural Science Foundation’s key project “Research on the property Changing of Rhei radix et rhizome by processing”.

The literature published in foreign journals on the effects of traditional Chinese medicine on the medicinal properties of traditional Chinese medicines is mainly focused on the use of advanced analytical techniques, pharmacology, pharmacokinetics and other means to explore the mechanism of processing.Even though the combination of TCM theory and experimental data is still weak and not deeply discussed, there are certain novelty and high level in experimental methods or scientific research ideas.

Written by Cao Hui, Ma Zhiguo

Report on Advances in Research on Processing of Poisonous Traditional Chinese Medicines

This paper introduced the history, processing technology,poisoning mechanism, quality control, principle of processing and research status of Poisonous Traditional Chinese Medicines And also compared the research work on processing Poisonous Traditional Chinese Medicines with foreign study .In recent years, on the basis of traditional processing technology, Scientific Researcher improved the processing technologies such as Directional fermentation, Microwave processing technology, Expansion processing technology and so on.On the other hand, Scientific Researchers put forward a new theory on processing Poisonous Traditional Chinese Medicines “Common Detoxification Principle of Poisonous Traditional Chinese Medicines by applying

Processing Technology", The Poisonous herbs of Araceae Family, Aconitum Family, etc.revealed the common toxin mechanism and the common detoxification mechanism by applying processing technology such as Arisaematis Rhizoma, Pinelliae Rhizoma, etc could be detoxificate by using alum, ginger and decocting to processing.The Quality Standards of Poisonous Traditional Chinese Medicines such as *Pinelliae Rhizoma* Praeparatum Cum Alumine, *Pinelliae Rhizoma* Praeparatum Cum Zingibere Et Alumine, *Pinelliae Rhizoma Praeparatum*, *Arisaematis Rhizoma*, *Arisaematis Rhizoma* Preparatum studied by researchers are collected and recorded in Chinese Pharmacopoeia. In international studying, herbs are mostly processed into crude drugs, the related research focused on natural products, the detoxification research of drugs tends to reduce the toxicity through the combination of multiple drugs, structural modification of drugs and other ways.So, the Systematicness, Research depth and Research level of detoxification mechanism of Poisonous Traditional Chinese Medicines by processing technology in China are much higher than foreign research.

Written by Zhang Fan, Du Hong

Report on Advances in Processing Accessories of Traditional Chinese Medicine

This report briefly reviews the development history of processing accessories in Traditional Chinese Medicine, summarizes the research progress and current status of processing accessories in recent years, extracts the main achievements and significant progress of modern research on processing accessories, analyzes the differences at home and abroad, and puts forward the prospect and countermeasures of future research and development.Obviously, the application and research of processing accessories in Traditional Chinese Medicine have a long history and occupy an important position in the field of Traditional Chinese Medicine.The research of modern processing accessories mainly focuses on its processing function and quality standard, and some research results have been obtained by adopting modern scientific methods such as pharmacology, toxicology, chemistry and so on.However, compared with modern pharmaceutical accessories, it still appears to be very weak, mainly reflected in the type of accessories, quality control means and standards.There is an urgent need to study and establish controllable, feasible and scientific quality standards for processing accessories of traditional Chinese medicine.The research of processing principle, processing function and processing technology is also an important content that needs further research in the future.

Written by Wu Hao, Yu Hongli, Liang Zehua, Sui Liqiang

Report on Advances in Research on the Integration of Processing in Producing Areas and Processing of Chinese Herbal Medicines

After the Chinese medicinal materials are harvested, they are processed into Chinese herbal medicine firstly in producing areas and then processed into Chinese medicine.The two steps are often repeated, resulting in a waste of resources and manpower, and even loss of active ingredients in TCM.At the same time, the dislocation of the management on the two steps has become one of the main reasons for the quality problems of traditional Chinese medicine (TCM) pieces in recent years.Although the government has increased the supervision of Chinese medicine pieces, the problems of adulteration, dyeing, weight gain and excessive sulfur fumigation of the Chinese herbal medicine have occurred from time to time, seriously affecting the quality of downstream Chinese medicine pieces.

In response to the problem above, experts and national administrative departments in the industry have put forward the idea of “integrating the processing and processing in production areas of Chinese herbal medicine” (integration for short), and have carried out research on its feasibility. This project did systematic and in-depth research on the integration process of Chinese medicine pieces commonly used in clinical practice and the consistency of related products with traditional TCM pieces.Relevant technical specifications and production operation guidelines have been formulated, and corresponding production equipment and the whole process traceability system have been developed.

The development of integrated processing technology for the processing of Chinese herbal medicine and the processing of Chinese medicine pieces has a very important role in promoting the quality of Chinese medicine pieces.However, there are still many problems to be solved in the promotion of this technology.It is necessary to further carried out research on the feasibility of the integration process, establish a modern Chinese medicine quality standard evaluation system that conforms to "integration" processing technology; promote industry legislation and penetrate industry supervision; promote the research and development on integrated equipment, improving the mechanization and scale of integration of Chinese medicine pieces.

Written by Lu Tulin, Jin Chuanshan, Liu Yanju, Dong Zhiying, Li Lin

索引